"十二五"普通高等教育本科国家级规划教材

国家卫生和计划生育委员会"十二五"规划教材
全国高等医药教材建设研究会"十二五"规划教材
全国高等学校规划教材

供8年制及7年制("5+3"一体化)临床医学等专业用

循证医学

Evidence-based Medicine

第3版

主　　审　王家良

主　　编　康德英　许能锋

副 主 编　陈世耀　时景璞　李晓枫

编　　者（按姓氏笔画排序）

王家良（四川大学）	邸阜生（南开大学）
田文静（哈尔滨医科大学）	张　玲（首都医科大学）
刘金来（中山大学）	张丽帆（北京协和医院）
许能锋（福建医科大学）	陈世耀（复旦大学）
李　静（四川大学）	赵亚双（哈尔滨医科大学）
李亚斐（第三军医大学）	贾莉英（山东大学）
李晓枫（大连医科大学）	黄亚玲（华中科技大学）
杨　茗（四川大学）	康德英（四川大学）
时景璞（中国医科大学）	詹思延（北京大学）

学术秘书

洪　旗（四川大学）

U0208120

人民卫生出版社

图书在版编目（CIP）数据

循证医学 / 康德英，许能锋主编. —3 版. —北京：人民卫生出版社，2015

ISBN 978-7-117-20418-7

Ⅰ. ①循… Ⅱ. ①康…②许… Ⅲ. ①临床医学－医学院校－教材 Ⅳ. ①R4

中国版本图书馆 CIP 数据核字（2015）第 045101 号

人卫社官网　www.pmph.com	出版物查询，在线购书
人卫医学网　www.ipmph.com	医学考试辅导，医学数据库服务，医学教育资源，大众健康资讯

循 证 医 学

第 3 版

主　　编：康德英　许能锋
出版发行：人民卫生出版社（中继线 010-59780011）
地　　址：北京市朝阳区潘家园南里 19 号
邮　　编：100021
E - mail：pmph @ pmph.com
购书热线：010-59787592　010-59787584　010-65264830
印　　刷：中农印务有限公司
经　　销：新华书店
开　　本：850×1168　1/16　印张：15
字　　数：413 千字
版　　次：2005 年 8 月第 1 版　2015 年 4 月第 3 版
　　　　　2023 年 5 月第 3 版第 16 次印刷（总第 28 次印刷）
标准书号：ISBN 978-7-117-20418-7/R·20419
定　　价：38.00 元

打击盗版举报电话：**010-59787491　E-mail：WQ @ pmph.com**
（凡属印装质量问题请与本社市场营销中心联系退换）

为了贯彻教育部教高函[2004-9号]文,在教育部、原卫生部的领导和支持下,在吴阶平、裘法祖、吴孟超、陈灏珠、刘德培等院士和知名专家的亲切关怀下,全国高等医药教材建设研究会以原有七年制教材为基础,组织编写了八年制临床医学规划教材。从第一轮的出版到第三轮的付梓,该套教材已经走过了十余个春秋。

在前两轮的编写过程中,数千名专家的笔耕不辍,使得这套教材成为了国内医药教材建设的一面旗帜,并得到了行业主管部门的认可(参与申报的教材全部被评选为"十二五"国家级规划教材),读者和社会的推崇(被视为实践的权威指南、司法的有效依据)。为了进一步适应我国卫生计生体制改革和医学教育改革全方位深入推进,以及医学科学不断发展的需要,全国高等医药教材建设研究会在深入调研、广泛论证的基础上,于2014年全面启动了第三轮的修订改版工作。

本次修订始终不渝地坚持了"精品战略,质量第一"的编写宗旨。以继承与发展为指导思想:对于主干教材,从精英教育的特点、医学模式的转变、信息社会的发展、国内外教材的对比等角度出发,在注重"三基"、"五性"的基础上,在内容、形式、装帧设计等方面力求"更新、更深、更精",即在前一版的基础上进一步"优化"。同时,围绕主干教材加强了"立体化"建设,即在主干教材的基础上,配套编写了"学习指导及习题集"、"实验指导/实习指导",以及数字化、富媒体的在线增值服务(如多媒体课件、在线课程)。另外,经专家提议,教材编写委员会讨论通过,本次修订新增了《皮肤性病学》。

本次修订一如既往地得到了广大医药院校的大力支持,国内所有开办临床医学专业八年制及七年制("5+3"一体化)的院校都推荐出了本单位具有丰富临床、教学、科研和写作经验的优秀专家。最终参与修订的编写队伍很好地体现了权威性,代表性和广泛性。

修订后的第三轮教材仍以全国高等学校临床医学专业八年制及七年制("5+3"一体化)师生为主要目标读者,并可作为研究生、住院医师等相关人员的参考用书。

全套教材共38种,将于2015年7月前全部出版。

全国高等学校八年制临床医学专业国家卫生和计划生育委员会规划教材编写委员会

	学科名称	主审	主编	副主编
1	细胞生物学(第3版)	杨恬	左伋 刘艳平	刘佳 周天华 陈誉华
2	系统解剖学(第3版)	柏树令 应大君	丁文龙 王海杰	崔慧先 孙晋浩 黄文华 欧阳宏伟
3	局部解剖学(第3版)	王怀经	张绍祥 张雅芳	刘树伟 刘仁刚 徐飞
4	组织学与胚胎学(第3版)	高英茂	李和 李继承	曾园山 周作民 肖岚
5	生物化学与分子生物学(第3版)	贾弘禔	冯作化 药立波	方定志 焦炳华 周春燕
6	生理学(第3版)	姚泰	王庭槐	闫剑群 郑煜 祁金顺
7	医学微生物学(第3版)	贾文祥	李明远 徐志凯	江丽芳 黄敏 彭宜红 郭德银
8	人体寄生虫学(第3版)	詹希美	吴忠道 诸欣平	刘佩梅 苏川 曾庆仁
9	医学遗传学(第3版)		陈竺	傅松滨 张灼华 顾鸣敏
10	医学免疫学(第3版)		曹雪涛 何维	熊思东 张利宁 吴玉章
11	病理学(第3版)	李甘地	陈杰 周桥	来茂德 卞修武 王国平
12	病理生理学(第3版)	李桂源	王建枝 钱睿哲	贾玉杰 王学江 高钰琪
13	药理学(第3版)	杨世杰	杨宝峰 陈建国	颜光美 臧伟进 魏敏杰 孙国平
14	临床诊断学(第3版)	欧阳钦	万学红 陈红	吴汉妮 刘成玉 胡申江
15	实验诊断学(第3版)	王鸿利 张丽霞 洪秀华	尚红 王兰兰	尹一兵 胡丽华 王前 王建中
16	医学影像学(第3版)	刘玉清	金征宇 龚启勇	冯晓源 胡道予 申宝忠
17	内科学(第3版)	王吉耀 廖二元	王辰 王建安	黄从新 徐永健 钱家鸣 余学清
18	外科学(第3版)		赵玉沛 陈孝平	杨连粤 秦新裕 张英泽 李虹
19	妇产科学(第3版)	丰有吉	沈铿 马丁	狄文 孔北华 李力 赵霞

	学科名称	主审	主编	副主编
20	儿科学（第3版）		桂永浩 薛辛东	杜立中 母得志 罗小平 姜玉武
21	感染病学（第3版）		李兰娟 王宇明	宁 琴 李 刚 张文宏
22	神经病学（第3版）	饶明俐	吴 江 贾建平	崔丽英 陈生弟 张杰文 罗本燕
23	精神病学（第3版）	江开达	李凌江 陆 林	王高华 许 毅 刘金同 李 涛
24	眼科学（第3版）		葛 坚 王宁利	黎晓新 姚 克 孙兴怀
25	耳鼻咽喉头颈外科学（第3版）		孔维佳 周 梁	王斌全 唐安洲 张 罗
26	核医学（第3版）	张永学	安 锐 黄 钢	匡安仁 李亚明 王荣福
27	预防医学（第3版）	孙贵范	凌文华 孙志伟	姚 华 吴小南 陈 杰
28	医学心理学（第3版）	姜乾金	马 辛 赵旭东	张 宁 洪 炜
29	医学统计学（第3版）		颜 虹 徐勇勇	赵耐青 杨土保 王 彤
30	循证医学（第3版）	王家良	康德英 许能锋	陈世耀 时景璞 李晓枫
31	医学文献信息检索（第3版）		罗爱静 于双成	马 路 王虹菲 周晓政
32	临床流行病学（第2版）	李立明	詹思延	谭红专 孙业桓
33	肿瘤学（第2版）	郝希山	魏于全 赫 捷	周云峰 张清媛
34	生物信息学（第2版）		李 霞 雷健波	李亦学 李劲松
35	实验动物学（第2版）		秦 川 魏 泓	谭 毅 张连峰 顾为望
36	医学科学研究导论（第2版）		詹启敏 王 杉	刘 强 李宗芳 钟晓妮
37	医学伦理学（第2版）	郭照江 任家顺	王明旭 尹 梅	严金海 王卫东 边 林
38	皮肤性病学	陈洪铎 廖万清	张建中 高兴华	郑 敏 郑 捷 高天文

经过再次打磨,备受关爱期待,八年制临床医学教材第三版面世了。怀纳前两版之精华而愈加求精,汇聚众学者之智慧而更显系统。正如医学精英人才之学识与气质,在继承中发展,新生方可更加传神;切时代之脉搏,创新始能永领潮头。

经过十年考验,本套教材的前两版在广大读者中有口皆碑。这套教材将医学科学向纵深发展且多学科交叉渗透融于一体,同时切合了环境 - 社会 - 心理 - 工程 - 生物这个新的医学模式,体现了严谨性与系统性,诠释了以人为本、协调发展的思想。

医学科学道路的复杂与简约,众多科学家的心血与精神,在这里汇集、凝结并升华。众多医学生汲取养分而成长,万千家庭从中受益而促进健康。第三版教材以更加丰富的内涵、更加旺盛的生命力,成就卓越医学人才对医学誓言的践行。

坚持符合医学精英教育的需求,"精英出精品,精品育精英"仍是第三版教材在修订之初就一直恪守的理念。主编、副主编与编委们均是各个领域内的权威知名专家学者,不仅著作立身,更是德高为范。在教材的编写过程中,他们将从医执教中积累的宝贵经验和医学精英的特质潜移默化地融入到教材中。同时,人民卫生出版社完善的教材策划机制和经验丰富的编辑队伍保障了教材"三高"(高标准、高起点、高要求)、"三严"(严肃的态度、严谨的要求、严密的方法)、"三基"(基础理论、基本知识、基本技能)、"五性"(思想性、科学性、先进性、启发性、适用性)的修订原则。

坚持以人为本、继承发展的精神,强调内容的精简、创新意识,为第三版教材的一大特色。"简洁、精练"是广大读者对教科书反馈的共同期望。本次修订过程中编者们努力做到:确定系统结构,落实详略有方;详述学科三基,概述相关要点;精选创新成果,简述发现过程;逻辑环环紧扣,语句精简凝练。关于如何在医学生阶段培养创新素质,本教材力争达到:介绍重要意义的医学成果,适当阐述创新发现过程,激发学生创新意识、创新思维,引导学生批判地看待事物、辩证地对待知识、创造性地预见未来,踏实地践行创新。

坚持学科内涵的延伸与发展,兼顾学科的交叉与融合,并构建立体化配套、数字化的格局,为第三版教材的一大亮点。此次修订在第二版的基础上新增了《皮肤性病学》。本套教材通过编写委员会的顶层设计、主编负责制下的文责自负、相关学科的协调与蹉商、同一学科内部的专家互审等机制和措施,努力做到其内容上"更新、更深、更精",并与国际紧密接轨,以实现培养高层次的具有综合素质和发展潜能人才的目标。大部分教材配套有"学习指导及习题集"、"实验指导 / 实习指导"以及"在线增值服务(多媒体课件与在线课程等)",以满足广大医学院校师生对教学资源多样化、数字化的需求。

本版教材也特别注意与五年制教材、研究生教材、住院医师规范化培训教材的区别与联系。①五年制教材的培养目标:理论基础扎实、专业技能熟练、掌握现代医学科学理论和技术、临床思维良好的通用型高级医学人才。②八年制教材的培养目标:科学基础宽厚、专业技能扎实、创新能力强、发展潜力大的临床医学高层次专门人才。③研究生教材的培养目标:具有创新能力的科研型和临床型研究生。其突出特点:授之以渔、评述结合、启示创新,回顾历史、剖析现状、展望未来。④住院医师规范化培训教材的培养目标:具有胜任力的合格医生。其突出特点:结合理论,注重实践,掌握临床诊疗常规,注重预防。

以吴孟超、陈灏珠为代表的老一辈医学教育家和科学家们对本版教材寄予了殷切的期望,教育部、国家卫生和计划生育委员会、国家新闻出版广电总局等领导关怀备至,使修订出版工作得以顺利进行。在这里,衷心感谢所有关心这套教材的人们!正是你们的关爱,广大师生手中才会捧上这样一套融贯中西、汇纳百家的精品之作。

八学制医学教材的第一版是我国医学教育史上的重要创举,相信第三版仍将担负我国医学教育改革的使命和重任,为我国医疗卫生改革,提高全民族的健康水平,作出应有的贡献。诚然,修订过程中,虽力求完美,仍难尽人意,尤其值得强调的是,医学科学发展突飞猛进,人们健康需求与日俱增,教学模式更新层出不穷,给医学教育和教材撰写提出新的更高的要求。深信全国广大医药院校师生在使用过程中能够审视理解,深入剖析,多提宝贵意见,反馈使用信息,以便这套教材能够与时俱进,不断获得新生。

愿读者由此书山拾级,会当智海扬帆!

是为序。

中国工程院院士

中国医学科学院原院长　　　刘德培

北京协和医学院原院长

二〇一五年四月

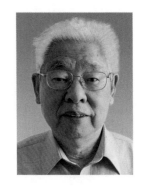

王家良

　　王家良，1960 年毕业于原四川医学院医学系（现四川大学华西临床医学院），1982 年留学加拿大 McMaster 大学，获理学硕士学位。现任华西医院内科及临床流行病学教授，曾任大内科副主任和临床流行病学教研室及国际临床流行病学网（INCLEN）二级资源与培训中心主任，系我国临床流行病学及循证医学的主要创始人和奠基者。首编并出版了我国《临床流行病学》和《循证医学》专著，主编国家重点医学教材《临床流行病学》和《循证医学》（供长学制、五年制临床医学专业用），还承担了主审长学制教材《临床流行病学》的任务等。先后获国家级一等教学成果奖、教育部二等优秀教材奖、全国医学教材一等奖以及全国优秀图书二等奖等，为我国临床流行病学和循证医学的学科系统理论及教材建设奠定了良好的基础。

　　先后被聘为国际临床流行病学网（INCLEN）董事会董事及委员会委员，获得 INCLEN 特别贡献奖。在国内先后倡议、发起和组建了中国临床流行病学网（ChinaCLEN）和中华医学会临床流行病专业委员会，并被选为首任主任委员、荣誉主任委员。先后获国家人事部授予的"国家优秀留学归国人员"，卫生部授予的"有突出贡献的中青年专家"等荣誉称号，以及国务院首批"有突出贡献专家津贴"等。

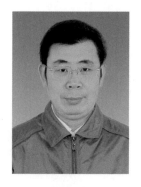

康德英

康德英，1969年出生于天津，现在四川大学华西临床医学院／中国循证医学中心工作。现为临床流行病学与临床统计学教授，硕士研究生导师。目前兼任四川省医学会临床流行病学专委会副主任委员和中华医学会临床流行病学分会委员，以及中华流行病学杂志、中国循证医学杂志等四本杂志编委，同时是中华医学杂志（英文版）、*Journal of Digestive Diseases*、中华医学杂志、中华检验医学杂志等8本国内外医学期刊特约审稿人。主要研究方向是循证医学及其方法学。先后负责或承担国家行业专项课题、国家自然科学基金、国际协作课题10余项，发表SCI论文10篇；同时作为主编或副主编编写《循证医学》《临床流行病学》等国家级规划教材／专著5部，作为编委，参与编写教材或专著10余部。

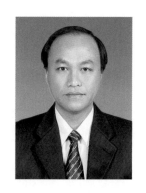

许能锋

许能锋，1964年生，福建闽清人，教授，福建医科大学流行病与卫生统计学专业硕士生导师。从事流行病学、临床流行病学、循证医学教学与科研工作26年。任中华医学会临床流行病学分会第四届、第五届和第六届委员会委员、福建省预防医学会第四届理事、福建省预防医学会第四届流行病学专业委员会常务委员、福建省高等教育学会常务理事、福建省卫生科技教育管理协会理事、《福建医科大学学报》和《海峡预防医学杂志》编委等。在福建省创建《临床流行病学》、《循证医学》和《现场流行病学》3门研究生和本科新课程。以第一作者在各种学术刊物上发表论文37篇；主编、副主编、参编全国规划教材13部，主编、参编辅助教材10部，参编著作2部，累计200余万字。获福建省科技进步奖三等奖3项（分别为主要完成人、第二及第三完成人）；获福建省高等教育教学成果奖一等奖3项（第二完成人2项）、二等奖2项（第一、第二完成人）。

陈世耀，复旦大学附属中山医院消化科主任医师，医学博士，研究生导师。现任复旦大学中山医院内科教研室主任，消化科／内镜中心副主任。兼任中华医学会临床流行病学分会候任主任委员、消化分会临床流行病学协作组组长、上海医学会临床流行病学和循证医学分会主任委员、食管胃静脉曲张治疗分会候任主任委员。

长期从事临床一线医疗和教学工作，在临床医疗和教学实践中贯穿循证医学理念。曾在德国 Essen 大学医院、日本北里大学东病院、香港中文大学等培训，在消化病及消化内镜基础与临床研究领域开展了很多工作，消化内镜诊断治疗技术掌握全面。发表论文 130 余篇，其中第一或通讯作者 60 余篇。参与或主持多项国家级或省部级研究课题。曾获多项国家或省级奖项等荣誉。

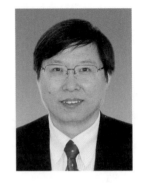

陈世耀

时景璞，1956 年出生于辽宁省，教授、博士生导师。现为中国医科大学附属第一医院临床流行病与循证医学教研室主任；中国医科大学循证医学中心、辽宁省循证医学中心常务副主任；省级精品课程《临床流行病学》《临床医学研究方法》的学术带头人。中华医学会临床流行病学分会常委；中华医学会辽宁省临床流行病学分会主任委员；在《中华流行病学杂志》《中国实用内科杂志》、*Am Hypertension*、*Plos one*、*Gene* 等杂志作为编委及审稿专家。

作为副主编及编委参加了近 20 部各类教材的编写出版，承担了十几项国家、省部级及国际合作课题；作为负责人和主要参加者获得国家科技进步二等奖一项，省级科技进步一等奖一项，二、三等奖三项，在国内外发表学术论文 160 多篇，培养研究生近 60 名。

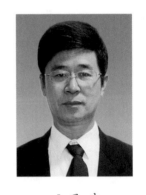

时景璞

李晓枫，1970 年出生于辽宁省。现于大连医科大学流行病学教研室任教，主要承担流行病学、循证医学等课程。现任中华医学会临床流行病学分会青年委员、辽宁省临床流行病学与循证医学分会委员等职。长期从事慢性非传染性疾病流行病学、肿瘤流行病学、循证医学等方面研究，主持参与了多项国家级、省部级、市级课题。近年来在国内外学术期刊发表数十篇学术论文，主编、参编多部规划教材及专著。

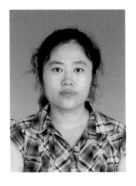

李晓枫

　　循证医学是一门新兴的、前沿性的、多学科交叉的临床基础学科。其学科特点是解决临床实践中如何使用证据的问题，倡导循证理念，即任何临床决策的形成均要遵循最新最佳的证据，这与传统意义上经验医学模式有所不同。同时循证医学强调个体化治疗原则，将带有普遍规律的最佳证据用于具体临床实践时，应结合个体患者的特点、主观意愿以及具体的医疗环境和技术条件等。

　　本教材第1版、第2版问世后，接受了全国高等医学教育和医学继续教育社会实践的考验，相继入选普通高等教育"十一五"和"十二五"国家级规划教材，表明了本教材是一本深受欢迎的优秀教材。

　　为满足医学精英教育的需求，本轮教材修订强调"三高"、"三基"、"三严"，即医学八年制学生的培养应高标准、高起点和高要求，在系统讲授基础理论、基本知识和基本技能的基础上，使他们能够以严肃的态度、严谨的要求和严密的方法去践行循证医学，培养其独立提出、分析和解决问题的能力。

　　为此，在第3版的修订中，内容安排进一步贴近临床，同时结合本学科的国际进展和我国高等医学教育的实际，充分发挥了新编委会的集体智慧，对第3版的内容作了一些创意性修订，本版次教材分上下两篇，共计18章，其中：

　　1．鉴于第2版教材评价及反馈意见均良好，在坚持"三基"、"五性"的基础上，将继续保留2版教材原有16章，但调整了部分章节的顺序：①原第16章"临床实践指南的评价与应用"前移至第5章；②原第7章"循证医学实践的个体化原则与方法"顺延至第9章。鉴于相关内容与其他学科、章节之间重复交叉较多，因此，删除了原第5章"循证医学实践中常用统计学方法"。

　　2．继续以病因、诊断、治疗、预后等四大临床问题为切入点，系统阐述临床研究方法、评价与循证医学实践案例，将临床流行病学与循证医学有机结合、体现"证据来源于临床、又服务于临床"的宗旨，为此，修订了本版次的第11～15章。

　　3．同时新增了两章循证医学的相关内容，分别是第7章"证据综合与Grade系统"、第8章"患者价值观与循证医学实践"。

　　我们共同的愿望是在全国一流教材的基础上，紧跟现代科学发展的步伐，不断地吸收最新最佳证据，与时俱进地丰富本教材的科学内涵，使之永葆一流的教材水平，以更好地满足我国临床医学精英教育及人才培养的要求。在本轮的修订中，尽管全体编委尽心尽责，但纰漏与瑕疵在所难免，敬希应用本教材的师生与同道，给予批评和指正！

　　在本轮教材的修订中，得到了四川大学华西临床医学院、华西医院领导的大力支持，并得到全国高等医药教材建设研究会、人民卫生出版社的指导和帮助，一并致以衷心的谢意！

　　在本教材资料图表的编排和辅助教材的编辑等方面，洪旗、刘雪婷、彭乐等三位同志均付出了辛勤劳动和奉献，在此致以诚挚的感谢！

康德英　许能锋

2015年2月

循证医学是遵循现代最佳医学研究的证据（成果），将其应用于临床对患者进行科学诊治的一门学问。目的在于不断地提高临床医疗质量和医学人材的素质并促进临床医学的发展，从而更有效地为患者服务并保障人民的健康。

循证医学与传统临床医学最重要的区别在于它所应用的临床证据，是采用科学的标准，进行了严格的分析评价，从而被确认是真实的有临床重要的意义，是实用于具体临床实践的当代科学证据，其重要性还在于随着科学证据的进步而不断地更新，永居前沿。此外，它还充分地体现以人为本的原则，使患者在接受临床诊治过程中，充分地体现自己的价值取向和愿望，构建良好地医患和谐的互相依从的关系，从而使这种循证医学实践的科学决策得以实现并可望获得最佳的结局。

循证医学是要应用现已存在的最佳证据于临床实践，去解决患者目前存在的具体临床"问题"，是"用水来救火"的实践，而不是已经"失火"了，现去生产"水"。所以不能误解循证医学等于临床医学科研，后者是创造最佳证据，是为临床医疗实践或循证医学的临床实践提供"用证"资源。毫无疑问，没有最好的临床研究成果（证据），也就没有循证医学的产生和发展。可见，加强临床医学科学研究，不断地提高研究质量和产生最佳研究证据是为根本。

由于当代信息科学、生物医学科学以及经济的高速发展，在经济全球化的当今，必然要使人类的知识"更新换代"，而循证医学的产生与发展就是在临床医学方面的体现。

根据"教育必须面向世界、面向现代化、面向未来"的精神，在教育部和卫生部以及全国医药高等教材建设指导委员会的指导与帮助下，将《循证医学》列入我国长学制医学教育的课程，确属高瞻远瞩，并要求组织写好这本循证医学教材，使之达到培养我国医学精品人材水平，并与国际"接轨"。确属重任！

按照上述要求，结合了国际和我国20余年来临床流行病学及新近循证医学现况，联系我们自己的教学、研究与临床经验，规划本教材为三篇共23章（包括绪论）。第一篇为循证医学实践基本方法学部分，主要涉及如何发掘患者的临床问题，如何根据问题从各种产生证据的资源中发掘最佳证据以及分析和整理证据的统计学方法，还有应用证据时要考虑的个体化特点与原则，这是实践循证医学的基本功。第二篇主要涉及对病因、危险因素、诊断、治疗、预后以及临床经济学和卫生技术等证据等及其质量分析、评价以及可应用的原则与标准。在此基础上，学习临床决策的方法。这部分是联系临床实际应用最佳证据的基本功和方法，要深刻地了解与正确应用证据，是要有临床流行病学的一定知识的。第三篇选择了我国人民疾病负担颇重的疾病以高血压、急性心肌梗死、脑卒中、肺癌以及乙型病毒性肝炎为代表，写成了循证医学范例，通过这些范例使读者了解循证医学实践的过程及其密切的临床实践性，从而有利于对循证医学的正确的理解。

全体编者都深知自己编写好本教材培养精品医学人材的重任。虽然在国际上"有据可循"，但是绝不能生搬硬套，我们的国情、社会经济、人文科学和文化传统乃至于临床医学的实际与国外的情况是有很大差异的，因此，应有自己的特色。我们是在学习理解国际先进的经验的基础上，联系我国的上述特点，都努力地存其精华并且作了一些创新、期望通过循证医学的教学与培养，学习了《循证医学》后，人们也能联系实际而创新。

　　本教材不仅适用于我国长学制的医学教育，而且对于我国临床医学界，学习与实践循证医学有着重要参考价值。

　　由于我们的学术水平和经验有限，书中的谬误之处也许难免，诚恳地期待着应用本教材的教师和医学生以及医学界的同行指正与批评。

　　本教材的文字资料录入、图表制作、编辑排版等均由学术秘书康德英、洪旗两位老师完成，对他们的辛勤劳动和无私奉献致以最衷心谢意。四川大学华西医学院对本教材的编写，在人力、财力等方面都给予了很大关怀和支持，特致以真诚的谢意！

王家良

2005 年 4 月

目　录

第一章 绪 论

循证医学（evidence-based medicine, EBM）本质上为一门临床医学的基础学科，是指导临床医疗进行科学诊治决策的方法学。针对患者具体的临床问题所作出的有关诊治方案，应建立在最新、最佳的科学证据基础之上。这是与传统的经验医学模式的最大区别所在。

循证医学既然被称为"临床科学诊治决策的方法学"，它必然通用于临床医学各个学科及其他医学相关领域，如内科、外科、妇产科、儿科、口腔、护理、心理卫生、公共卫生、卫生政策与管理等。不同之处，仅在于各个学科循证临床实践的具体形式而已。因而，有些学科往往在其名称之前，常冠以"循证"二字以表其"新意"！

第一节 循证医学概述与发展简史

一、循证医学的概念

循证医学是指临床医生针对个体患者，在充分收集病史、体检及必要的实验室和影像检查基础上，结合自身的专业理论知识与临床技能，围绕患者的主要临床问题（如病因、诊断、治疗、预后以及康复等），检索、查找、评价当前最新最佳的研究证据，进一步结合患者的实际意愿与临床医疗环境，形成科学、适用的诊治决策，并在患者的配合下付诸实施，最后分析与评价其效果。实践循证医学，既能有效地解决个体患者的临床问题、改善预后和促进患者康复，同时也会推动临床医疗水平的提高和进步，实现医患"双赢"。由此可见，为追求最佳诊治效果，循证医学对个体患者的诊治决策是建立在当前最新、最佳的证据基础之上，故称之为"基于证据的临床医学"。这样就有别于传统意义的临床医学模式。

作为一门新兴基础学科和临床实践模式，自20世纪90年代以来，循证医学在我国得以迅速普及和推广，当然这其中难免会出现一些偏差。如将 Cochrane 系统综述（systematic review）或大型多中心随机对照试验，直接等同于"循证医学"，或将循证医学称为临床科研方法学等。这些概念上的误区，难免会造成一些误导，应引以为戒。

二、循证医学的发展简史

严格来讲，循证医学的理念并非是在现今才有的。循证医学的起源，从哲理上可以追溯到19世纪中叶。但凡接受过正规医学教育的临床医生，都具备现代生物学、人体解剖学、生理学、病理学、免疫学、临床医学等基本理论知识，他（她）们对患者的诊治，也是从临床实际出发，根据患者的临床特征，再结合自己掌握的理论知识和临床经验，作出相应的诊治决策。在一定程度上，当然也是"循证"的，只不过在即时采用最新和最佳的证据方面，有所不足而已。因此，对于现阶段人们应用的临床医疗决策过程，不应都认为是"临床经验医学"。

但就循证医学而言，其产生是历史发展的必然结果。首先临床医学当属一门实用科学，总是随着自然科学和临床科学的进步，以及人们认识的深化而得以不断丰富和发展。临床医生要做好临床工作，就应不断地更新自己的知识，学习、掌握和应用先进的技能和理论以指导自己的临床实践。如美国哈佛大学医学院原院长 S.Burwell 曾指出："在大学里教授给学生的知识，在 10 年后约有 50% 是错的，而教师往往不知道错误的一半是哪些"。这说明医学领域的知识老化现象突出，而不断学习、及时更新自己的知识，对临床医生来讲是何等重要！然而，在生物医学领域，相关研究及文献发表数量，无论是存量还是增量都是非常庞大的。如据统计在全球范围内已拥有生物医学杂志 3 万余种，每年发表的论著达 3 百余万篇，加上灰色文献资料更是难以计数！而其中又存在良莠不齐、精华与糟粕共存的问题，这无疑是对临床医生的巨大挑战；加之临床医生的工作又十分繁忙，阅读文献的时间十分有限，要想全部阅读如此浩瀚的文献，也是不现实的。但为汲取当代医学研究的精华和提高医疗水平，又不得不发掘有价值的研究文献及其研究成果并应用于临床实践，这其中最新最佳的证据成为首选。

其次，临床流行病学的产生与发展，也为循证医学提供了方法学支撑。20 世纪 80 年代初期，在国际临床流行病学发源地之一的 McMaster 大学，以临床流行病学创始人之一、国际著名的内科学专家 David L.Sackett 为首的一批临床流行病学家，在该医学中心的临床流行病学系和内科系率先对年轻的住院医师举办了"如何阅读医学文献的学习班"（how to read clinical literature），在讲授临床流行病学原理与方法的基础上，进一步指导他（她）们联系患者的临床实际问题，检索与评价医学文献，并将所获得的新近成果应用于自己的临床实践。后又经过反复实践，不断完善这种医学培训模式，取得了很好的效果。为此，Gordon Guyatt 等自 1992 年起相继在美国医学会杂志（Journal of the American Medical Association，JAMA）等杂志上发表了系列总结性文献，将这种对临床医生的新型培训措施和临床医学实践方法，正式冠以"循证医学"（evidence-based medicine），自提出之日起就受到临床医学界的广泛关注。另外由 Haynes 和 Sackett 发起，美国内科医师学院（American College of Physicians）组织了一个杂志俱乐部（Journal Club），即 ACPJC。从 1991 年起，由临床流行病学、临床有关学科及方法学专家组成的评审小组，对国际上著名的 30 多种医学杂志发表的论著，进行系统分析与评价，并将最佳的研究论文，以精练摘要加专家评述的形式，在 Annals of Internal Medicine 的副刊发表。1994 年 Sackett 医生受聘于英国牛津大学，在英国组建了循证医学中心（Evidence-Based Medicine Center），相继出版了循证医学专著及由英国医学杂志和美国内科医师学院联合主办的循证医学杂志（Journal of Evidence-based Medicine）。为了全面地推荐国际上经过严格评价的最佳研究证据，自 1999 年起，他们还整理编辑并出版了 Clinical Evidence 专集，每年公开发行两期，将这些经过专家筛选、严格评价及评论后的最佳研究成果，推荐给临床医生，以便于临床医疗实践。

与此同时，1993 年成立的 Cochrane 协作网（Cochrane Collaboration），又为循证医学的腾飞提供了一大助力和组织保证。Cochrane 协作网的宗旨是在广泛地收集临床随机对照试验（RCT）的研究结果、严格评价质量的基础上，进行系统综述（systematic review）以及 meta 分析（meta-analysis），将有价值的研究结果推荐给临床医生以及相关专业的实践者，以帮助实践循证医学。Cochrane 系统综述现已被公认为最佳的高质量证据之一。

循证医学在中国的发展历程基本与国际同步。我国最早于 1996 年在国家卫生部的领导与支持下，在原华西医科大学附属第一医院（现四川大学华西医院）正式成立了中国 Cochrane 中心及循证医学中心，相继开展了循证医学国际协作研究与普训工作，陆续创刊了两种全国性的循证医学杂志，并率先在医学院校开设循证医学课程，编辑出版了循证医学专著以及 5 年制、8 年制循证医学规划教材，对推动临床医学实践、提高医学水平产生了良好效果。本学科在全国迅速普及和健康发展，无疑会更好地推动临床医学各个学科的共同进步与繁荣。

总之，人们对循证医学投以极大的关注，随着时代的前进步伐，它将日臻完善、为临床决策的科学性和临床医学的现代化作出更大贡献。

Notes

三、循证医学和临床流行病学及其与临床医学的关系

(一)临床流行病学是实践循证医学的方法学基础

20 世纪 30 年代 John R.Paul 首先提出了临床流行病学的概念,后经几十年的发展,特别是从 20 世纪 60 年代后,著名内科医师 Alvan R Feinstein、David L Sackett 等创造性地将流行病学和医学统计学原理及方法有机地与临床医学的研究和实践结合起来,并进一步拓展到与临床医学相关的卫生经济学和社会医学等领域,极大丰富和发展了临床研究的方法学。在临床研究实践中,提高了对疾病的发生、发展和转归的整体规律的宏观认识,深化了对疾病诊断、治疗和防治方法的科学观,有效地提升了临床医学研究和实践的水平,为现代临床流行病学打下了坚实的基础。

我国临床流行病学的起步,始于中国改革开放初期的 1982 年,在国际洛氏基金会的资助下,我国一批优秀的临床医生分赴美国、加拿大、澳大利亚等一些临床流行病学较为成熟的国家学习和工作。这些骨干学成归国后为我国临床流行病学学科的建立、发展和普及做了大量辛勤的工作。在国家卫生部的大力支持下,1983 年获准在原华西医科大学(现四川大学华西医学中心)、原上海医科大学(现复旦大学上海医学院)和原广州中医学院(现广州中医药大学)建立了三个"设计、衡量、评价"(design, measurement and evaluation, DME)国家级培训中心,简称 DME 中心。面向临床医学本科生和研究生相继开设了临床流行病学课程,并积极推动其他医学院校建立临床流行病学教研室(或教研组)以及开展教学和研究工作。进而在 1989 年成立了国际临床流行病学网(International Clinical Epidemiology Network, INCLEN)指导下的中国临床流行病学网(China Clinical Epidemiology Network, ChinaCLEN)。近数十年来,临床流行病学的蓬勃发展直接推动了各临床学科的科学水平提高,尤其是在加强国际卫生研究能力、对重大国际卫生问题的合作研究、促进发展中国家人民的健康水平、卫生资源的合理利用以及为世界卫生组织和各国政府的卫生决策等方面,均做出了非凡的贡献或发挥了重要影响。世界卫生组织曾在其 2004 年的一份年度报告中,对临床流行病学的贡献给予了高度评价,指出"临床流行病学学科的建立,对在群体层面上的疾病研究和临床干预做出了巨大贡献。其进展从根本上升华了测量疾病的定量方法,使之在各种群体层面上能够可信地评价干预治疗的结果"。鉴于临床流行病学的发展促进了临床研究成果的产生,而新的研究成果或称最佳证据(best evidence)应适时地引用于临床实践,方可产生科学与实用价值,从而促进临床医学水平和质量的提高,并在 20 世纪 90 年代,以临床流行病学作为方法学支撑,催生了循证医学(evidence-based medicine)。

(二)临床流行病学和循证医学均是以临床医学为主体的多学科交叉协作

临床流行病学和循证医学的学科主体都是临床医学,旨在解决临床科研与临床实践问题。临床医生面对的诊治对象是个体,过去由于缺乏群体观念,临床研究常常变成了个体案例的累加与总结分析,这些经验性的临床研究往往蕴藏了大量的偏倚、混杂和机遇因素,所得出的研究结果或结论往往偏离于客观的真实性;现在,临床医学的研究是以临床为基础,强调群体观和定量化观点,同时借鉴和采用了大量有关流行病学、医学统计学、卫生经济学及其他基础医学的原理和方法,创新和发展了新型、科学和实用的临床研究方法(临床流行病学),应用这些原理和方法,既有利于创新临床研究,又有助于临床实践,促进临床研究成果转化,服务于临床诊治实践。所以,临床流行病学及其后续的循证医学是以临床医学研究为基础、交叉融入了流行病学、医学统计学、卫生经济学、社会医学等多门学科的临床医学基础学科。

(三)循证医学与临床流行病学的对象是患者及其群体

临床流行病学的研究对象是以医院为基础的患者及其相应的患病群体,这种特定疾病的患者群体性乃为"流行病学"特征。这种群体性的特征已不再局限于医院病患,即从医院的患病个

Notes

体扩展至社会的特定患病人群，将医院内特定疾病的患者诊治和社区人群的特定疾病的诊治研究相互结合，从而跨越了医院或社区人群的界限，无疑对疾病的早期发现与防治、以及对疾病发生、发展和转归规律的认识更为系统全面和深入，因此，临床流行病学及循证医学对临床医学的发展有重要价值和意义。

第二节　循证医学实践的基础与要求

一、循证医学的实践基础

循证医学实践的基础由四大要素组成：医生、患者、最佳证据和医疗环境。

（一）医生

系循证医学实践的主体。作为循证医学的实践者，医生首先要具备良好医学理论基础与过硬的临床经验和技能，同时还要有不断进取和创新精神以及全心全意为患者服务的意识，这样，才可能去发现患者的临床问题，并充分应用自己的聪明才智去解决患者的问题（详见本书第二章），促进循证医学实践以提高自己的临床学术水平。

（二）患者

系循证医学实践服务的对象和载体。实践循证医学，务必要取得患者的合作，对诊疗方案具备良好的依从性。为此，临床医生应关心体贴患者，构建良好的医患关系，否则，任何有效的方法与措施，若无患者的配合，都难以成功。在个体患者的临床决策过程中如何有效融合患者价值观与意愿，是循证个体化实践及医学未来发展所面临的重大挑战（详见本书第八章）。

（三）最佳证据

最佳证据乃为实践循证医学的"武器"，也是解决患者临床问题的必要手段。最佳证据当然是来源于现代临床医学的研究成果，而这种证据的获取，则依赖于应用科学的方法去检索、分析与评价（详见本书第三章、第四章），结合具体的临床问题择优采用（详见本书第九章）。

（四）医疗环境

循证医学实践都要在具体的医疗环境下推行。不同地区、不同级别的医院，其设备、技术条件和医务人员的水平各异，即使某一最佳措施和方法对某疾病有确切的疗效，但当医疗环境或技术条件受限时，也是难以实现的。因此，实践循证医学不能脱离具体的医疗环境。

在我国，随着医疗制度改革的不断深入，国家对人民卫生事业的关注与资源投入，各级卫生医疗机构的软硬件条件正得以不断改善。因此，医疗环境的改进与提高为实践循证医学创造了很好的硬件基础，关键是如何利用良好的医疗条件去全心全意地真正为患者服务。

上述四大要素既是实践循证医学的基础，四者缺一不可，又是一个临床患者科学诊治复杂的系统工程（图1-1）。这里还必须强调的是：要真正地实践循证医学，应掌握必要的临床流行病学的知识、理论与方法学，否则难以真实地甄别、分析和评价最佳证据。由于循证医学的理论和标准及方法学源于临床流行病学，因此，循证医学实为临床流行病学在临床实践中的具体应用。

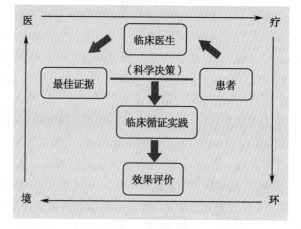

图1-1　循证临床实践示意图

Notes

二、循证医学实践的类别

参与循证医学实践可分为两种形式：要么是循证医学最佳证据的提供者（doer），要么作为最佳证据的应用者（user）。角色不同，要求也不一样。如最佳证据的提供者，往往是由一批颇具学术造诣的临床流行病学家、各专业的临床学家、临床统计学家、卫生经济学家和社会医学家以及医学信息工作者，共同协作，根据临床医学实践中存在的某些问题，从全球年逾 300 余万篇的生物医学文献中，去收集、分析、评价，进而综合出最佳的研究成果（证据），为临床医生实践循证医学提供证据（当前最佳临床证据资源包括 BMJ 编辑出版的 Clinical Evidence，ACPJC，EBMJ，Cochrane Library 等，详见本书第三章）。因此，证据提供者成为循证实践的关键所在，没有他（她）们的辛勤工作和无私奉献就不可能做到循证医学实践。

当然这些专家提供了最佳证据并不就此结束，他们还有将这些优秀成果（证据）推广到循证临床实践中加以应用的艰巨任务。这就要涉及对医学生的循证医学教育，以及对临床医生进行循证医学实践的培训和宣传。只有将最好的研究成果能最大程度转化为广大患者的医疗及防病治病服务，只有广大的临床医生能真正掌握与应用循证临床实践的理论与方法，并能进入到主动性与创造性相结合的自我教育和提高的良性循环，那么才能达到循证医学的真正目的。

最佳证据的应用者，即为最佳证据的用户，既有从事临床医学的医务人员，又包括医疗管理者和卫生政策决策者、患者等。为了实现患者诊治决策以及卫生管理和政策决策的科学化这一共同目标，应联系各自的实际问题，去寻找、认识、理解和应用最佳最新的科学证据，做到理论联系实践，方能取得最好的结果。

无论是证据的提供者还是应用者，除了都具有临床的业务基础之外，也要具有相关学科的知识和学术基础，两者只是要求的程度有所不同而已（表 1-1）。当然，证据的提供者本身也可以是应用者；而应用者本身也可成为证据提供者。

表 1-1　循证医学实践者的类别

	证据提供者（doer）	证据应用者（user）
确定临床问题	+++	+++
任务	● 收集与评价文献 ● 提供最佳证据	● 正确应用证据
专业基础与技能	临床实践 +++	+++
	临床流行病学研究方法学 +++	+
	临床统计学 ++	+
	卫生经济学 ++	+
	社会医学 ++	+
	计算机技能 +++	+
技术力量	团队协作	个体

第三节　循证医学实践的方法学基础

根据国外循证医学的培训与临床实践经验，可归纳为"五步曲"的循证医学实践方法（图 1-2），其中每个步骤都具有丰富的内涵和科学的方法，它们之间是相互联系的一个完整系统，在任何环节如果存在着缺陷或不足，都会影响循证医学实践的质量。

Notes

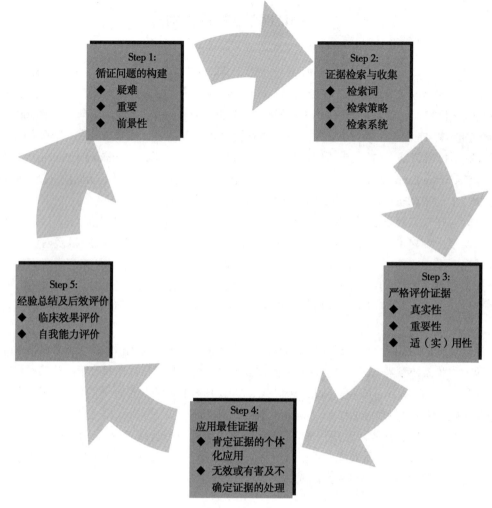

图 1-2　实践循证医学"五步曲"图示

一、循证问题的构建及方法

所谓的"循证问题",是指在临床实践中个体患者存在的且亟待解决的临床重要问题。在循证医学的临床实践中,首先应该找准自己的患者究竟存在什么样的重要临床问题?用现有的理论知识和临床技能是否可以有效地解决?如果比较棘手,这就是循证医学应该回答与解决的问题了。

循证问题包括病因及危险因素问题、诊断问题、防治问题以及预后问题等,欲找准循证问题,可依次回答如下问题:

1. 该患者发病及危险因素是否明确?

2. 该患者能否明确诊断?

3. 针对该患者有无有效防治手段或方法?

4. 这些防治方法能否降低病死、病残几率?

5. 这些防治方法能否改善患者的生存质量?

6. 这些防治方法能否改善成本效果?

在此过程中,若回答"是",则进入下个问题;若回答"否",则可作为循证问题的候选。找准患者存在的、需要回答和解决的临床问题,是实践循证医学的首要关键环节,如果找不准或者根本不是什么重要的问题,那么就会造成误导,或者本身就不是什么医疗常规所不能解决的问题,这就像一个临床科研选题的误差,必然会造成研究的结果毫无价值一样。

Notes

为了找准重要的临床问题，应该强调的是临床医生必须准确地采集病史、查体及收集有关实验室检查结果，尽可能占有可靠的一手资料，充分应用自己的理论、临床技能和经验、逻辑思维以及判断力，经仔细分析论证后，找出哪些属于常识性的"背景性问题"，哪些为"前景性问题"：即那些在临床上亟待解决且必须回答的疑难问题（参见本书第二章）。

二、证据检索与收集

根据第一步提出的临床问题，确定有关"主题词"、"关键词"，制订检索策略，应用电子检索数据库和期刊检索系统，检索相关证据，从这些文献中找出与拟弄清和回答的临床问题关系密切的资料，作为分析评价之用。（参见本书第三章）。

若初次使用电子文献检索数据库，最好寻求医学信息或图书管理专业人员的帮助，以便尽快熟悉检索方法，提高检索效率。特别是在检索内容与顺序安排上，一般是先寻找可靠的高级别证据，如临床实践指南、系统综述或评价等，由于这些证据综合了大量相关的原始研究结果，且经过了加工和提炼，评阅这类证据可在短时间内全面获取与临床问题相关的新发现、新知识和新进展。若无这样的证据，再寻找可靠的原始研究文献。具体检索方法与过程还可参考相关教材，这里不再赘述。

三、严格评价证据

将收集到的相关证据，应用临床流行病学及循证医学质量评价的标准，从证据的真实性、重要性以及适（实）用性作出具体的评价，并得出确切的结论。这里将有三种处理方式：①质量不高的证据，或质量可靠但属无益或有害的干预证据，当弃之勿用；②研究的证据尚难定论，当作参考或待进一步研究和探讨；③属最佳证据，则可根据临床的具体情况，解决患者的问题，用以指导临床决策。如果收集的合格文献有多篇的话，则可以制作系统综述（systematic review）和 meta 分析（meta-analysis）。这样的综合评价结论则更为可靠（参见本书第六章）。

什么样的临床研究文献（成果）当属"最佳证据"呢？其真实性（validity）和可靠性（reliability）如何呢？临床重要程度（importance）及其实（适）用性（applicability）又怎样呢？这是临床医生阅读和引用"最佳证据"时必须回答的问题。在国际医学领域里从 20 世纪 70 年代后期开始，日益发展和完善的临床流行病学（clinical epidemiology）以其先进的临床科研方法学（clinical research methodology），强调临床科研设计（design），测量（measurement）和评价（evaluation）的科学性，直接推动了临床科学研究生产出日益丰富的、高质量临床研究成果，同时又总结出了一系列严格评价（critical appraisal）的方法和标准，这些又都被国际临床医学界所接受和应用，从而服务于循证医学实践。

（一）评价要素

临床研究结果是否真实可靠、临床意义和实用价值大小、研究结果能否适用于临床实践及其适用程度如何等，都是研究者对自己研究成果的评价需要回答的问题，同时也是临床医生能否采用某一研究成果作为循证决策证据所要予以严格评价的问题。

1. 证据的真实性（validity）　无论研究得到的是阳性结果抑或是阴性结果，都需要对研究的客观测量指标做出科学的解释和结论，确保研究的真实性及其可信程度。

真实性的评价内容贯穿于整个研究的各个环节，如设计方案的性质和论证强度以及存在的缺陷。具体到研究过程，应着重了解对照组的有无以及设置是否合理、研究对象的诊断标准是否科学可靠、纳入／排除标准恰当与否、样本量是否足够、组间重要的基线状况是否可比、有无相关偏倚因素存在以及是否采取了相应的防止或处理措施、受试者依从性如何、对相应的试验观测指标及资料所采用的整理、统计分析方法是否正确等。

2. 证据的临床重要性（clinical importance）　如果研究结果的真实性良好，对临床更重要的

Notes

是研究结果的临床意义和实际价值。具有临床价值的研究结果不仅提高人们对疾病及其治疗的认识,而且可以作为具有指导临床实践的循证医学证据。当然,这些重要性需要具体量化的指标来体现。量化指标形式多样,可以是事件发生率(event rate),如病死率、生存率、治愈率等,也可以是事件发生率的组间差值,如绝对危险度降低率(absolute risk reduction,ARR)、相对危险度降低率(relative risk reduction,RRR)、需治疗多少例患者才能多获得一例最佳效果(number needed to treat,NNT)等,安全性指标有绝对受益增加率(absolute benefit increase,ABI)、相对受益增加率(relative benefit increase,RBI)以及需治疗多少例患者才能发现一例不良反应事件(number needed to harm,NNH)等。根据这些量化指标的具体数据还可计算各自的可信区间。这些量化指标都能清楚地表明:试验组与对照组相比所示的具体有效性以及安全性大小(见本书第十三章、第十四章),便于临床评价。此外,诊断性试验亦有一系列量化评价指标(见本书第十二章)。传统的临床研究结果,特别是定量化的资料,常常计算组间均值以互相比较,若 $P<0.05$,则认为组间差异有统计学意义,往往下"某组的效果优于另一组的效果"的结论。这里要强调的是组间差值的大小究竟有无临床意义,如果没有临床意义的话,即使具有统计学差异,也无多大的实际价值。因此,统计学差异的显著性并不能完全代表临床的意义。当某种研究结果既有临床意义,又有统计学的显著性差异时,即能作出肯定性的结论(A);若仅有临床意义而统计学差异并不显著时,不能因此而否定临床的价值,此时应计算Ⅱ型错误和检验效能的水平(C);如果一个研究的结果既无临床意义,又无统计学显著差异,则这种研究的结果应予否定(D)(表 1-2)。

表 1-2　临床意义与统计学意义评价

分类	临床意义	统计学意义	结论
A	+	+	+
B	−	+	−
C	+	−	+～±
D	−	−	−

证据重要性的评价,必要时还应结合卫生经济学研究结果,进一步计算其成本—效果(cost-effectiveness)、成本—效益(cost-benefit)以及成本—效用(cost-utility),分析它们可产出的社会效益及经济效益,以肯定那些成本既低,其效果又佳的研究成果,使之能推广应用(参见本书第十六章)。

3. **证据的适用性**(applicability)　临床研究往往是以解决某种(些)重大疾病的早期正确诊断、有效防治或改善疾病预后等为其目的的,因此,对于研究成果之适用性,要分析它们有无实(适)用价值、有多大的实(适)用价值,利弊比有多大,在什么样的医疗环境和条件下可以采用或推广,宜作实事求是的估价。切不可脱离自己的环境技术条件和患者的实际情况,盲目地接受或推行(参见本书第九章、第十章)。

(二)证据的综合评价

在循证医学实践中,针对某一具体临床问题,获取的证据可能不止一个,证据级别各异,研究重点也不尽相同,如既有安全性研究证据,又有有效性研究证据或卫生经济学研究证据等。同时针对同一个临床问题,所获证据的结果和结论可能会不尽相同,甚至截然相反。这就涉及证据的综合评价问题。

如以干预性循证问题为例,证据种类繁多,包括临床实践指南、系统综述、随机对照临床试验(randomized controlled trial,RCT)、非随机临床试验等;同时这些证据级别和数量分布是有规律可循的,一般呈现金字塔状。如数量最少、却与循证问题关联程度最高的临床实践指南(CPG),一般分布在塔尖位置,其后依次为系统综述和 RCT 等。而观察性研究,如队列研究、病例对照研究、病例系列研究、病例个案报告等数量庞大、但级别低,一般分布在塔底。

Notes

在综合评价证据时,一般根据事先设定的证据纳入与排除标准,初步筛选证据,绘制候选证据一览表。进而按照临床流行病学的严格评价原则和方法,合理选用评价工具,逐一对上述候选证据的真实性、重要性与适用性展开评价。鉴于临床实践指南本身就是证据的综合结果,若上述候选证据中包括有现成的临床实践指南,并且经"三性"评价后,发现该临床实践指南的真实性、重要性和适用性俱佳,可以考虑将其用于指导临床实践,没有必要实施下一轮的证据综合评价(参见本书第五章)。若无现成的临床实践指南或经评价质量差,需要进一步考核相关系统综述的现状及其质量。若无现成的系统综述或其质量差,则考虑在对原始研究严格评价的基础上,再次进行系统综述。作为循证医学的重要方法之一的系统综述/系统评价(systematic review),是通过对相关的临床研究成果进行严格的评价、分析和合成,达到解决多个研究结论不一致的问题,为临床决策提供正确和科学的证据。同样系统综述具有双刃剑的性质。如果方法不恰当,二次研究的结论可能提供的是不正确的信息,会误导临床的决策过程(参见本书第六章)。在此环节,也可考虑利用 GRADE 系统(grading of recommendations assessment, development and evaluation)完成证据的综合评价。参照 GRADE 系统的模式与基本程序,将系统综述中原有的顺序打乱,重新构建以结局指标主线的证据概要表,进而围绕纳入研究的设计方案、纳入研究发生偏倚的风险大小、研究结果的一致性、间接性和精确性以及报告偏倚的可能性等评价要素,逐一评价各证据单元的质量,绘制结果汇总表或和证据概要表,从而实现证据综合评价全程的透明化(参见本书第七章、第十七章)。

四、应用最佳证据,指导临床决策

经过严格评价可获得真实可靠并有重要的临床应用价值之最佳证据,将之用于指导临床决策,从而服务于临床实践。反之,对于经过严格评价为无效甚至有害的治疗措施则予以否定;对于那些尚难定论并有期望的治疗措施,则可为进一步地研究提供信息(参见本书第十一~十三章、第十五章)。

将最佳证据用于对自己的患者作相关决策时,务必遵循个体化的原则(参见本书第九章),同时要对具体的情况作具体分析,切忌生搬硬套。此外,还要结合患者接受相关诊治决策的价值取向和具体的医疗环境及技术条件,只有三者的有机统一,才可能使最佳决策得以实施、取得预期效果,见循证医疗决策流程图(图1-3)。

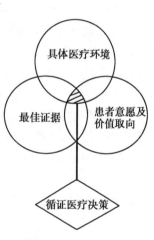

图1-3　循证医疗决策

五、经验总结与后效评价

通过对患者的循证医学临床实践,必然会有成功或不成功的经验和教训,临床医生应进行具体的分析和评价,认真地总结,以从中获益,达到提高认识、促进学术水平和提高医疗质量的目的;同时也是进行自我继续教育和提高自身临床水平的实践过程。对于尚未或难于解决的问题,将为进一步研究提供方向。国外通过随机对照试验证明了 EBM 自我继续教育方式远优于传统的继续教育模式,进而推荐作为培训临床专科医生的重要手段(参见本书第十八章)。

第四节　循证医学的地位与作用

一、循证医学在临床实践中的地位

循证医学实践有着强烈的临床性,是为了解决临床医疗实践中的难题,充分地应用医学研究的最佳成果,指导临床医疗实践,促使其永葆国际一流水平,以最有效地服务于患者,保障人民的健康,同时也以培养高素质的临床医务人员,促进临床医学发展等为其根本的目的。

由于循证医学的概念被人们热情地日趋泛化,似乎包含了医疗卫生各个学科领域,甚至超出了学科本身而成为当今"震荡世界的伟大思想之一"。毫无疑问,循证医学实践,由于使用了最现代化的科技信息手段,发掘与评价了当今医学研究产出的最佳人类知识,同时遵循科学的客观规律,做到将先进的理论有机地联系实际,解决具体的临床问题,从而使人们的认识提高到一个新的水平。实际上这也是人类本身实践着的科学发展观和认识世界的一个客观过程,只不过是在当今信息科学、生物科学、医学等领域知识爆炸和经济全球化的条件下,使得人们认识和改造世界的水平达到了一个新的高度而已。任何不尊重知识、凭经验或感觉,不按事物发展客观规律办事,导致临床医疗的决策失误实在是太多了。但把循证医学神化也是不恰当的。从实践循证医学的本身,其目的归纳如下:

(一)加强临床医生的临床训练,提高专业能力,紧跟先进水平

循证医学要求临床医生要具有过硬的临床能力、敬业和创新上进精神,同时要有高尚的道德情操,并以患者为中心和尊重患者本身价值取向的服务热情。通过具体的 EBM 实践,提高医学教育水平并培训高素质的临床医生。

(二)弄清疾病的病因和发病的危险因素

弄清了有关疾病的病因或危险因素的证据,有利于指导健康者预防发病的一级预防;对于已发病而无并发症的患者,也有利于作好预防并发症的二级预防;对于有并发症的患者,也有利于指导三级预防达到降低病死率或病残率的目的(参见本书第十一章)。

(三)提高疾病早期的正确诊断率

循证医学的特点,是要针对严重危害人类健康的或预后较差的疾病,掌握与综合应用诊断性试验的证据,力争作出早期正确的诊断,为有效地治疗决策提供可靠的诊断依据(参见本书第十二章)。

(四)帮助临床医生为患者选择最真实可靠、具有临床价值并且实用的诊疗方案;此外,还能指导临床合理用药,以避免药物的不良反应(参见本书第十三章、第十四章)。

(五)改善患者预后

分析和应用改善患者预后的有利因素,有效地控制和消除不利于预后的因素,以改善患者预后和提高其生存质量(参见本书第十五章)。

二、循证医学实践对临床医学等学科发展的作用和价值

循证医学实践对临床医学以及预防医学的影响可大致概括为以下几个方面:

1. 促进医疗决策科学化,避免乱防乱治,浪费资源,因而可提高临床医疗及预防医学水平,促进临床医学与预防医学的协调发展;

2. 促进临床与预防医学教学培训水平的提高,培养高素质人才,紧跟科学发展水平;

3. 发掘临床与预防医学难题,促进并开展临床与预防医学及临床流行病学的科学研究;

4. 提供可靠的科学信息,有利于卫生政策决策的科学化;

5. 有利于患者本身的信息检索,监督医疗,保障自身权益。

最后,引用国际临床流行病学及循证医学创始人 David Sackett 对循证医学实践者的四项要求作为本章的结束语:①必须做踏实地临床基本训练,正确地收集病史、查体和检验,掌握患者的真实情况,方能发掘临床问题;②必须将循证医学作为终身自我继续教育的途径,不断丰富和更新知识;③保持谦虚谨慎,戒骄戒躁;④要有高度的热情和进取精神,否则就要成为临床医学队伍的落伍者。

(康德英　王家良)

Notes

主要参考文献

1. 王家良. 循证医学. 第 2 版. 北京：人民卫生出版社，2010

2. Sackett DL. Clinical Epidemiology. A basis science for clinical medicine. 2nd ed. Boston：Little Brown，1992

3. Evidence-based Medicine Working Group. Evidence-based medicine-a new approach to teaching the practice of medicine. JAMA，1992，268（17）：2420-2425

4. Rosenberg W，Donald A. Evidence-based medicine：an approach to clinical problem-solving. BMJ，1995，310：1122-1125

5. BMJ publishing Group. Clinical Evidence，a Compendium of the best available evidence for effective health care. 1 issue. London：BMJ，1999

6. Sackett DL，Richardson WS，Rosenberg W，et al. Evidence-based Medicine：how to practice & teaching EBM. 2nd ed. London：Churchill Livingston，1997

7. Greenbalgh T. How to read a paper：the basics of evidence based medicine. 2nd ed. London：BMJ Books，2003

8. 王家良. 临床流行病学—临床科研设计、测量与评价. 第 4 版. 上海：上海科技出版社，2014

Notes

第二章 循证医学问题的构建

临床医生对患者的诊治过程实际上就是一个不断提出问题、寻找答案、最后解决问题的过程。而实践循证医学（evidence-based medicine，EBM）的第一步也是针对个体患者，找出其存在的临床问题，从而构建出一个需要回答的循证问题。能否找出、找准患者急需解决的临床问题，对于循证临床实践至关重要。推而广之，在遇到突发公共卫生事件时，需及时查清原因、评估危害、积极应对与实施干预，找准该事件发生的主因以及关键问题，构建恰当的、需要回答的循证问题同样重要。

第一节 概　　述

一、发现问题的重要性

（一）实践循证医学的第一步

临床医生在日常临床实践中，每天都要接诊、治疗各种各样的患者，应善于观察并从中发现问题和提出问题，特别是那些凭借临床经验和现有专业知识无法解决的问题。只有提出了这样的循证问题，才有可能带着问题去寻找相关证据，经过严格评价后，从中筛选出最新最佳的证据并结合自己的临床经验和患者意愿，最后形成针对该临床问题的解决方案，进一步结合当地的医疗环境和技术条件，付诸实施后使患者获益。因此发现问题是循证临床实践的起点，找不准问题，就不能提出合适的循证问题，第一步走不好，必将影响循证医学后续步骤的实施。构建一个可以回答的循证问题可帮助临床医生更好地制订收集证据的策略，便于回答和解决临床问题。当收集不到科学性强的证据时，临床医生可以据此问题，选题立题，提出进一步研究计划和设计方案，以研究者身份，开展临床研究，提供证据。有关临床研究选题立题、研究设计、测量与评价的内容，详见临床流行病学相关教材或专著。

（二）医学进步与发展的需要

医学的发展与进步离不开问题的发现与解决。如果没有问题，不经过思考、总结、实践，医学就会固步自封，不可能进步和发展，患者也不可能得到最好的诊断和治疗。临床医生不要认为自己在医学院学到的知识就足以应对临床上的所有问题而不需要继续学习。在临床医学领域，随着新技术、新方法的不断涌现，知识老化现象严重，知识更新速度加快。对于某一临床问题的答案会随着医学发展而发生改变，对一个临床问题的认识也是在不断升华中逐渐接近真实。

例如在诊断学教科书中一直将黄疸加上无痛性胆囊肿大即库瓦西耶征作为胰头癌患者的重要体征介绍给学生，这是否是一成不变的定律呢？该体征用来诊断胰头癌是否敏感而且特异呢？在诊断学教科书上并无相关答案。提出这样的问题也是对1890年瑞士外科医生Courvoisier提出的该体征的重新评价。临床观察发现此体征在早期胰头癌中并不常见，进一步研究发现此体征用于鉴别良恶性胆道梗阻的价值并不高（阳性似然比2.6），部分胆石症患者也可出现此征。同时，此体征在诊断肝外胆道梗阻性黄疸时的敏感度也较低（37%），因此库瓦西耶征阴性时并不能排除胰头癌的诊断。从目前临床情况看,此体征对于胰头癌诊断的临床价值较 100 年前有所降低。这是 100 多年来医学诊断技术进步的结果,因为随着医学影像技术的发展,B 超、CT、MR、EFRCP 和超声内镜的应用,在患者出现库瓦西耶征前,就已经被诊断出胰头癌。由此可见,作为临床医生,终生学习是必不可少的,只有不断提出问题,寻找答案,才能使医学发展进步以及自身临床水平不断提升。

（三）社会发展与时代进步的要求

由于医疗资源的有限性与医疗卫生服务需求的无限性这一矛盾将长期存在,"看病贵"问题几乎成为全球性共同关注的话题。卫生总费用居高不下且还在逐年攀升,主要与大量的、无效甚至有害的过度医疗服务有关。在临床真实环境下,哪些是过度医疗服务? 哪些医疗措施是真正有效的? 这些措施对哪些患者安全有效? 在何种情况或时机下最有效? 提出并回答这些问题,也是循证医学所被赋予的任务,同时也是社会发展与时代进步的必然要求。

（四）提出公共卫生循证问题的重要性

突发的公共卫生事件例如 SARS、甲型 N1H1 流感、奶粉中毒等,刚发生时,对其发生原因以及相关因素都不甚了解,要做出正确的决策有诸多困难。此时,如能应用已掌握的公共卫生知识和临床经验,提出公共卫生事件的循证问题,找到证据,将为做好循证决策起重要指导作用。

二、找准循证问题应具备的条件

（一）对患者要有责任心

EBM 实践应以解决患者所患疾病存在的重要临床问题为中心。为此,无论是临床医生或 EBM 的学习者务必抓住患者的临床关键难题,而这些难题关系患者的安危,对 EBM 实践者而言,则往往是不知道的。因此,EBM 的第一关键是找准患者存在的、而医务人员必须回答的临床难题。作为医者要拥有仁者之心,对患者有责任感,关心患者,同情患者的临床医生,会以患者为中心去考虑问题,也会在与患者的交谈和观察中发现更多的临床问题。

（二）要有扎实的医学基础知识和丰富的临床医学知识

人体无论哪一系统的疾病都有其规律,倘若临床医生不了解病因、发病机制和临床表现,不熟悉各种诊断试验和辅助检查的特性、适应证,不了解各种药物的治疗机制,其药理作用及可能发生的不良反应,在接诊一个具体的患者时,就不可能提出适当的问题。因此具备系统扎实的医学知识是找准临床问题的必要基础之一。

（三）要具有一定的人文科学素养及社会、心理学知识

随着医学模式的改变,许多患者疾病的发生与心理、精神因素有关。也有一些疾病的发病虽然与此关系不大,如慢性肝病、肿瘤,但患者在患病后对疾病的认识和心态会影响其病情及预后。因此,要在这方面去发现问题,了解患者对此病的想法、期望及忧虑。还要了解患者的社会经济状况及家庭负担等。具备一定的人文科学素养、社会和心理学知识,才能与不同性格的患者顺利沟通,交流思想,从而发现患者在心理上存在的问题,并帮助解决,这本身也是治病的一部分。

（四）要具备扎实的临床基本技能

包括如何接触患者,采集病史,全面的体格检查和对诊断试验选择与鉴别能力。对患者务必弄清病史,要认真查体,了解入院时情况,如疾病的严重度,掌握重要的阳性体征和阴性体征。了解与疾病有关的实验室和辅助检查资料结果。在此前提下才可能找出患者迫切需要解决的问题。

（五）要拥有临床综合分析的思维和判断能力

应用已掌握的医学理论知识和临床经验,结合患者临床资料进行综合分析、逻辑推理,从错综复杂的线索中去伪存真、去粗取精,找出主要矛盾,并加以解决的临床思维过程,也是发现

Notes

问题、找准临床问题,做出决策的必备条件。

上述五点是寻找和提出临床问题的重要必备条件,任何一点不具备,均不利于找准患者的临床问题。

第二节　构建临床实践中的循证问题

一、临床问题的类型

由于 EBM 实践者可以是医学生直至高年资临床医生,鉴于层次与阅历不一,在临床实践中即使面临同一患者,由于视角与水平不一,发现和提出的临床问题(clinical question)也会各异,这些问题可大致分为三种类型:

(一)一般性临床问题

主要由 EBM 初学者提出,除了具备基础医学知识外,往往需要有关人文科学素养以及社会、心理学知识。这些问题包括:

1. 涉及患者的一般知识性问题,如患者性别、年龄等。

2. 涉及有关所患疾病的基本问题,如某个具体的患者,存在什么临床问题,在什么地方、何种环境下发病,何时发病,如何发病,病因和危险因素是什么等;此外,患者的主要临床表现又是什么。当然,有兴趣的初学者也会提出一些未知的欲求解答的问题。

(二)特殊的临床问题

这是临床医生对患者的诊治过程中,在充分掌握了患者病史、临床症状、体征、有关检查资料之后,通过临床综合分析,从专业角度所找到的问题。主要包括:

1. 患者存在的特殊问题　这些问题不解决则必然影响临床上对患者的正确处理。例如一个肝硬化患者,近期腹水明显增多,对于这个患者,提出"其腹水有无感染"就是一个十分重要的临床问题,不能确定其是否合并自发性腹膜炎,就无法对其施予正确的治疗。

2. 与干预有关的问题　在临床实践中如何进行相应干预,是"牵一发而动全身"的问题,干预不再是孤立的,这是因为临床干预能否成功实施往往涉及病因 / 危险因素的暴露干预、诊治、预后、患者的依从与认可等一系列相关问题。例如对一例消化性溃疡患者进行治疗时,必须先对病因提出问题,患者有无幽门螺杆菌感染,有无服用非甾体消炎药病史,有无其他应激状态等,这些都是在实施干预措施所要考虑的问题。再如,对于慢性活动性病毒性肝炎的治疗,患者的依从性与认可度就更显得重要。

3. 干预措施的选择问题　干预措施也有许多种,每一种措施都有其利和弊,这就存在如何比较抉择的问题。如对恶性肿瘤患者采取手术、化疗,还是介入性治疗或放疗,不仅要分析病情,解决关键问题,将各种措施的利与弊罗列出来进行比较,还要考虑到患者经济能力与家属沟通进行决策,力求将安全、有效、经济的干预措施推荐给患者。

4. 干预的最后结局问题　追求最佳结局一直是 EBM 实践者感兴趣的问题。结局可以是症状体征改善、生存率提高或者是死亡率和致残率的下降,使用不同的结局指标,找出的问题也不尽相同。

总之,以上这四个环节是一个有机整体,作为 EBM 实践者在发现特殊临床问题时,一定要牢牢掌握。

(三)患者所关心的问题

应结合患者的价值观、意愿和具体情况提出问题。例如同一疾病不同年龄段的患者所关心的问题是不同的。一项 1012 名乳腺癌妇女的研究发现,不同年龄段妇女关心的治疗结局是不同的。70 岁以上的妇女最关心的是癌症治愈和转移的可能性;小于 50 岁的妇女关心的是治疗

Notes

对其性功能的影响;有阳性家族史的妇女最关心的是该病是否有遗传性。因此应针对不同患者的不同情况提出临床需要解决的问题。

二、提出临床问题的形式和方法

(一)提出临床问题的形式

现在许多学校已经开展"以问题为中心的学习"模式,即 problem-based learning,这里的"问题"(problem)是指患者存在的一种症状或体征,例如有无黄疸或其他情况。而本章所指的"临床问题"是一个可以回答(answerable)的问题(question)。例如"临床医生在选择辅助检查时,针对某位具体的黄疸患者 B 超和 CT 哪一项更好?"因此,尽管"problem"和"question"均可翻译成"问题",容易混淆,但两者内涵完全不同。下面讨论提出临床问题(question)的具体形式,按照上述临床问题的类型,分述如下。

1. **一般性临床问题**　一般性问题是与患者或患者所患疾病有关,即一般知识性问题,由两部分构成:即"具体疾病或某一方面"加上"问题的词根 + 动词"所组成。

(1)由问题的词根(谁、什么、何处、何时、怎么样、为什么)加上动词组合:这些常常在患者入院时通过询问病史和体格检查得到。例如对每一项主诉都应包括症状发生的部位、严重度、数量(如出血量)、起病情况(急性还是慢性、持续性还是进展性)、在什么情况下发生、加重和缓解因素、相关的其他症状等;了解以往是否发生过与主诉相同的情况;曾经做过哪些检查;是否曾经有过治疗及如何治疗;对其预后有意义或对主诉疾病治疗有影响的过去史情况;这些相关疾病的治疗情况等。例如呕血作为一个动词,就必须弄清谁呕血(患者的性别、年龄特征),呕血的性质(颜色、量、次数)、何时 / 何地发生呕血、呕血时患者有无其他症状及什么是发生呕血的主因和诱因、基本病变如何等。

(2)具体某种疾病或该疾病的某一方面:在上述词根和动词组合的基础上,加上具体的病种或疾病某一方面。如"什么原因引起发热"、"急性胰腺炎通常在何时发生并发症?"等。

2. **特异性的临床问题**　在临床实践中,患者与医生均会在病因、诊断、治疗、预后、预防等各个方面提出许多有待解决的临床问题。例如患者常常会问医生"我患的是什么病?"(诊断问题)、"我为什么会患这个病?"(病因问题)、"这个病应该用什么方法进行治疗"(治疗问题)、"这个病对我健康有多大影响,会不会影响我的寿命?(预后问题)"。医生在诊治不同疾病、同一疾病的不同患者、甚至是同一患者的不同阶段时,提出的问题可能各不相同,患者此次入院或来门诊就医需要解决的问题以及在入院后由于病情变化产生的新问题。医生可以对患者发生的每一项症状或体征提出问题。例如对于上述的呕血患者,前来就医时急需解决的主要问题是止血及弄清呕血原因;在出血停止后,患者又出现了计算能力下降、昼夜颠倒、扑翼样震颤等症状,此时患者需要解决的紧要问题就是弄清是否出现了肝性脑病,并对此采取应对措施。也可在正确获取和合理解释病史和体检有关新发现的过程中,提出问题。例如一位中年男性,因发现黄疸而前来就医。在体检时扪及胆囊肿大而无压痛(库瓦西耶征),提出的问题应为"此征对于胆汁淤积性黄疸和肝细胞性黄疸的鉴别诊断是否有意义",进一步可提问其对于鉴别肝外梗阻的原因,即"结石引起还是肿瘤引起有否帮助"。

在循证临床实践中,这些被称为特异性的临床问题主要涉及以下四个方面,提出问题的具体形式各有侧重。

(1)病因方面的问题:包括怎样识别疾病的原因及危险因素?其发病机制是什么?例如对于胰腺癌患者提出病因问题包括:发病的原因是什么?有无遗传因素?发生胰腺癌的危险因素是什么?是否与喝咖啡或与饮酒有关。对于上消化道出血患者提出病因问题包括:出血的原因是什么?是消化性溃疡还是门脉高压所致食管胃底静脉曲张破裂?抑或是凝血机制障碍所致的血液系统疾病?上消化道出血的危险因素是什么?是否与幽门螺杆菌感染和服用非甾体消

Notes

炎药有关。又如甲型 H1N1 流感患者的致死率有多大？致死的病因或危险因素是什么？弄清这些问题对有效防治是很重要的。具体参见本书第十一章。

（2）诊断方面的问题：对于初学者在诊断方面常常提出的问题是某个体征、症状或某项实验室和辅助检查对于该病的诊断效率，即提出有关诊断试验的敏感度、特异度和似然比等问题；而对于有多年临床工作经验的医生常常提出的问题是某项检查对于鉴别诊断方面的意义。通过病史询问和体检，医生会有一个诊断假设。为了证实该假设，医生可能会进行一些实验室或辅助检查来肯定或排除此诊断假设，此时针对诊断试验指标如敏感度、特异度、似然比等可提出问题，对其正确性、可靠性、可接受性、费用及安全性方面也可提出问题。

如上述的上消化道出血患者，以呕血为主要临床表现，为了寻找出血部位和原因，是否应作急诊胃镜检查？仅凭此一点就可以找出许多临床问题，如"急诊胃镜检查对诊断上消化道出血的敏感度和特异度如何"？"急诊胃镜检查对此患者带来的风险有多大"？"对肝硬化患者和非肝硬化患者带来的利和弊有无差别"？"急诊胃镜检查的诊断结果是否会影响医生对治疗方案的选择"？"有无其他可供选择的诊断措施"等？

在选择诊断试验前，还应对患者的验前概率，即患者在未做此项诊断检查前患病的可能性大小提出问题，对于上述呕血患者在没有做急症胃镜检查前，应判断出由食管静脉破裂出血引起呕血的概率有多大？这就与患者的基本情况有关，如果这位患者有肝硬化病史，则食管静脉破裂出血的可能性较大，如果以前有过类似出血史，而且胃镜已证实是由食管静脉曲张引起，则其验前概率就更高。根据验前概率，就可以提出问题，即"做急症胃镜检查的结果是否影响对此患者所采取的治疗措施？"相反，如果该患者为一老年患者，无肝硬化病史，长期服阿司匹林，据此判断其因食管静脉出血的概率就较小，而急症胃镜的结果可用来证实或排除食管静脉出血，其诊断结果对其治疗方案选择的影响较大。此外，如果已经对患者作出了初步诊断，还可以进一步提出问题，即"能否通过某项诊断试验确定该病的严重程度，又用何种指标来测量随访患者在治疗后的改善情况"等。参见本书第十二章。

（3）治疗方面的问题：提出的问题主要围绕治疗措施的有效性、安全性、临床经济学评价等方面。如何选择利大于弊的治疗手段？如何从效果和成本的经济学角度选择治疗方案？特别是如何对目前的常规疗法提出质疑，提出的问题包括根据患者目前病情可以采用什么治疗方法，该治疗方法的有效性如何？有什么不良反应？还有哪些替代治疗手段？哪一种方法更有效而花费最少？该治疗对患者的生存质量有何影响？治疗后对患者的预后影响如何？患者对治疗手段的依从性和可接受性如何？

仍以上述呕血为主要临床表现的上消化道出血患者为例，如经诊断为肝硬化失代偿期食管胃底静脉曲张，在其出血停止后，为了预防再次出血，可供选择的方案有外科分流或断流手术治疗，内镜下圈套或注射硬化剂、口服 β- 受体阻断药、介入治疗等。此时必须根据患者情况将这些措施预防再出血的效果、风险、后遗症、疗程以及对生存率的影响、费用等逐项罗列出进行比较选择。找到证据后，医生应结合患者病情提出建议，并在征求患者意见的基础上作出决策。在这一过程中，也可以提出若干临床问题，如"是选择外科手术还是内镜治疗"、"两种疗法各自的有效性和安全性如何"、"同时口服 β- 受体阻断药是否能提高治疗效果"。

具体参见本书第十三章、第十四章、第十六章相关内容。

（4）预后方面的问题：如何来估计临床病程和预测可能发生的并发症和最后结局。针对不同的结局测定指标可以提出不同的预后问题。例如上述上消化道出血患者，针对预防食管胃底静脉再出血，可以提出若干预后方面的临床问题："不同的干预措施再出血的发生率有无不同"、"不同的干预措施患者的生存率有无区别"、"同时口服 β- 受体阻断药是否能降低再出血风险"，具体参见本书第十五章相关内容。

Notes

3. 针对患者实际情况提出问题　上述这两种类型的问题几乎包括了所有需要提出的临床问题（question）。对于学生来讲前一类一般性的背景问题可能多一些；对于有经验的医生来讲后一类问题多一些。有些问题不需要进一步查资料就可以回答，但就教学而言，有必要提出，让学生了解如何针对患者实际情况提出可回答问题。

为了进一步了解患者的情况（一般性问题）和对患者进行进一步处理（特异性问题），在上述工作基础上可以书写教育处方（educational prescription），即提出患者急需解决的临床问题（question），以进一步寻找答案。教育处方提出的可回答的问题必须十分具体。例如一位重症胰腺炎患者，在讨论治疗措施时，不能提类似"重症胰腺炎患者如何治疗"，因为这样的问题范围太宽，若据此去检索文献，会有上千篇文章，最终无法归纳总结来回答此问题。因此，提出的问题必须具体到某一项措施，例如有人提出"对重症胰腺炎患者是否需要用静脉内营养或肠内营养"的问题，结合患者实际就可以这样提出问题："全胃肠外营养和肠内营养对于重症急性胰腺炎在降低感染发生率、减少并发症发生率、缩短住院时间和降低死亡率方面，哪一种方法较好？"为回答这个问题，可以用检索词"parenteral nutrition or TPN and enteral nutrition and acute severe pancreatitis"检索文献，寻找答案。由此可见，构建的问题必须包括对象（某种疾病、症状或患者）、需要比较的措施，这样查找出来的结果，才能对临床医生决策有所帮助。

4. 为临床科研提出问题　临床实践也是临床科研选题的丰富源泉，日常医疗实践中，无时无刻不面临许多上述诊断、治疗、病因、预后等问题，不少诊断方法和治疗手段有待于进一步的科学评价。从临床需要出发提出问题，用可靠的方法进行研究，以得到可靠证据回答所提出的问题，解决临床问题，再用于指导他人的临床实践。如何为临床研究选题立题，可参考临床流行病学教材或专著。

（二）找准临床问题的参考方法

当临床实践中遇到患者存在的难题较多时，EBM 实践者要同时解决这些问题难度较大，这就要求把相关临床问题先记录下来，然后通过自己的临床思维，进行整理、排序，找准关键问题，并对如何解决这个（些）问题做好策略计划，有的放矢去查阅文献，进而通过严格评价文献，选择最佳证据，以解决患者的关键问题。这里在找准临床问题的方法上，要掌握：①涉及的问题一定是与患者的诊治处理和对患者健康恢复最相关的；②涉及的问题一定是与实践 EBM、提高医疗水平最为相关的；③涉及的问题一定是临床上最感兴趣的、最有用的；④涉及的问题往往也是实践 EBM 中最为常见的。

如果 EBM 实践者在临床医疗日常工作中，对各种不同患者的难题做到日积月累，并不断用最佳证据予以解决，终身坚持，必成名医大家，并对 EBM 做出更大贡献。

三、构建临床循证问题的模式

在构建一个具体的临床问题时，可采用国际上常用的 PICO 格式。P 指特定的患病的人群（population/participants），I 指干预（intervention/exposure），C 指对照组或另一种可用于比较的干预措施（comparator/control），O 为结局（outcome）。每个临床问题均应由 PICO 四部分构成。图 2-1 显示了 3 个临床问题的组成方式：①对于慢性肾衰尿毒症患者肾脏移植与血液透析相比，在生存率和生存质量上哪种方法好？② ACEI 与 CCB 合用与单用 ACEI 相比，在保护肾功能、降低血压和尿蛋白方面是否有更多的作用？③对于频发的尿路感染，长期小剂量应用抗生素是否能预防复发？根据 PICO 中的关键词，便于进行检索。

总之，要提出一个好的临床问题，需要具备系统扎实的基础与临床专业知识和技能，深入临床实践，善于思考和交流，跟踪本专业研究进展，学会以患者的角度考虑，方能提出并构建出良好的循证问题。

Notes

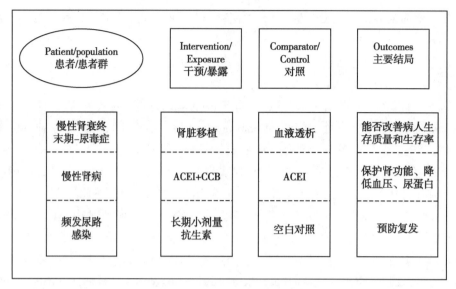

图 2-1   临床问题的组成 PICO

（张丽帆   王吉耀）

第三节   构建公共卫生问题

随着社会经济的发展，对健康和疾病认知的逐步深入，公共卫生的内涵在不断发展之中。世界卫生组织 1952 年采纳 19 世纪 Charles Winslow 对公共卫生的定义并一直沿用至今，公共卫生是通过有组织的社区活动来预防疾病、延长生命和促进心理和躯体健康，并能发挥更大潜能的一门科学和艺术，其工作范围包括环境卫生、控制传染病、进行个体健康教育、组织医护人员对疾病进行早期诊断和治疗，发展社会体制，保证每个人都享有足以维持健康的生活水平和实现其健康地出生和长寿。美国医学会、英国和其他国家对公共卫生虽然有不同的定义，但无论学术界还是公共卫生部门对公共卫生的最终目标都比较趋同，即促进居民健康，特别是延长健康期望寿命。

由公共卫生的内涵可以看出，与临床实践以患者个体为中心不同，公共卫生领域的实践对象是人群。在该领域主要围绕三个方面提出问题：一是"what"类问题，即在实践之前需要知道卫生需求以及卫生资源的大小和分布，以制定相应政策，计划干预；二是"how"类问题，即对正在进行的实践项目进行评价，围绕其卫生需求范围、目标人群、质量、成本以及效果或影响等，评估项目的进展以及判定是否需要进行必要的调整；三是"why"类问题，即确定在实践过程中发生的问题，分析其可能的原因，并找到解决的办法。

一、公共卫生问题的提出及排序

（一）问题的提出

在公共卫生领域中，若遇到一般性问题，不需研究就可以解决。例如，在卫生项目中用于基础设施建设的材料（如水泥）常供应不上，影响了进度，此时需要想办法保证水泥的供应即可，没必要当作问题开展研究。倘若出现：①实际与理论设计脱节；②原因不明问题；③需要在多种解决方案中作出抉择时，则需要当作问题（question）进一步研究。

例如，某地区人口约 145 000，总体卫生状况较差，仅有 5% 的住户家中有厕所，与卫生条件有关的诸如肝炎、肠胃炎等疾病很常见。为此，卫生部门准备实施改水改厕计划，要求改厕户数每年增加 15%。然而，两年后目标只实现了不到一半。出现这种情况，可能与两个方面的因素有关：①服务相关因素，如对当地群众的动员力度不够，材料供应不及时，培训效果差，以及

Notes

卫生工作人员的效率低等。②人群相关因素,如社区成员缺乏对卫生条件差会致病的认识等。对此,卫生行政部门提出的问题是:"水改厕项目不达标的主要原因是什么?"

(二)问题的排序

在公共卫生领域,同时会面对许多有待解决的问题,要将所有问题都解决恐怕不现实,因此,需要根据一定的原则或标准,将问题进行排序并从中遴选出最迫切、最可行的问题。下面的7条原则将有助于问题的排序:

1. **相关性**(relevance) 考虑到卫生资源、人力和物力等方面的条件限制,所提出的问题应该是一个需优先考虑和解决的问题。对那些涉及范围广、影响面宽和影响程度大的问题,应优先考虑。这里要注意不同的角色,如卫生管理者、卫生工作人员以及社区居民,可能关注的重点有所不同,社区居民可能更关心经济方面的问题,而对某些公共卫生学问题缺乏关注。

2. **避免重复**(avoidance of duplication) 所提出问题一定是新问题,要求在本领域或相关领域未被研究过。若已被研究,进一步了解问题是否解决,若能从已有信息中或从常识中找到答案,应该选择其他问题。

3. **可行性**(feasibility) 即所提出的问题应是具体的、可回答的。同时可行性还要论证解决问题所需的人员、技术条件、经费等是否充分。

4. **政治上的可接受性**(political acceptability) 一般来说,所提出的问题最好能得到官方的关注和支持。这将增大解决问题的机会,避免和减少后期冲突的可能性。

5. **结果和建议的适用性**(applicability) 问题的解决不仅取决于官方的支持,还受资源是否可及和具体实施者是否配合等因素的影响。

6. **需求信息的迫切性**(urgency of data needed) 在进行决策时,应了解这些问题解决的迫切性。对那些亟待解决的问题应优先考虑。

7. **伦理学上的可接受性**(ethical acceptability) 提出问题、制订计划时应时刻遵循伦理学原则,避免对实践对象造成灾害。

以上这7条原则可以用表2-1中的等级评分来测量。

表2-1 优先排序的7条原则

排序原则	等级评分
1. 相关性	1=不相关;2=相关;3=高度相关
2. 避免重复	1=问题已有答案;2=已有部分信息,但主要问题未解决;3=未解决
3. 可行性	1=不可行;2=可行;3=非常可行
4. 政治上的可接受性	1=官方不接受;2=有可能被采纳;3=完全可能被接受
5. 适用性	1=不可能被接受;2=有可能被接受;3=完全可能被接受
6. 迫切性	1=不迫切;2=一般;3=非常迫切
7. 伦理学上的可接受性	1=较严重伦理学问题;2=较小伦理学问题;3=无伦理学问题

根据上述等级评分,按表2-2的格式分7条原则给每个问题打分,计算总分,将所有问题按总分排序,然后选择需优先解决的问题。

表2-2 优先顺序得分表

			研究主题的选择标准				
提出问题	相关性	避免重复	可行性	政治上的可接受性	适用性	迫切性	伦理学上的可接受性	总分
1								
2								
......								

Notes

二、构建公共卫生问题的循证模式（OSOS）

根据公共卫生政策问题的特点，参照构建临床问题的 PICO 原则，构建一个优先解决的具体公共卫生问题，需要明确该问题所面对的对象、解决该问题有哪些具体策略可以选择、这些策略实施的结果及其适用的环境与条件、可以衡量问题是否得到解决的研究方法。

（一）确定公共卫生问题的对象（object）

经过优先排序的公共卫生问题往往比较宽泛，其针对的不是个体，而往往是有特殊疾病或者处于特殊状态的特征人群如艾滋病患者，也可以是相关政府部门、机构或者是卫生服务种类（如初级卫生保健服务、公共卫生服务）等。但无论是何种类型的研究对象，研究者都需要严格界定其范围，清晰定义其概念，使其在纳入和排除过程中具有可操作性。

（二）确定改善或者解决公共卫生问题的实施措施（strategy）

公共卫生政策问题中的干预措施往往不具备 Cochrane 系统综述中对干预措施和对照组等提出的需要严格制订界限和标准的特点。因而，必须结合专业知识，对当前公共卫生问题有一定了解，对潜在的解决方案或者策略进行归类和具体化。同时可以对策略实施的背景或者卫生体系进行限定。

（三）确定公共卫生政策措施实施的效果（outcome）

公共卫生政策领域中，干预效果很难在短时间内体现，但可以根据公共卫生政策研究的结果进行描述，与 Cochrane 系统综述不同的是这些措施实施的结果不以统计意义作为衡量政策干预是否有效或者效果大小的标准，而是根据具体政策实施的结果和特定背景相结合进行描述。

（四）公共卫生问题的研究方法（study design）

公共卫生政策领域中，对整个人群进行干预性研究存在很大困难，随机对照试验更是难以操作与实施。因此，在公共卫生政策研究中经常利用的研究方法主要是观察性研究，如队列研究（cohort study）、有对照的前后比较研究（controlled before-after study）、间断性时间序列研究（interrupt time series study）等。

总之，要提出一个好的公共卫生问题，同样需要具备系统扎实的基础医学、临床医学以及预防医学等方面的专业知识和技能，深入现场，善于观察和综合分析，学会以社会、宏观和群体观的角度去发现、提出、构建出良好的循证公共卫生问题。

（贾莉英）

▌ 主要参考文献

1. Winslow. CE A. The untilled fields of public health. Science, 1920, 51（1306）: 23-33
2. 孙贵范. 预防医学. 2 版. 北京：人民卫生出版社，2010
3. 龚向光. 从公共卫生内涵看我国公共卫生走向. 卫生经济研究，2003，9: 6-9
4. Straus SE, Richardson WS, Glasziou PP, et al. Evidence-based medicine: how to practice and teach EBM. 3rd ed. Edinburgh: Churchill Livingstone, 2005
5. Glasziou PP, Del Mar, C. & Salisbury, J. （2003）. Evidence-based medicine workbook: Finding and applying the best research evidence to improve patient care. London: BMJ Books. 2nd Edition: 2007
6. 詹思延. 循证医学和循证保健. 北京：北京医科大学出版社，2002: 5-14

Notes

第三章 循 证 检 索

按检索目的、循证检索可分为两类：一是为循证临床实践而进行的检索。其目的是检索当前最佳的证据以指导临床，现实中要求快速准确地找到临床问题的答案，从而有效率地解决临床问题。此类检索强调查准率。二是为制作循证证据而进行的检索。其目的是尽可能全面的检索当前所有的相关研究，为制作循证证据提供全面的资料。此类检索强调查全率。

这两类检索的基本步骤和涉及的检索知识大同小异，但在检索目的、检索数据库和检索策略等方面又有不同。因此，本章将分别介绍这两类检索。

第一节 循证检索的基本步骤和基础知识

一、循证检索的基本步骤

不论是循证临床实践还是为了制作循证证据，循证检索的基本步骤都是相似的（图3-1）。主要是明确临床问题（或研究目的），选择合适的数据库及相应的检索平台，确定检索词，编制检索策略，初步检索，检索结果评价和调整检索策略，输出最终检索结果，获取全文，以及创建文献跟踪服务等步骤。其中选择数据库、确定检索词和编制检索策略又是循证检索的核心环节。

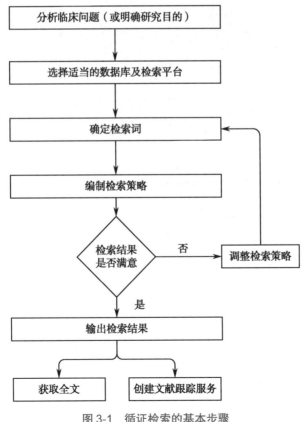

图 3-1 循证检索的基本步骤

需要强调的是,初次检索的结果往往差强人意,几乎总是需要根据初步检索结果反复调整检索策略,才能得到满意的检索结果。

二、数据库和检索平台

选择数据库和检索平台是检索的基本步骤之一,对检索结果有重大影响。值得注意的是,即使检索相同的数据库(如:MEDLINE 数据库),如果选择的检索平台不同(如:PubMed 或者 OvidSP 检索平台),检索结果也存在很大的差异。在实际应用过程中,初学者常将数据库与检索平台混淆,将适用于某个检索平台的检索式生搬硬套到另一个检索平台进行检索,因而检索结果不尽如人意。

数据库和检索平台既有联系,又存在区别。数据库是指按照数据结构来组织、存储和管理数据的仓库。常用的医学数据库包括:MEDLINE、EMBASE、UpToDate 等。而检索平台是指用于检索一个或多个数据库的电子系统。由于检索功能是数据库的基本功能之一,所以大多数数据库本身就是检索平台,例如 UpToDate 既是数据库又是检索平台。一些大型医学数据库可以通过多种检索平台进行检索,例如:全球有 20 多家出版商获准发行 MEDLINE 数据库,通过 PubMed、SUMSearch、OvidSP、TRIP、EMBASE.com、EBSCO 等众多检索平台都可以检索 MEDLINE 数据库,这些检索平台对应的检索策略各不相同,检索结果也存在差异。在撰写系统综述时,除报道被检索数据库的名称外,还应同时报道使用的检索平台,例如:MEDLINE(via OvidSP),意即通过 OvidSP 检索平台检索 MEDLINE 数据库。

随着计算机技术的发展,跨数据库的检索平台已成为大势所趋。例如:OvidSP 检索平台包含了 130 多个子数据库,可以同时检索 MEDLINE、EMBASE、CINAHL 等数据库。再如 EMBASE.com 检索平台也可同时检索 EMBASE 和 MEDLINE 数据库。

三、常用检索方法

检索策略(表 3-1)是由检索词和各种检索运算符构成的。不同的检索平台常采用特有的检索运算符。为了达到同一个检索目的,针对不同检索平台编写的检索策略可能大相径庭,也可能仅存在细节上差异。

表 3-1　检索策略举例 *

#1	"diffuse panbronchiolitis"
#2	"DPB"
#3	#1 or #2
#4	"Macrolides"/exp
#5	macrolide* or clarithromycin* or troleandomycin* or erythromycin* or josamycin* or azithromycin* or roxithromycin*
#6	#4 or #5
#7	#3 and #6
#8	"randomized controlled trial": it
#9	"controlled clinical trial": it
#10	"randomized": ab
#11	"placebo": ab
#12	"randomly": ab
#13	"trial": ab
#14	"groups": ab
#15 #8 or #9 or #10 or #11 or #12 or #13 or #14	
#16 #7 and #15	

* 通过 EMBASE.com 检索平台检索 MEDLINE 数据库。

Notes

例如：为检索 MEDLINE 数据库里面大环内酯类抗生素的相关文献，在 PubMed 检索平台的检索式为：Macrolides［MeSH Terms］或 Macrolides［MH］，在 OvidSP 检索平台的检索式为：exp Marcolides/，而在 EMBASE.com 检索平台的检索式则是："Macrolides"/exp。这三个检索式表述了同一个含义，即对大环内酯类抗生素进行主题词检索并扩展所有下位词。又如：OvidSP 检索平台的检索式 marcolides.ab. 和 EMBASE.com 检索平台的检索式 marcolides:ab 也表述了同一个含义，即在摘要字段中检索大环内酯类抗生素。由此可见，不同检索平台的检索策略可能存在或大或小的差异。在编写检索式时需要格外注意，不宜将某个数据库的检索策略生搬硬套到另一个数据库，否则检索会出现偏差。

检索新手在使用任何一个不熟悉的数据库（或检索平台）之前，应先阅读该数据库（或检索平台）的使用说明，了解该数据库（或检索平台）的常用检索运算符，这样才有可能事半功倍地得到满意的检索结果。

（一）常用检索方法

1. 主题词检索　主题词也称叙词，是一种规范化的检索语言。主题词的作用体现在对同义词、近义词、拼写变异词、全称和缩写等进行合并，一词键入，相关的多个词汇即被检出，从而有效提高查全率和查准率。主题词通常被编排成主题词表的形式（图 3-2），目前医学领域最常用的主题词表是美国国立医学图书馆编制的医学主题词表（medical subject headings, MeSH）。此外，EMBASE 数据库使用的主题词表是 EMTREE，其收录的主题词比 MeSH 表更多。值得注意的是，不同数据库对同一概念使用的主题词可能不同，例如：阿司匹林在 MeSH 中对应的主题词是"aspirin"，而在 EMTREE 中对应的主题词是"acetylsalicylic acid"。

使用主题词进行的检索称为主题词检索。主题词检索具有很高的查全率和查准率，但也存在缺陷：①数据库最新收录的文献还未来得及标引主题词，因此单纯使用主题词检索可能漏检最新的文献；②并非所有的检索平台都支持主题词检索；③一些新出现的专业词汇可能还没来得及收录到主题词表中，检索时也就无法使用相应的主题词。

除了主题词检索外，其他的检索方法都使用未规范化的自然语言进行检索，因而也统称为自由词检索。为撰写系统综述而进行的文献检索强调查全率，因此需要同时使用主题词检索和自由词检索。

主题词表通常采用树形结构排列。主题词越靠近主题词表的左侧，其对应的概念越广，内涵上包含了其右侧的主题词。根据词语在主题词表中的位置，某主题词左侧紧邻的主题词称为其"上位词"（概念内涵更广），而右侧所属的所有主题词称为其"下位词"（概念内涵更窄）。上位

[-] □ Lactones		13403	□	□	ⓘ
□ 4-Butyrolactone		2810	□	□	ⓘ
□ Acetogenins		126	□	□	ⓘ
□ Acyl-Butyrolactones		268	□	□	ⓘ
□ Dehydroascorbic Acid		868	□	□	ⓘ
[-] ☑ Macrolides		8568	☑	□	ⓘ
□ Amphotericin B		12507	□	□	ⓘ
□ Antimycin A		2752	□	□	ⓘ
□ Brefeldin A		2234	□	□	ⓘ
□ Bryostatins		625	□	□	ⓘ
□ Candicidin		221	□	□	ⓘ
□ Epothilones		618	□	□	ⓘ
[-] □ Erythromycin		12369	□	□	ⓘ
□ Azithromycin		3156	□	□	ⓘ
□ Clarithromycin		4646	□	□	ⓘ
□ Erythromycin Estolate		126	□	□	ⓘ
□ Erythromycin Ethylsuccinate		453	□	□	ⓘ
□ Ketolides		726	□	□	ⓘ
□ Roxithromycin		703	□	□	ⓘ

图 3-2　OvidSP 检索平台使用的医学主题词表（节选）

词和下位词只是一个相对的概念,主题词 A 可能是主题词 B 的上位词,同时又是主题词 C 的下位词。例如:图 3-2 中"Erythromycin"是"Macrolides"的下位词,同时又是"Azithromycin"的上位词。由于上位词从内涵上包含其对应的下位词,为了避免漏检,进行主题词检索时可以考虑同时检索其下位词以提高查全率,这种方法称为扩展检索(expand search)。为撰写系统综述而进行主题词检索时,通常需要扩展检索。

对大多数检索平台而言,如检索式里面出现了"/",即表明对邻近的检索词进行了主题词检索,如:"Macrolides/"即表示对大环内酯类抗生素进行主题词检索。如果出现了英文 exp,即表明进行了主题词的扩展检索,但 exp 放置的位置在不同的检索平台略有差异,如"exp Macrolides/"(OvidSP 检索平台)或者"Macrolides/exp"(EMBASE.com 检索平台)。在 PubMed 检索平台进行主题词检索时,系统默认进行扩展检索,检索式为"Macrolides[MH]",若不想进行扩展检索,则应将检索式改为"Macrolides[Mesh:NoEXP]",或者在检索界面勾选"Do not include MeSH terms found below this term in the MeSH hierarchy."(图 3-3)。

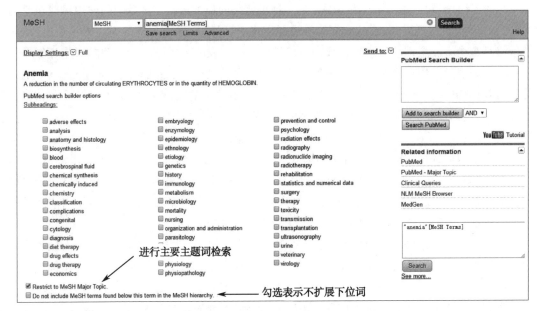

图 3-3　PubMed 检索平台中的主要主题词检索(截图)

主题词表还规定了对每个主题词进行分类限定的词,称为副主题词(subheadings),也叫限定词(qualifiers)。副主题词对某一主题词的概念进行限定或再分,使主题词具有更高的专指性。不同的主题词所包含的副主题词各不相同,在主题词检索时可根据提示选择相应的副主题词(图 3-3)。为撰写系统综述而进行的主题词检索建议选择全部副主题词(图 3-4 中"Include All Subheadings"选项)。

主要主题词是指该主题词是某文献描述的要点或主题。进行主要主题词检索可以进一步提高查准率。PubMed 检索平台中,主要主题词标识为"MeSH Major Topic",其实现方法见图 3-3。OvidSP 检索平台中,主要主题词标识为"精准检索",其实现方法是在主题词树型图中选择"精准检索"(图 3-5)。

2. **字段检索**　数据库中每一列即为一个"字段",每个字段只收录某种特定类型的信息,例如作者字段只收录作者的名称,而摘要字段只收录文章的摘要。字段检索是在指定的一个或多个字段进行检索的方法,目的是为了提高查准率。实现字段检索的方法通常有两种:一种是在检索界面的字段选择框选中所需字段,并在其后的检索框输入检索式(图 3-6),这种方法适用于对数据库语法不太熟悉的初学者;另一种则是在检索词后面添加字段名(或其缩写),检索词和字段名(或其缩写)之间需要用特定的符号间隔,而不同的检索平台或数据库所采用的间隔

Notes

符号通常是不相同的，需要格外谨慎。例如：OvidSP 检索平台采用".字段名缩写."格式（如："anemia.ab."）；EMBASE.com 检索平台采用"：字段名缩写"格式（如："anemia：ab"）；PubMed 检索平台采用"[字段名]"格式或"[字段名缩写]"格式（如："anemia[Title/Abstract]"或"anemia[tiab]"）；而中国生物医学文献数据库（CBM）采用"in 字段名缩写"格式（如："贫血 in ti"）。显然，后一种方法更适用于对数据库语法非常熟悉的专业人士使用。

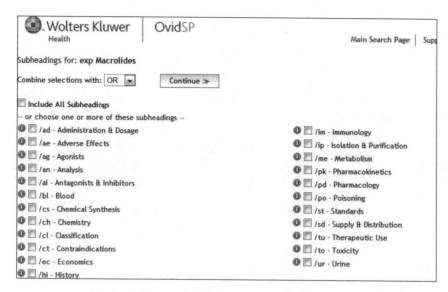

图 3-4　OvidSP 检索平台中 Macrolides 所含的副主题词

图 3-5　OvidSP 检索平台中的主要主题词检索（截图）

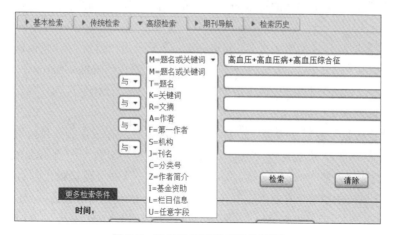

图 3-6　维普数据库的字段选择框

Notes

不同数据库所包含的字段名(或其缩写)各不相同,例如:CNKI数据库仅包含"主题"、"关键词"等7个字段,而OvidSP检索平台包含了多达62个字段。许多中文数据库包含的"主题"字段与前面介绍的主题词检索是完全不同的两个概念。"主题"字段是数据库的多个主要字段集合,通常包含"题目"、"摘要"和"关键词"字段。限定"主题"字段进行检索,实质上执行的是多字段检索功能,并非主题词检索。

相同的字段在不同的数据库可能存在不同的名称(或缩写)。因此,在检索多个数据库时,需要注意将字段名(或其缩写)转换为正确的写法和格式。例如:为了查找出版类型是随机对照试验的文献,在OvidSP检索平台的检索式为"randomized controlled trial.pt.",而在EMBASE.com数据库则应将检索式调整为"randomized controlled trial:it."。

了解常用字段缩写对于编制检索策略或理解他人制订的检索策略非常有用。表3-2列举了主要外文医学数据库检索平台的常用字段名缩写。

表3-2　主要外文医学数据库检索平台的常用字段缩写举例

含义	PubMed	OvidSP	EMBASE
题目	[ti]	.ti.	:ti
摘要	-	.ab.	:ab
题目+摘要	[tiab]	.tw. 或 .ti, ab.	-
作者	[au]	.au.	:au
副主题词	[sh]	.fs.	:lnk
出版类型	[pt]	.pt.	:it

3. **词组检索** 词组检索也称"短语检索"或"字符串检索",是将一个词组或短语(甚至句子)作为独立检索单元,进行严格匹配,以提高查准率的一种检索方法。例如:在PubMed检索平台检索"chronic obstructive pulmonary disease",则只有这四个单词按照先后顺序紧密排列在一起的文献才符合检索要求。词组检索最常见的表现形式是将待检词组用双引号括起来,而某些检索平台(如:OvidSP)默认对连续输入的词汇进行词组检索,此时就不需要加注双引号。

4. **截词检索** 截词检索是指利用截词符替代检索词的一部分而进行的检索。截词检索可以自动对同一概念检索词的不同词尾(或词根)变化以及不同拼写方式的词语进行检索,从而有效避免漏检和逐词键入的麻烦,提高查全率。截词检索应用十分广泛,当前的大型医学文献数据库几乎都支持截词检索。常用的截词符包括:*、\$、?、#等,其中"*"最为常用。

根据截断位置不同,截词检索可以分为3类:①后截词:截词符在检索词末尾,用于检索词根相同的一组词,如:"hyperten*",后截词是最常用的截词检索方法;②前截词:截词符在检索词的最前端,用于检索词尾相同的一组词,如:"*mycin";③中截词:截词符出现在检索词的中间,如:"wo*n"。

此外,按照截词符代表的字符数量,又可分为:①无限截词检索:截词符可以代表0～n个字符,通常用"*"和"\$"表示。如:"harm*",可以代表harmful、harmless、harm等;②有限截词检索:截词符可以代表0～1个字符,通常用"?"表示,此时也称为通配符。如:"wom?n"既可以表示women也可以表示woman。

5. **邻近位置检索** 邻近检索是对检索词之间相对位置进行限定的一种检索技术。邻近检索通过在检索词之间加入位置算符(NEAR、WITH、ADJ等)实现,是提高查准率的有效方法之一。并非所有的数据库都支持邻近检索,例如PubMed就不支持邻近检索。

不同的位置算符在使用上存在细微差异:①NEAR/N,表示它所连接的两个检索词之间间隔的词语数小于或等于N,两个检索词出现的顺序可以不固定,如:"pulmonary NEAR/3 hypertension",EMBASE.com检索平台支持使用NEAR;②WITH,表示它所连接的两个检索词相邻,且两词

Notes

出现的顺序与输入顺序一致，如："pulmonary WITH hypertension"，EBSCO、WOS 等数据库支持使用 WITH；③ ADJx，表示它所连接的两个检索词之间间隔的词语数小于或等于 x，且两词出现的顺序与输入顺序一致，如："pulmonary ADJ3 hypertension"，OvidSP 检索平台支持使用 ADJ。

（二）常用检索连接符

1. 布尔逻辑运算符　布尔逻辑运算符（AND、OR、NOT）是由英国数学家布尔提出的，其中"AND"和"OR"使用最多，绝大多数检索平台或数据库均支持，但有些数据库并不支持"NOT"运算符。检索系统执行这 3 个逻辑运算符的优先顺序为：NOT>AND>OR。

布尔逻辑运算符在不同的数据库采用的具体符号可能不同：① AND：即"逻辑与"，检索式"A AND B"表示同时满足 A、B 两个条件才符合检索要求。有些数据库还使用"*"或"&"表示"逻辑与"。② OR：即"逻辑或"，检索式"A OR B"表示只需要满足 A、B 任一条件即符合检索要求。有些数据库还使用"+"或"|"表示"逻辑或"。③ NOT：即"逻辑非"，检索式"A NOT B"表示检索满足 A 条件但不含 B 条件的记录。有些数据库还使用"-"或"!"表示"逻辑非"。"NOT"容易导致漏检，建议谨慎使用。

2. 圆括号　圆括号主要用于实现对某些检索词的优先检索。与数学运算式相同，圆括号里面的检索策略将优先执行。例如："cancer AND（pulmonary OR lung）"，检索系统将先执行括号里面的 OR 逻辑运算，然后再执行 AND 运算。如果没有圆括号，则系统将按照 AND>OR 的顺序执行检索。圆括号可以套叠使用，此时内层圆括号里的运算先执行，如："chemotherapy AND（（cancer OR carcinoma）AND（pulmonary OR Lung））"。

上述检索方法有些适用于各种循证检索目的，而另一些检索方法主要适用于为制作证据而进行的检索。表 3-3 概括了常用检索方法及相应的检索式。

表 3-3　常用检索方法举例

检索方法	常用检索符号	基于不同检索平台的检索式举例	使用证据的检索	制作证据的检索
主题词检索	/	OvidSP: Macrolides/	不常用	必用
	/exp	OvidSP: Marcolides/exp		
	［MH］	PubMed: Marcolides［MH］		
字段检索	.ab.	OvidSP: disabiltiy.ab.	常用	常用
	: ab	EMBASE.com: disability: ab		
	［au］	PubMed: Smith J［au］		
词组检索	" "	OvidSP: "pulmonary hypertension"	常用	常用
截词检索	*	PubMed: neoplasm*	不常用	常用
	$	OvidSP: carceno$		
邻近位置检索	ADJ	OvidSP: pulmonary ADJ3 hypertension	不常用	常用
	NEAR	EMBASE.com: pulmonary NEAR/3 hypertension		
	WITH	WOS: pulmonary WITH hypertension		
逻辑运算符	AND	OvidSP: disability AND elderly	常用	常用
	OR	OvidSP: cancer OR carcinoma		
	NOT	OvidSP: hypertension NOT pulmonary		
优先检索	（）	OvidSP: cancer AND（pulmonary OR lung）	常用	常用

第二节　循证临床实践的检索

循证临床实践是指运用循证医学的方法，检索、评价和使用现有循证医学证据来解决具体临床问题。循证临床实践的检索最重要的是提高查准率，以便在短时间内检索到最佳证据。本节将按照检索的基本步骤，简要介绍循证临床实践的检索过程。

Notes

一、确定临床问题类型和构建临床问题

为循证临床实践而进行文献检索，第一步是根据 PICO 原则将具体临床问题转化为便于检索的形式，并确定临床问题的类型（病因/不良反应、诊断、治疗、预后）。如何构建临床问题，确定临床问题的类型，请参见本书第二章。

构建临床问题时，临床医生常常需要根据自己的临床经验和基础知识将问题进行转化。例如，Ph 染色体阳性的成人急性淋巴细胞白血病患者提出的问题：有没有毒性小且疗效好的治疗方案？若单纯以"成人急性淋巴细胞白血病"为检索词，难以快速检索到最新的循证医学证据。但若临床医生具备相关的背景知识和经验，知晓 HyperCVAD 是经典的化疗方案，而新药伊马替尼（Imatinib）效果也不错，就可以将该问题转化为：HyperCVAD 化疗方案与伊马替尼（或者Hyper CVAD＋伊马替尼）对 Ph 染色体阳性的成人急性淋巴细胞白血病的疗效和不良反应有无差异？该问题就属于典型的治疗性问题，对应的最佳证据为 RCT 或基于 RCT 的系统综述。根据 PICO 原则分解该问题：P：Philadelphia chromosome、adults、acute lymphoblastic leukemia；I：HyperCVAD 或 Imatinib；C：Imatinib 或 HyperCVAD；O：survival rate、adverse effects。

二、常用的循证医学检索资源

Brain Haynes 等学者提出的"6S"金字塔模型是一种经典的对循证医学检索资源进行分类的方法。如图 3-7 所示，每一个"S"代表一类循证医学检索资源。对循证临床实践而言，最优选的检索资源应该是"system（计算机辅助决策系统）"，其次是"summaries（循证证据整合库）"，若从上述两类资源不能检索到相关证据，再依次考虑"synopses of syntheses（系统综述的精要数据库）"、"syntheses（系统综述数据库）"、"synopses of studies（原始研究的精要数据库）"，最后考虑检索"studies（原始研究数据库）"。

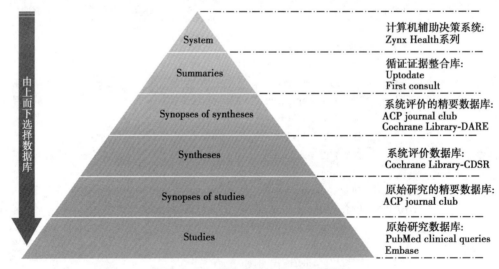

图 3-7　循证检索资源的"6S"分类模型

"system（计算机辅助决策系统）"是指能够将患者的个体信息与研究证据相匹配的计算机决策支持系统，系统将电子病历中的临床特征与当前可获得的最好证据自动链接，并自动提醒或告知医护人员相应的诊疗信息。计算机辅助决策系统目前尚处于探索阶段，还未能广泛使用。在国外，Zynx Health 系列产品（ZynxCare、ZynxEvidence、ZynxOrder、ZynxAnalytics、ZynxAmbulatory）是其中较为成熟的系统。国内目前还无法使用这类产品。

"summaries（循证证据整合库）"是基于不同临床主题的证据总结。这类数据库通常也是按照 PICO 原则分解临床问题，由检索专家完成相关文献的检索，方法学专家完成文献质量的评

Notes

价，然后由临床专家撰写并给出分级推荐意见。因此，这类数据库检索到的证据通常可以直接应用于临床，而不必再自行评估研究质量，也不必阅读冗长的原始文献，极大地节约了临床医生的时间。"summaries（循证证据整合库）"也称为"新型循证医学数据库"，是循证医学与临床紧密结合的产物。近年来已经有越来越多的此类产品问世，如：UpToDate、DynaMed、Essential Evidence Plus、First Consult 等。这一类型的数据库是进行循证临床实践优先考虑选用的数据库。其主要缺陷在于绝大多数数据库都需要付费使用，且内容比原始文献数据库少。

"synopses of syntheses（系统综述的精要数据库）"、"syntheses（系统综述数据库）"和"synopses of studies（原始研究的精要数据库）"常合称为"传统循证医学数据库"，如：Cochrane Library、ACP Journal Club 等。

若以上数据库均无法获取相关证据，再考虑检索"Studies（原始研究数据库）"，如：PubMed、EMBASE 等。PubMed 和 EMBASE 等数据库除了可以检索原始研究外，检索内容里面也包含了 cochrane review、systematic review、guideline、meta-analysis 等循证医学相关内容。若无法获取上述"传统循证医学数据库"，也可通过 PubMed 免费检索相关内容。

近年来，为方便循证临床实践，陆续有一些新兴的跨数据库检索平台问世。这些检索平台可以同时提供原始研究、系统综述、临床实践指南等内容检索，并且检索结果更加精准，如：TRIP、SUMSearch、Clinical Key 等，可以考虑优先选用。

表 3-4 列出了每类检索资源常用的数据库。除上述数据库外，循证临床指南也是循证临床实践常用的重要证据来源之一。针对同一种疾病，不同国家或地区的各种学术机构可能制订不同的临床实践指南，有些指南基于临床研究的证据制订，而有些指南则是基于专家的意见或共识制订。前者的证据级别较高，后者的证据级别较低。有关临床实践指南的检索、评价及应用可参见本书第五章。

表 3-4 常用循证医学检索资源

资源类型	数据库名称	网址
计算机辅助决策系统（System）	Zynx Health	www.zynxhealth.com
循证证据整合库（Summaries）	ACP Smart Medicine（原 ACP PIER）	smartmedicine.acponline.org/
	Best Practice	bestpractice.bmj.com/best-practice/welcome.html
	Clinical Evidence	clinicalevidence.com/x/index.html
	DynaMed	dynamed.ebscohost.com/
	Essential Evidence Plus	www.essentialevidenceplus.com/
	First Consult	www.firstconsult.com/
	MicroMedex	micromedex.com/
	Medscape Reference	reference.medscape.com/
	PEPID	www.pepid.com/
	UpToDate	www.uptodate.com
系统综述的精要数据库（Synopses of syntheses）	ACP Journal Club	acpjc.acponline.org
	Cochrane Library-DARE*	www.thecochranelibrary.com
	Bandolier	www.medicine.ox.ac.uk/bandolier/
系统综述数据库（Syntheses）	Cochrane Library-CDSR*	www.thecochranelibrary.com
原始研究的精要数据库（Synopses of studies）	ACP Journal Club	acpjc.acponline.org
原始研究数据库（Studies）	PubMed Clinical Queries	www.ncbi.nlm.nih.gov/pubmed/clinical
	askMEDLINE	askMEDLINE.nlm.nih.gov/ask/ask.php

续表

资源类型	数据库名称	网址
跨数据库检索平台	Clinical Key（原 MD Consult）	www.clinicalkey.com/
	OvidSP	www.OvidSP.com
	SUMSearch	sumsearch.org/
	TRIP	tripdatabase.com/

*Cochrane Library 是国际 Cochrane 协作网的主要产品，由 Wiley-Blackwell 公司出版发行，是一个提供高质量临床证据的数据库。主要包括以下子数据库：Cochrane 系统综述数据库（cochrane database of systematic reviews，CDSR）、疗效评价文摘库（database of abstracts of reviews of effects，DARE）、Cochrane 临床对照试验中心注册库（cochrane central register of controlled trials，CENTRAL）、Cochrane 协作网方法学注册数据库（cochrane methodology register，CMR）、卫生技术评估数据库（health technology assessment database，HTA）、英国国家卫生服务部卫生经济评价数据库（NHS economic evaluation database，NHS EED）。

三、选择合适的数据库和检索平台

首先可根据前面提到的"6S 原则"，按照从高到低的原则选择数据库，优先选择"summaries（循证证据整合库）"类型的数据库，若不能获取，在选择其他非 summaries 类型的数据库。此外，有些检索平台可以进行跨库检索，例如：通过 OvidSP 检索平台可以同时检索 MEDLINE、EMBASE、ACP Journal Club、Cochrane Library 等子数据库。通过 Clinical Key 检索平台可以同时检索 First Consult（表 3-4）、MEDLINE、Elsevier Journals、Guidelines 等子数据库。可以优先选择跨库检索平台，尤其是收录有新型循证医学数据库的跨库检索平台，如 Clinical Key。

每一类检索资源还分别包含很多数据库，此时可按照"4C"原则进行选择：①内容（content）：指数据库的内容、学科范畴和文献质量；②覆盖范围（coverage），指数据库的规模、设计时间范围、地理范围、机构来源、收录文献量等；③时效（currency），指数据库更新的及时性、更新频率和周期等；④成本（cost），即数据库的使用费用或检索费用。

Prorok 等学者随机从 ICD-10 编码中选择 50 种疾病，分别检索了"summaries（循证证据整合库）"类型的 10 种常用数据库，并从文献质量、内容覆盖范围和更新速度 3 个方面对这些数据库进行了比较（表 3-5）。实际使用过程中，根据用户检索内容的不同，各数据库的内容覆盖范围和更新速度可能与该研究结果存在较大差异，因此该结果仅供参考。

表 3-5　常用的循证证据整合库比较

数据库名称	内容质量排序	覆盖范围排序	时效性排序	费用*（美元/年）
ACP Smart Medicine（原 ACP PIER）	7	9	4	265
Best Practice	7	4	3	132
Clinical Evidence	1	10	8	172
DynaMed	2	3	1	395
Essential Evidence Plus	2	7	7	85
First Consult	2	5	9	499-1248
MicroMedex	2	8	2	890
Medscape Reference	9	2	6	免费
PEPID	10	6	无信息	299.95
UpToDate	2	1	5	499

*费用指个人用户购买费用，数据来源于相关数据库网站（引自 Prorok JC，2012）

此外，为提高效率，选择数据库和检索平台还需要注意避免重复检索。例如：若检索了 OvidSP、EBM Reviews 系列数据库就没必要检索 ACP Journal Club，因为前者已经包含了后者。同理，若检索了 Clinical Key 就不必再检索 First Consult。

四、确定检索词

可选择 PICO 中的重要特征词作为检索词,通常以 P 项和 I 项包含的重要特征词为检索词进行初步检索,若初步检索结果过多,再考虑加用 C 项和 O 项中的重要特征词以进一步限定检索结果。检索词必须是临床常用的规范术语。英文检索词常存在不同的拼写方式或同义词,若无法检索到文献,应考虑有无同义词或其他拼写方式。

判断某词语是不是特征词有时还需要结合具体的临床背景,有些词语只有在某些临床情况下才是特征词。例如,欲查找"Ph 染色体阳性的成人急性淋巴细胞白血病"相关证据,adults(成人)这个单词就是特征词,因为成人急性淋巴性白血病和儿童淋巴细胞白血病的治疗措施和预后都存在明显差异,而有些疾病成人和儿童的临床表现、治疗和预后差别不大,此时"adults"就不再是特征词。又如,欲检索"弹力袜对于有久坐习惯的女性患者是否可以预防下肢深静脉血栓?"的相关证据,女性(females or women)应该作为特征词纳入检索,因为女性是下肢深静脉血栓形成的高危因素。而对于那些男女发病率和预后无差异的疾病,则女性就不作为特征词。一般情况下,冠词、介词和表状态的形容词(positive、negative 等)均为非特征词,通常不作为检索词纳入。

现以 Ph 染色体阳性的成人急性淋巴细胞白血病为例,初步选择的检索词是:Philadelphia chromosome、adults、acute lymphoblastic leukemia、HyperCVAD、Imatinib。这里不将"阳性(positive)"作为检索词,主要缘于 positive 并非特征词。此外,Imatinib 有不同的名称(Glivec 或 Gleevec),也可以考虑将其作为检索词。

五、编制检索策略

将确定好的检索词采用逻辑运算符、词组检索、字段检索、截词检索、主题词检索等方式组合起来,同时确定检索数据库、需检索文献的发表时间及文献类型等,即形成了相应的检索策略。进行循证临床实践时,以自由词检索为主,编制的检索策略往往比较简单,特别是"summaries"类型的数据库通常并不支持主题词检索。当然,若需要检索原始研究数据库,也可采用主题词检索、字段检索等较为复杂的检索策略。

仍以前述病案为例,选择 UpToDate 数据库,文献年限不限,制订初步检索策略:"Philadelphia chromosome" AND "adults" AND "acute lymphoblastic leukemia" AND "HyperCVAD" AND "(Imatinib OR Glivec OR Gleevec)",检索结果见图 3-8。

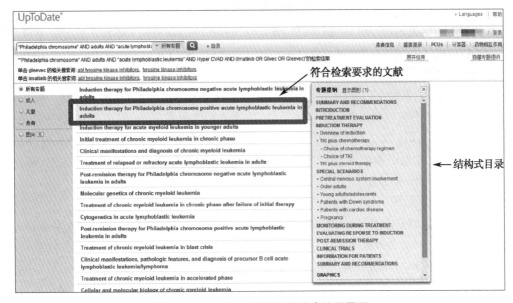

图 3-8　UpToDate 数据库的检索结果界面

当前不少数据库为了方便解决临床问题，已经提供了按 PICO 布局的检索界面（图 3-9），用户只需要直接在检索框内输入 PICO 对应的检索词即可得到检索结果，无需编制复杂的检索策略，非常直观方便。

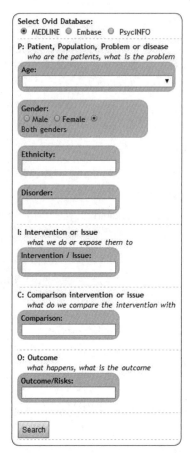

图 3-9　OvidSP 检索平台针对检索临床问题的 PICO 检索界面

六、检索策略的调整

对初步检索结果进行评价，并据此对检索策略进行相应的调整是文献检索的重要步骤。有时这个步骤可能需要重复多次，方可获得满意的检索结果。具体可分为两种情况：

（一）扩大检索范围

若未能找到需要的结果，则需要扩大检索范围，方法包括：①重新选择数据库：如选择原始研究数据库、多个数据库或者跨库检索平台；②重新构建检索式：如自由词检索时考虑检索词的同义词或近义词，以及不同的拼写方式或缩写等，并用“OR”相连；减少“AND”组配对数；使用截词符；主题词检索时还可考虑扩展检索并选用所有副主题词；③不限制文献出版日期。

（二）缩小检索范围

若得到的检索结果过多，则需要缩小检索范围，方法包括：①重新选择数据库：若选择内容更精的“Summaries”类型数据库可以显著减少检索结果；②重新构建检索式：如增加检索词（加入 PICO 中的 C 项和 O 项特征词），并用“AND”与原检索式相连；若检索原始文献数据库可考虑只使用主要主题词检索；使用字段检索，并将字段限制在题目和摘要；③限制文献出版日期，只检索最新的证据。

Notes

第三节 制作系统综述的文献检索

采用循证医学的方法分析原始文献，制作高质量的循证医学证据是循证医学的主要任务之一。本节主要阐述制作系统综述时应如何全面检索文献。撰写卫生技术评估、循证指南也可采用类似的文献检索方法，只是选择数据库方面略有不同而已。

一、确定研究目的

尽可能全面地检索当前已发表（甚至尚未正式发表）的所有可能符合纳入要求的文献，是撰写系统综述的第一步，也是关键的一步。在开始文献检索前，应该明确系统综述的研究目的。仍以本章第二节的病案为例，主管医生通过循证临床实践的初步检索发现"伊马替尼治疗Ph 染色体阳性的成人急性淋巴细胞白血病"目前有很多原始研究，但各研究之间的结果差异较大，因此计划撰写系统综述以整合现有研究结果，研究题目是"伊马替尼治疗 Ph 染色体阳性的成人急性淋巴细胞白血病的疗效和安全性评价"。可按照 PICO 原则转化如下：P: Philadelphia chromosome、adults、acute lymphoblastic leukemia；I: Imatinib；C: any intervention；O: survival rate、complete remission rate、adverse effects etc.。

二、常用数据库

（一）必检数据库

撰写临床医学相关的系统综述，MEDLINE、EMBASE 和 CENTRAL 等文摘型原始文献数据库通常属于必检数据库。尽管这 3 个数据库的收录内容可能交叉重合，但尚无哪个数据库能够包含另一个数据库，因此缺少任何一个，都容易导致漏检。虽然也有一些已发表的系统综述只检索了 MEDLINE（或 PubMed），但严格地讲，这些系统综述并未纳入当前可获得的所有原始研究文献，属于不规范的做法，容易因选择性偏倚而导致研究结果不完整或不正确。MEDLINE、EMBASE 和 CENTRAL 的检索结果可能存在大量的重复文献，此时可以通过文献管理软件（如：ENDNOTE 等）自动去除重复文献，以提高文献筛选的效率。

1. MEDLINE　MEDLINE 是美国国立医学图书馆（national library of medicine，NLM）出版的综合性生物医学信息书目数据库，是当今世界最大和最权威的生物医学文献数据库之一。全球有 20 多家出版商获准发行 MEDLINE 数据库，如：SilverPlatter、OvidSP、Cambridge、DIALOG、EBSCO 等。基于不同的检索平台进行检索，所采用的检索式和检索结果也可能存在差异。因此，撰写系统综述时除报告检索的数据库名称外，还需要报告使用的检索平台。PubMed 是 NLM 和美国国家生物技术信息中心（national center for biotechnology information，NCBI）联合开发的基于网络的信息检索平台。通过 PubMed 检索平台（www.pubmed.gov）可以免费检索 MEDLINE，这是我国医学工作者检索 MEDLINE 最常用的途径。

2. EMBASE　EMBASE 数据库是荷兰 Elsevier Science 公司出版的文摘型数据库。EMBASE 收录的部分文献与 MEDLINE 重复，但 EMBASE 收录了 1800 多种未被 MEDLINE 收录的期刊。EMBASE 的优势在于药学文献，对于欧洲和亚洲文献的收录也比 MEDLINE 多。检索 EMBASE 常用的途径有：EMBASE.com 和 OvidSP 检索平台。其中 EMBASE.com 检索平台可以同时检索 EMBASE 和 MEDLINE 数据库。

3. CENTRAL　CENTRAL（Cochrane 临床对照试验中心注册库）是 Cochrane Library 的一个子数据库，其收录内容主要精选自 MEDLINE 和 EMBASE，还有一部分内容由专家手工检索得来，属于高质量的文摘型原始文献数据库。检索 CENTRAL 的途径通常有两种：一是通过 Cochrane 图书馆网站（http://www.thecochranelibrary.com）进行检索，二是通过 OvidSP 检索平台检索。

Notes

（二）不同国家和地区的区域性数据库

如果所研究的疾病存在高发地区时就需要检索相应地区的区域性数据库,目的是尽可能的获取已发表的所有相关文献。例如:撰写疟疾相关的系统综述时,需要检索非洲的数据库。此外,对于非英文国家的作者而言,编辑还可能要求检索相应国家的区域性数据库。因此,中国作者常常还需要检索中文的医学文献数据库。

各国家和地区的重要区域性医学文献数据库见表3-6。

表3-6　不同国家和地区的区域性医学文献数据库

国家(或地区)	数据库名称	网址
中国	中国生物医学文献数据库(CBM)	http://www.sinomed.ac.cn/
中国	中国知网(CNKI)	http://www.cnki.net/
中国	维普(VIP)	http://www.cqvip.com/
中国	万方数据库(WANFANG)	http://www.wanfangdata.com.cn/
韩国	KoreaMed	http://www.koreamed.org
日本	医中志	http://www.jamas.or.jp
东南亚	IMSEAR	http://imsear.hellis.org/
印度	IndMED	http://indmed.nic.in/
欧洲	PASCAL	http://www.ebscohost.com/academic/pascal
非洲	AIM	http://indexmedicus.afro.who.int/cgi-bin/wxis.exe/iah/?IsisScript=iah/iah.xis&lang=I&base=AIM
非洲	AJOL	http://www.ajol.info/
澳大利亚	AMI*	http://www.informit.com.au/products/indexes.aspx?id=AMI
地中海东部地区	IMEMR	http://applications.emro.who.int/library/Databases/wxis.exe/Library/Databases/iah/?IsisScript=iah/iah.xis&lang=I&base=imemr
拉丁美洲和加勒比海地区	LILACS	http://bases.bireme.br/cgi-bin/wxislind.exe/iah/online/?IsisScript=iah/iah.xis&base=LILACS&lang=i
乌克兰和俄罗斯	Panteleimon	http://www.panteleimon.org/maine.php3
西太平洋地区	WPRIM	http://www.wprim.org/
南美洲多国及西班牙、葡萄牙	SciELO	http://www.scielo.org/php/index.php?lang=en

*该数据库2009年已经停止更新,但可以检索1968-2009年的内容。

（三）专业特色数据库

对于护理学、康复医学、精神医学等专业,还需要检索相应的专业数据库。一种便捷的方法是通过阅读本专业已发表的系统综述(尤其是Cochrane系统综述)查找相应的特色数据库。表3-7列出了常用的专业特色数据库。

（四）引文数据库

尽管引文数据库并非撰写系统综述的必检数据库,但却是必检数据库的有益补充。尤其是科学情报研究所(ISI)出版的Web of Science(WOS)数据库,收录高质量的期刊杂志和会议文献,是非常优秀的书目索引型数据库。事实上,WOS数据库更大的价值在于对检索结果的自动分析,从而帮助研究者理清研究文献之间的传承脉络,探索重要文献,以及帮助科研选题等。

Notes

表 3-7 常用的专业特色数据库 *

专业	数据库名称	网址
护理	CINAHL	http://www.ebscohost.com/academic/cinahl-plus-with-full-text
护理	BNI	http://www.proquest.com/products-services/bni.html
康复医学	MANTIS	http://www.ovid.com/site/catalog/databases/865.jsp
康复和姑息医学	AMED	http://www.ovid.com/site/catalog/databases/12.jsp
康复和替代医学	Alt HealthWatch	http://www.ebscohost.com/academic/alt-healthwatch
物理治疗	PEDro	http://www.pedro.org.au/
作业疗法	OTseeker	http://www.otseeker.com
心理和精神医学	PsycNET 检索平台 $	http://psycnet.apa.org/index.cfm?fa=search.defaultSearchForm
心理和行为医学	Psychology & Behavioral Sciences Collection	http://www.ebscohost.com/biomedical-libraries/psychology-behavioral-sciences-collection
老年医学	AgeLine	http://www.ebscohost.com/academic/ageline
药学	IPA	http://www.ovid.com/site/catalog/databases/109.jsp

* 表中数据主要来源于：Lefebvre C, Manheimer E, Glanville J. Chapter 6: Searching for studies. In: Higgins JPT, Green S(editors). Cochrane Handbook for Systematic Reviews of Interventions Version 5.1.0(updated March 2011). The Cochrane Collaboration, 2011.

$ 可同时检索 psycINFO、psycEXTRA、psycBOOKS、psycARTICLES、psycCRITIQUES 数据库

常用的引文数据库包括：

- ISI WOS(http://www.webofknowledge.com)
- SCOPUS(http://www.scopus.com)
- 中国科学引文数据库(CSCD)(http://sciencechina.cn)

（五）学位论文数据库

通常 MEDLINE 和 EMBASE 等原始文献数据库并未纳入学位论文（但 CINAHL 数据库除外，它收录了护理学相关的学位论文），因此，若需检索学位论文，常需检索专门的学位论文数据库。最常用的英文学位论文数据库是 ProQuest Dissertation & Theses Database（http://www.proquest.com/products-services/dissertations/）。此外，Index to Theses in Great Britain and Ireland 网站（http://www.theses.com/）提供了超过 50 万份英国和爱尔兰的学位论文。中文的学位论文数据库主要是中国知网（CNKI）提供的中国博士学位论文全文数据库和中国优秀硕士学位论文全文数据库（http://www.cnki.net）。万方数据库也提供了学位论文数据库可供查询（http://c.wanfangdata.com.cn/Thesis.aspx）。学位论文的相关内容常常被作者冠以相似或不同的题目发表在其他期刊上，筛选文献时要加以鉴别。

（六）会议文献数据库

会议文献指各类型学术会议上提交的论文或报告，这些文献通常在会后以增刊或图书的形式结集出版。会议文献论题集中、内容新颖、时效性强，是重要的医学信息来源。有研究发现超过一半的会议文献从未以全文的形式发表，因此，检索会议文献数据库对于全面筛选原始研究文献而言具有重要价值。MEDLINE 和 EMBASE 数据库并未收录会议文献，但 BIOSIS 数据库（http://www.biosis.org）收录了生物医学相关的会议文献。常用的会议文献数据库包括：

- Conference Proceedings Citation Index -Science(CPCI-S)数据库(http://www.webofknowledge.com)，原名 ISI Proceedings 数据库，由 ISI 出版，是 WOS 数据库的子库，收录了 1990 年以来国际上重要的学术会议文献，是科研人员检索国际权威会议文献最重要的检索工具。

- OCLC FirstSearch 会议论文数据库(http://firstsearch.oclc.org)，包括 PapersFirst（国际学术会议论文索引）和 ProceedingsFirst（国际学术会议录索引）两个数据库。收录了 1993 年以来世界范围的学术会议论文题录信息。

Notes

● 中国重要会议论文数据库（http://www.cnki.net），属于中国知网（CNKI）系列数据库之一，收录了1999年以来国内重要会议文献及在国内举办的国际会议文献。

● 中国学术会议论文数据库（http://c.wanfangdata.com.cn/Conference.aspx）是万方数据资源的子数据库之一，收录了1998年以来国内的重要学术会议论文。

除上述数据库外，重要的国际会议通常会在网络上免费提供电子版会议文献，可以搜索相关会议（或学会／协会）的网址，获取相应文献。

由于会议文献提供的信息通常有限，仅凭文摘难以完成文献质量评价和数据提取等工作。对于可能符合纳入标准的会议文献，需要联系作者获取更多的数据。此外，一些会议文献也常常被冠以相似的题目，以全文的形式发表于不同期刊，在筛选文献时需要仔细甄别。

（七）灰色文献数据库

灰色文献有很多不同的定义，此处提到的灰色文献特指那些未正式发表在图书或期刊上的学术文献。前面提到的会议文献也属于一种特殊类型的灰色文献。有研究表明Cochrane系统综述纳入的原始研究文献中约有10%来源于包括会议文献在内的灰色文献。灰色文献是对正式发表文献的有益补充，但遗憾的是目前可以获得的灰色文献还很有限。此外，灰色文献往往以文摘为主，缺乏统一的格式，文献质量更是良莠不齐，如何评估尚无标准的方法。除Cochrane系统综述外，在其他杂志刊发的系统综述并未要求检索灰色文献数据库。常用的灰色文献数据库包括：

● Open Grey（http://www.opengrey.eu/）主要提供欧洲的灰色文献信息。

● NTiS（http://www.ntis.gov/）主要提供美国政府赞助的科技论文全文。

● PsycEXTRA（http://www.apa.org/psycextra/）主要提供精神和行为科学方面的灰色文献，是PsycINFO的有益补充。

● HMIC（http://www.OvidSP.com/site/catalog/databases/99.jsp）主要关于社区卫生、医疗机构管理、卫生资源分布等方面的灰色文献数据库。该数据库隶属于OvidSP检索平台。

（八）在研注册数据库

Cochrane协作网要求作者制作系统综述时检索在研数据库，旨在发现那些正在进行的可能符合纳入标准的原始研究，通过数据库提供的信息与作者联系，有可能获取尚未正式发表的最新研究结果。此外，目前国际医学期刊编辑委员会（ICMJE）要求干预性研究在开始实施方案前即需要在在研数据库注册备案，以避免重大设计缺陷、潜在伦理学问题及选择性报告结局指标等问题，提高研究的质量。

非Cochrane系统综述通常并不要求作者检索在研注册数据库。目前有众多的在研数据库可供选择，但具体需要检索哪些数据库并无统一标准。常用的在研数据库如下：

● ClinicalTrials（http://www.clinicaltrials.gov）

● WHO ICTRP（http://www.who.int/ictrp/）

● ISRCTN（http://www.isrctn.org/）

● Chinese Clinical Trial Register（http://www.chictr.org）

● UK Clinical Trial Gateway（http://www.ukctg.nihr.ac.uk）

● UMIN CTR（http://www.umin.ac.jp/ctr/）

三、选择数据库及检索平台

理论上，为了纳入当前所有可能符合纳入标准的原始研究，应检索上述所有数据库。但由于时间、精力和数据库使用权限等方面原因，实际操作过程中很难全部检索所有数据库。通常可采用"3＋N"模式来进行选择。即3个必选数据库（MEDLINE＋EMBASE＋CENTRAL），联合N个补充数据库。补充数据库的选择需要根据研究的具体问题而定。中国作者可以考虑检索

Notes

CBM 数据库；若欲研究的疾病在某些国家和地区高发，还应该纳入相应的区域性数据库。引文数据库（尤其是 ISI WOS）是对 3 个必选数据库的有益补充，若拥有权限，也应进行检索。其他类型的数据库（学位论文数据库、会议文献数据库、灰色文献数据库、在研注册数据库）通常不必检索，但撰写 Cochrane 系统综述时，编辑常要求对这些数据库也进行检索，可以请 search coordinator 协助完成。

确定了所需检索的数据库后，再选择相应的检索平台。主要依据检索者拥有的检索平台权限，以及对不同检索平台的熟悉程度进行选择。为提高效率，优先选择可以跨库检索的检索平台，如 OvidSP 检索平台可以同时检索 MEDLINE、EMBASE 和 CENTRAL。若所在单位没有购买付费的检索平台，也可通过免费的检索平台实施检索，如 MEDLINE（via PubMed）、CENTRAL（via Cochrane Library）等。有些数据库（如 EMBASE）无法通过免费的检索平台进行检索，此时可考虑请专业检索机构代为检索。若制作 Cochrane 系统综述，则可请 search coordinator 免费代为检索。

四、确定检索词

通常以 PICO 中的 P 项和 I 项包含的重要特征词为检索词进行初步检索。制作系统综述或 meta 分析时，各种不同的对照措施和结局指标通常都会被纳入分析，因此，PICO 中的 C 项和 O 项所属内容通常不作为检索词使用。

检索词应该是规范的医学术语，这一点在自由词检索时显得尤为重要。临床常用的词语不一定是规范的术语。例如："慢阻肺"和"慢性阻塞性肺病"都是临床常用的词汇，但规范的术语应该是"慢性阻塞性肺疾病"。

得到初步检索结果后，通过阅读题目和摘要，可以发现检索词的同义词、近义词、相关疾病或药名词汇，此时需要补充检索词，重新调整检索策略，再次进行检索。借助 MeSH 的"Entry Terms"功能有利于快速收集检索词相关的自由词（图 3-10）。

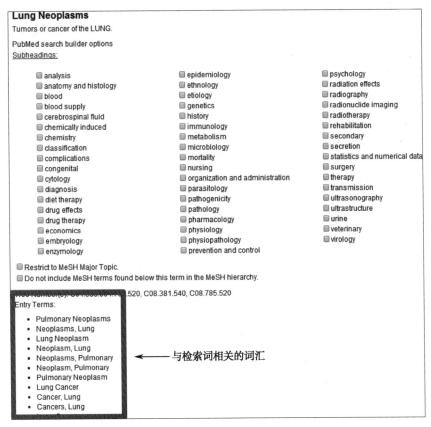

图 3-10　利用 MeSH 的 Entry Terms 功能收集与检索词相关的自由词

仍以前述病案为例,初步确定检索词为: Philadelphia chromosome、adults、acute lymphoblastic leukemia、acute lymphoblastic leukaemia、Imatinib、Glivec、Gleevec。

五、编制检索策略

(一)检索策略的编制原则

检索策略的编制原则同上,为提高查全率,对确定好的检索词需要同时进行自由词检索和主题词检索,并将各自的检索结果用"OR"连接;进行自由词检索时,检索词的不同拼写方式、同义词、缩写、近义词和相关词都需要进行检索,相互之间用"OR"连接;最后将 PICO 中的 P 项和 I 项各自所包含的检索词与筛选文献类型的相关检索式用"AND"进行逻辑组配(图 3-11)。

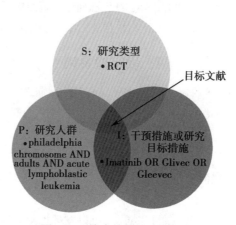

图 3-11　检索策略的概念结构

Cochrane 系统综述要求编写检索策略时对文献的语言不作限制,但纳入多种语言的原始文献显然会增加系统综述的难度和成本(Cochrane 协作网的志愿者可协助将各种非英文文献翻译为英文)。对中国的作者而言,撰写非 Cochrane 系统综述时,将文献语言限制在英语和中文是合理的。

通过不同的检索平台(如: PubMed 或 OvidSP)检索相同的数据库(如: MEDLINE),使用的检索策略尽管在内涵上是相同的,但在具体形式上或多或少存在差异。若盲目将适用于某个检索平台的检索策略生搬硬套到另一个检索平台,只会得到错误的检索结果。仍以前述病案为例,通过不同检索平台检索 MEDLINE 数据库的检索策略见表 3-8,从中不难看出,为达到相同的检索目的,在不同的检索平台需要使用不同的检索式,且检索结果也存在差异。

(二)筛选特定文献类型的检索策略

为撰写系统综述而进行的文献检索由于强调查全率,检索结果通常多达数百篇甚至数千篇,由于系统综述纳入的文献类型通常是根据研究目的事先确定的,因此可以通过制订检索策略来筛选特定类型的文献,使检索结果更加精准。

筛选特定类型的文献有两种方式实现,一种是通过选择检索平台的限制条件(limits)实现(图 3-12 显示了 PubMed 检索平台的文献类型限制选项),但这种方式可能存在漏检的风险。此外,并非所有的检索平台都内置了限制文献类型的选项。第二种方式是通过编制检索策略来"过滤"出特定的文献类型,这类检索策略统称为"search filter"。编制 search filter 需要对检索平台非常熟悉,且具有相当高的检索专业素养,因此,不建议读者自己编制 search filter 来筛选文献。目前国际上有很多学术组织、机构或检索专家制订了筛选各类文献的 search filter。但要注意,不同学术组织制订的 search filter 往往有很大的差异。

相同的检索目的不同的检索平台有完全不同的 search filter(表 3-9),选择 search filter 时,应该特别注意是否适用于当前检索平台。若无法获取某个检索平台的 search filter,则需要将适

Notes

表 3-8　通过不同检索平台检索 MEDLINE 数据库的检索策略

检索平台	检索策略	检索结果
PubMed	#1 Philadelphia chromosome［MeSH Terms］	2182
	#2 Philadelphia chromosome［Title/Abstract］	3575
	#3 adult［MeSH Terms］	5508926
	#4 adult*［Title/Abstract］	825088
	#5 acute lymphoblastic leukemia［Title/Abstract］	18158
	#6 acute lymphoblastic leukaemia［Title/Abstract］	3899
	#7 acute lymphoblastic leukemia［MeSH Terms］	21306
	#8 Imatinib［Title/Abstract］	9064
	#9 Glivec［Title/Abstract］	385
	#10 Gleevec［Title/Abstract］	873
	#11 #1 OR #2	4748
	#12 #3 OR #4	5941987
	#13 #5 OR #6 OR #7	30373
	#14 #8 OR #9 OR #10	9378
	#15 #11 AND #12 AND #13 AND #14	190
OvidSP	#1 exp Philadelphia chromosome/	2228
	#2 Philadelphia chromosome.mp.	4654
	#3 exp adult/	5658201
	#4 adult*.mp.	4508861
	#5 acute lymphoblastic leukemia.mp.	17493
	#6 acute lymphoblastic leukaemia.mp.	3858
	#7 expacute lymphoblastic leukemia/	22011
	#8 Imatinib.mp.	10167
	#9 Glivec.mp.	359
	#10 Gleevec.mp.	845
	#11 1 OR2	4654
	#12 3 OR 4	6035697
	#13 5 OR 6 OR 7	29872
	#14 8 OR 9 OR 10	10288
	#15 11 AND 12 AND 13 AND 14	212
EMBASE.com	#1 "Philadelphia chromosome"/exp	2563
	#2 "Philadelphia chromosome": ab	4789
	#3 "adult"/exp	5845621
	#4 "adult*": ab	4807861
	#5 "acute lymphoblastic leukemia": ab	18562
	#6 "acute lymphoblastic leukaemia": ab	3625
	#7 "acute lymphoblastic leukemia"/exp	23014
	#8 "Imatinib": ab	10121
	#9 "Glivec": ab	362
	#10 "Gleevec": ab	820
	#11 #1 OR#2	4879
	#12 #3 OR #4	6105623
	#13 #5 OR #6 OR #7	28425
	#14 #8 OR #9 OR #10	11259
	#15 #11 AND #12 AND #13 AND #14	206

Notes

用于其他检索平台的 search filter 按照当前检索平台的检索语法,"翻译"为新的 search filter,方可使用。

部分学术机构制订的 search filter 还分为"最高敏感性"、"最高特异性"和"最佳敏感性和特异性""兼顾敏感性和准确性"等类型(表 3-9)。为撰写系统综述而进行文献检索时,建议选择

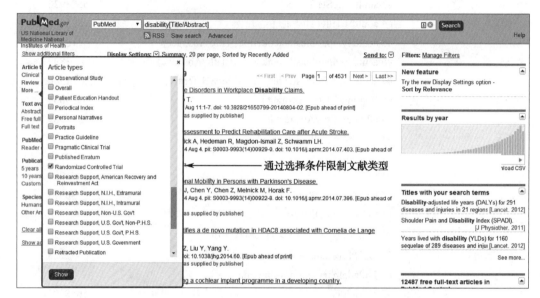

图 3-12　PubMed 检索平台选择对文献类型进行限制

表 3-9　适用于不同检索平台的 search filter(用于筛选 RCT)

检索 平台	学术机构	
	Cochrane 协作网	McMaster 大学
PubMed	**敏感性最高的检索策略**	**敏感性最高的检索策略**
	#1 randomized controlled trial[pt]	#1 clinical[Title/Abstract]AND trial[Title/
	#2 controlled clinical trial[pt]	Abstract])
	#3 randomized[tiab]	#2 clinical trials as topic[MeSH Terms]
	#4 placebo[tiab]	#3 clinical trial[Publication Type]
	#5 drug therapy[sh]	#4 random*[Title/Abstract]
	#6 randomly[tiab]	#5 random allocation[MeSH Terms]
	#7 trial[tiab]	#6 therapeutic use[MeSH Subheading]
	#8 groups[tiab]	#7 #1 OR #2 OR #3 OR #4 OR #5 OR #6
	#9 #1 OR #2 OR #3 OR #4 OR #5 OR #6 OR	**最佳敏感性和特异性的检索式**
	#7 OR #8	#1 randomized controlled trial[Publication Type]
	#10 animals[mh]NOT humans[mh]	#2 randomized[Title/Abstract]
	#11 #9 NOT #10	#3 placebo[Title/Abstract]
	兼顾敏感性和准确性的检索策略	#4 #1 OR #2 OR #3
	#1 randomized controlled trial[pt]	**特异性最高的检索式**
	#2 controlled clinical trial[pt]	#1 randomized controlled trial[Publication Type]
	#3 randomized[tiab]	#2(randomized[Title/Abstract]
	#4 placebo[tiab]	#3 controlled[Title/Abstract]
	#5 clinical trials as topic[mesh: noexp]	#4 trial[Title/Abstract])
	#6 randomly[tiab]	#5 #2 OR #3 OR #4
	#7 trial[ti]	#6 #1 AND #5
	#8 #1 OR #2 OR #3 OR #4 OR #5 OR #6 OR #7	
	#9 animals[mh]NOT humans[mh]	
	#10 #8 NOT #9	

Notes

续表

检索平台	学术机构	
	Cochrane 协作网	McMaster 大学
OvidSP	**敏感性最高的检索策略**	**敏感性最高的检索策略**
	#1 randomized controlled trial.pt.	#1 clinical trial.mp.
	#2 controlled clinical trial.pt.	#2 clinical trial.pt.
	#3 randomized.ab.	#3 random:.mp.
	#4 placebo.ab.	#4 tu.xs.
	#5 drug therapy.fs.	#5 or/1-4
	#6 randomly.ab.	**最佳敏感性和特异性的检索策略**
	#7 trial.ab.	#1 randomized controlled trial.pt.
	#8 groups.ab.	#2 randomized.mp.
	#9 or/1-8	#3 placebo.mp.
	#10 animals/ not humans.sh.	#4 or/1-4
	#11 9 AND 10	**特异性最高的检索式**
	兼顾敏感性和准确性的检索策略	#1 randomized controlled trial.pt.
	#1 randomized controlled trial.pt.	#2 randomized controlled trial.mp.
	#2 controlled clinical trial.pt.	#3 or/1-2
	#3 randomized.ab.	
	#4 placebo.ab.	
	#5 clinical trials as topic.sh.	
	#6 randomly.ab.	
	#7 trial.ti.	
	#8 1 or 2 or 3 or 4 or 5 or 6 or 7	
	#9 exp animals/ not humans.sh.	
	#10 8 not 9	

（引自 Lefebvre C，2011. Available from www.cochrane-handbook.org 以及 McMaster 大学网站 http://hiru.mcmaster.ca/hiru/HIRU_Hedges_MEDLINE_Strategies.aspx）

"敏感性最高"的 search filter 以尽可能提高查全率，若得到的检索结果过多，也可考虑采用"兼顾敏感性和准确性"或"最佳敏感性和特异性"的 search filter；为循证临床实践而检索原始文献数据库时，建议使用"特异性最高"的 search filter 以提高查准率。

六、检索策略的调整

为撰写系统综述而进行文献检索时，调整检索策略通常要重复多次才能获得满意的检索结果。若检索结果过多或过少，首先检查检索式是否存在错误，例如：检索词、字段名（或缩写）、逻辑运算符、位置运算符等有无拼写错误；检索式语法是否适用于当前检索平台（这是最常见的错误类型）。若存在错误，则修正检索式后重新进行检索。若检索式不存在问题，再考虑按以下两种情况调整检索策略。

（一）若检索结果过少，则需扩大检索范围

扩大检索范围的方法包括：①增加检索数据库，例如检索会议文献数据库、灰色文献数据库或在研试验注册数据库；②自由词检索时增加检索词的同义词、近义词或相关词汇，并与原检索词用"OR"组合；③主题词检索时扩展下位主题词，并包含所有副主题词；④使用"AND"进行逻辑组配，而不用"ADJ"等位置运算符；⑤适当使用截词符以扩大检索范围；⑥增加检索字段，例如：将检索字段由"摘要"字段扩展到"题目、摘要和关键词"字段（参见本章第一节）。

Notes

（二）若检索结果过多，则需缩小检索范围

缩小检索范围的方法包括：①应用 search filter 筛选特定类型的文献；②主题词检索时选择"主要主题词"检索（参见本章第一节），并选择与研究目的相关的副主题词；③自由词检索时使用词组检索，使用"ADJ"等位置运算符代替"AND"；④增加 PICO 中的 C 项和 O 项包含的重要特征词作为检索词，并与原检索式用"AND"组合；⑤将文献出版时间限定在较近的日期。后两种方法增加漏检的风险，需谨慎使用，且必须理由充足。

七、获 取 全 文

所获得的最终检索结果可使用 Endnote 等文献管理软件对检索结果进行统一管理，再由至少 2 位作者独立阅读文献题录，按事先制订的纳入和排除标准对检索结果进行初步筛选，对初步筛选出的文献题录则需要进一步查找全文，然后通过对全文进一步评估，最终确定是否纳入。

获取全文的步骤如下：①首先推荐使用 Endnote 等文献管理软件的"查找全文（find full text）"功能，自动获取全文。根据使用者所处的网络环境、文献的内容和出版日期的不同，Endnote 等软件获取全文的成功率存在很大差异。②对于无法自动获取全文的题录，可通过两种方式获悉哪些全文数据库收录了该文献，以及相应的链接。一种方法是利用 PubMed 数据库的 LinkOut 功能获取全文链接地址（图 3-13），若局域网所在机构购买了该全文数据库版权（或者该数据库部分或全部文献免费），则直接打开链接即可下载全文，否则需要付费购买。同一篇文献可能有多个全文数据库收录，可以逐一尝试是否有相应的权限；另一种方法是利用 Google 或 Google Scholar 搜索引擎，直接搜索文献题目。使用 Google Scholar 搜索引擎的额外好处在于其提供的备用链接常可以获取免费全文（图 3-14）。③若上述方法无法获取全文，还可以通过学术论坛求助或向文章作者写信索取的方式获取全文。④最后，还可以通过大学图书馆和文献共享服务系统的馆际互借、文献传递等有偿服务方式获取全文。我国比较著名的文献共享服务系统有中国高等教育文献保障系统（CALIS，http://www.calis.edu.cn）、国家科技图书文献中心（NSTL，http://www.nstl.gov.cn）和国家科学图书馆的联合目录集成服务系统（UNICAT，http://union.csdl.ac.cn）。

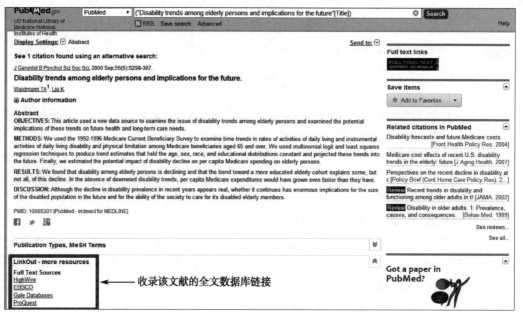

Notes

图 3-13　利用 PubMed 检索平台的 LinkOut 功能获取全文链接

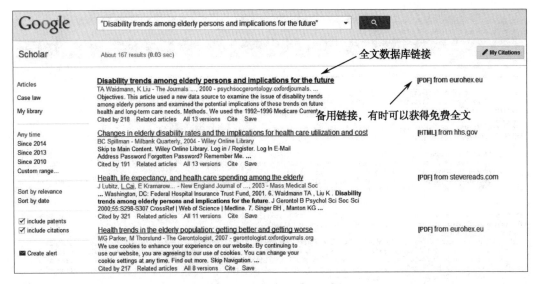

图 3-14　利用 Google Scholar 获取全文链接

八、定 期 更 新

现有数据库或检索平台均支持通过设置 Email 提醒或 RSS 推送的方式,轻松实现对检索结果的定期更新。

RSS 推送是最便捷的跟踪检索结果的方法,以 PubMed 检索平台为例,点击检索框下方的"RSS"按钮,在弹出窗口更改显示条目数量和名称,然后点击"Create RSS"按钮,在弹出窗口点击"XML"按钮(图 3-15),浏览器将打开新网页,若显示为乱码(图 3-16),则复制网址,粘贴到任何一种 RSS 阅读器,即可实现 RSS 定期推送,当数据库收录了符合检索策略的新文献时则会自动推送相关题录到 RSS 阅读器(图 3-17)。

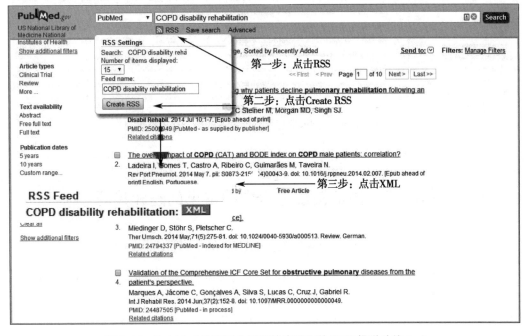

图 3-15　PubMed 检索平台设置检索结果的 RSS 推送功能(一)

Notes

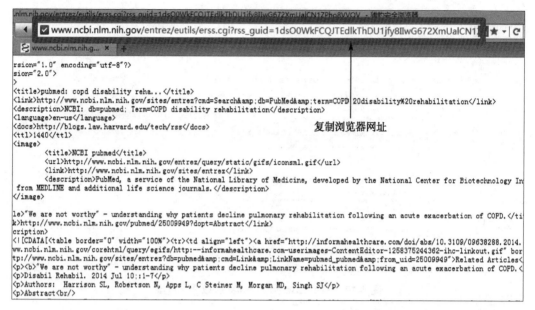

图 3-16　PubMed 检索平台设置检索结果的 RSS 推送功能（二）

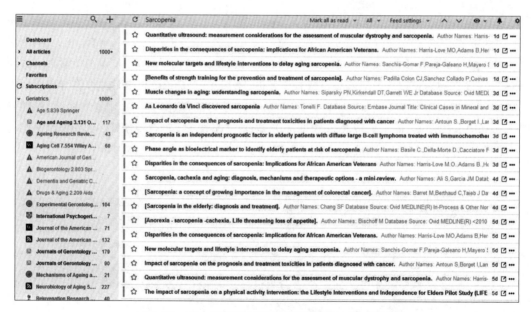

图 3-17　RSS 阅读器显示定期推送的最新检索结果

第四节　循证检索过程中的常见问题和技巧

一、PubMed 和 MEDLINE 的区别和联系

初学者常常将 PubMed 等同于 MEDLINE，事实上两者既有联系又有不同。PubMed 检索平台与 MEDLINE 数据库都是美国国立医学图书馆（NLM）的产品。PubMed 检索平台的主要数据库是 MEDLINE（在 PubMed 中的标记为［PubMed-indexed for Medline]），但还包括其他数据库：In-process Citations（收录未标引 MeSH 主题词或文献类型的最新文献，在 PubMed 中标记为［PubMed-in Process]）、Publisher Supplied Citation（收录由出版商提供的电子期刊文献数据，在

Notes

PubMed 中的标记为［PubMed-as supplied by publisher］）、OLDMEDLINE（收录部分 1966 年以前出版且未被 MEDLINE 收录的文献纪录，在 PubMed 中的标记为［PubMed-OLDMEDLINE］）、PubMed not MEDLINE 等数据库。

为撰写系统综述而进行文献检索时，PubMed 检索平台优于单纯检索 MEDLINE。如果计划通过其他检索平台检索 MEDLINE，建议同时检索 In-process Citations 等数据库，以尽可能避免漏检文献。例如：在 OvidSP 检索平台可以同时选择"Ovid MEDLINE（R）"和"Ovid MEDLINE（R）In-Process & Other Non-Indexed Citations"子数据库，必要时还可同时选择"Ovid OLDMEDLINE（R）"数据库（图 3-18）。

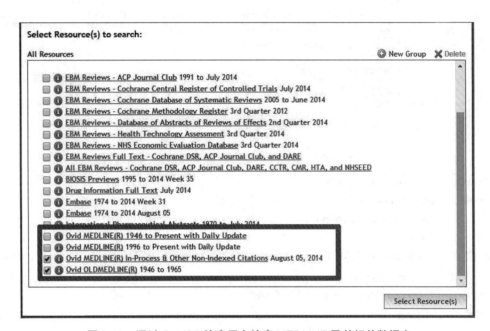

图 3-18　通过 OvidSP 检索平台检索 MEDLINE 及其相关数据库

通过 PubMed 检索平台还可以跨库检索多个分子生物学数据库，如：遗传学数据库（OMIN）、核酸序列数据库（Nucleotide）、单核苷酸多态性数据库（SNP）、蛋白序列库（Protein）、大分子结构库（Structure）、全基因组数据库（Genome）、图书库（Books）以及免费的全文数据库（PubMed central，PMC）等。

二、PubMed 检索平台的检索词自动匹配功能

PubMed 检索平台可通过 MeSH 转换表（MeSH translation table）、刊名转换表（journal translation table）、短语表（phrase list）和著者索引（author index）等途径实现检索词自动匹配功能（automatic term mapping），从而有效避免漏检，但容易导致误检，即检索到大量不相关的文献，适用于检索经验有限的初级用户，或者对课题作初步检索，大致了解检索结果的分布情况。为撰写系统综述而进行文献检索时，不建议使用 PubMed 的检索词自动匹配功能。

在 PubMed 的检索结果界面右侧，有"Search Details"文本框（图 3-19），列出了 PubMed 系统实际执行的检索策略。读者通过可以反复比较键入的检索策略和实际执行的检索策略，加深对 PubMed 检索平台的认识。

PubMed 的检索词自动匹配功能可以参见表 3-10 所列举的、使用不同检索方法时 PubMed 的具体执行情况，从中可以看出，使用字段检索、主题词检索、词组检索、截词检索等检索方式，系统都将自动关闭检索词自动匹配功能；而使用逻辑组配时不会关闭自动匹配功能。

Notes

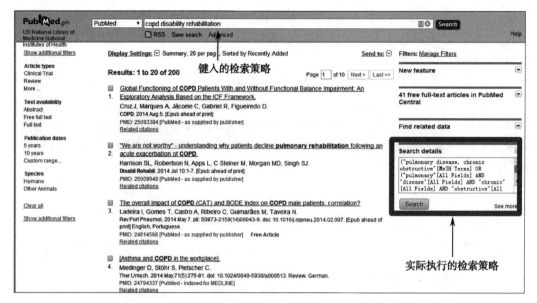

图 3-19　利用 Search Details 理解 PubMed 的检索词自动匹配功能

表 3-10　PubMed 检索平台对不同检索策略的实际执行情况

检索方法	键入的检索策略	实际执行的检索策略	检索结果
字段检索	Rehabilitation[tw]	rehabilitation[tw]	233 868
	chronic obstructive pulmonary disease[tw]	chronic obstructive pulmonary disease[tw]	36 801
主题词检索	Rehabilitation[MeSH Terms]	"rehabilitation"[MeSH Terms]	147 907
	pulmonary disease, chronic obstructive[MeSH Terms]	"pulmonary disease, chronic obstructive"[MeSH Terms]	35 889
词组检索	"Rehabilitation"	"rehabilitation"[All Fields]	277 123
	"chronic obstructive pulmonary disease"	"chronic obstructive pulmonary disease"[All Fields]	36 809
直接键入	chronic obstructive pulmonary disease	"pulmonary disease, chronic obstructive"[MeSH Terms] OR（"pulmonary"[All Fields] AND "disease"[All Fields] AND "chronic"[All Fields] AND "obstructive"[All Fields]）OR "chronic obstructive pulmonary disease"[All Fields] OR（"chronic"[All Fields] AND "obstructive"[All Fields] AND "pulmonary"[All Fields] AND "disease"[All Fields]）	52 232
	COPD	"pulmonary disease, chronic obstructive"[MeSH Terms] OR（"pulmonary"[All Fields] AND "disease"[All Fields] AND "chronic"[All Fields] AND "obstructive"[All Fields]）OR "chronic obstructive pulmonary disease"[All Fields] OR "copd"[All Fields]	56 380
	Rehabilitation	"rehabilitation"[Subheading] OR "rehabilitation"[All Fields] OR "rehabilitation"[MeSH Terms]	365 453
逻辑组配	Rehabilitation AND（disability OR frailty）	（"rehabilitation"[Subheading] OR "rehabilitation"[All Fields] OR "rehabilitation"[MeSH Terms]）AND（disability[All Fields] OR frailty[All Fields]）	34 734

Notes

续表

检索方法	键入的检索策略	实际执行的检索策略	检索结果
截词检索	macrolide*	macrolide[All Fields]OR macrolide's[All Fields] OR macrolidele[All Fields]OR macrolidelin- cosamide[All Fields]OR macrolidelor [All Fields]OR macroliden[All Fields]OR macrolideresistant[All Fields]OR macrolides [All Fields]OR macrolides'[All Fields]OR macrolidese[All Fields]	17 752

三、EMBASE 和 EMBASE.com 的区别和联系

　　EMBASE.com 是检索 EMBASE 数据库的主要检索平台之一,但 EMBASE.com 不等同于 EMBASE 数据库。EMBASE.com 检索平台默认同时检索 MEDLINE 和 EMBASE 数据库(图 3-20)。除 EMBASE.com 外,也可通过 OvidSP 检索平台实现对 EMBASE 数据库的检索。

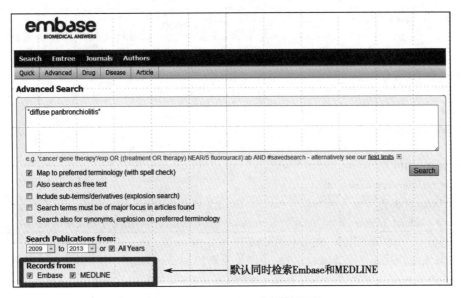

图 3-20　EMBASE.com 检索界面

四、OvidSP 检索平台的使用技巧

　　(一) OvidSP 检索平台的语言转换

　　OvidSP 检索平台提供多种语言的检索界面,但默认为英文界面。在使用 OvidSP 检索平台前,若将检索界面设置为中文,可使检索过程更加方便(图 3-21)。

　　(二) OvidSP 检索平台 .mp. 字段的含义

　　在 OvidSP 检索平台中,自由词检索默认在 .mp. 字段中进行。针对不同的子数据库,.mp. 字段的具体含义不同(表 3-11)。

　　(三) Ovid 专家检索

　　Ovid 专家检索(ovid expert search)是 OvidSP 检索平台提供的由检索专家编写主要是针对 MEDLINE 和 EMBASE 数据库的"过滤"某种类型文献的 search filter,或者检索某种疾病相关信息的检索式组合。此外,检索者本人或所在机构的检索专家也可编写自己的"专家检索式组合",并存储于系统中,以便随时调用。Ovid 专家检索的网址是: http://site.ovid.com/site/resources/expert_search/healthexp.html。

Notes

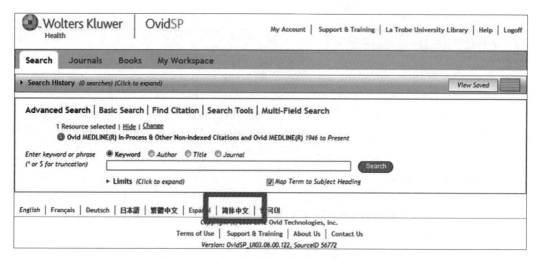

图 3-21 设置 OvidSP 检索平台的界面语言

表 3-11 OvidSP 检索平台中 .mp. 的具体含义

MEDLINE via OvidSP

mp＝title，abstract，original title，name of substance word，subject heading word，protocol supplementary concept，rare disease supplementary concept，unique identifier

EMBASE via OvidSP

mp＝title，abstract，subject headings，heading word，drug trade name，original title，device manufacturer，drug manufacturer，device trade name，keyword

CENTRAL via OvidSP

mp＝title，original title，abstract，mesh headings，heading words，keyword

AMED via OvidSP

mp＝abstract，heading words，title

PsycINFO via OvidSP

mp＝title，abstract，heading word，table of contents，key concepts，original title，tests & measures

为撰写系统综述而进行文献检索时，可以将需要的 search filter"一键式"导入检索者自己的检索策略，极大地简化了检索过程。如图 3-22 所示，选择需要的 search filter 直接点击"Launch Ovid Expert Search"，即可将其导入自己的检索策略，并显示检索结果。

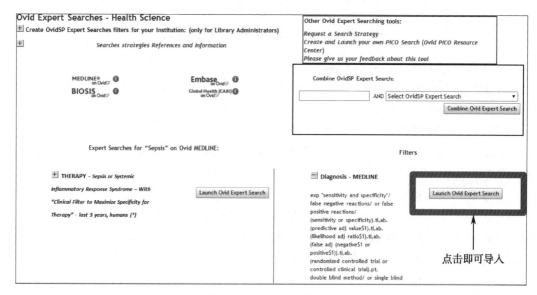

Notes

图 3-22 Ovid 专家检索

五、手工检索的必要性和检索内容

由于某些期刊文献的电子版发表时间滞后于印刷版期刊,会议文献汇编或期刊增刊等常不被电子数据库收录,以及未能发表或其他来源(如药厂试验数据)的灰色文献通过电子检索也难以获取等原因,电子检索还不能覆盖所有的文献资源。因此,为撰写系统综述而进行文献检索时仍需要实施手工检索。手工检索的主要内容包括:①纳入文献以及相关系统综述、综述、卫生技术评估或指南的参考文献;②本研究领域重要学术会议的会议文献汇编或期刊增刊;③其他来源的灰色文献等。

(杨 茗 陈小玫)

主要参考文献

1. Haynes RB, Prorok JC, Iserman EC, et al. Essential Evidence Plus correctly evaluated by survey: midranked of 10 evidence-informed medical resources. Journal of Clinical Epidemiology, 2013, 66: 696-697

2. Prorok JC, Iserman EC, Wilczynski NL, et al. The quality, breadth, and timeliness of content updating vary substantially for 10 online medical texts: an analytic survey. Journal of Clinical Epidemiology, 2012, 65: 1289-1295

3. Jeffery R, Navarro T, Lokker C, et al. How current are leading evidence-based medical textbooks? An analytic survey of four online textbooks. Journal of Medical Internet Research, 2012, 14: 431-437

4. Palazzolo EW, Ames FR. Evidence-based complementary and alternative therapies in dynamed. Journal of Consumer Health on the Internet, 2012, 16: 333-339

5. Workman TE, Fiszman M, Hurdle JF. Text summarization as a decision support aid. BMC Medical Informatics and Decision Making, 2012, 12: 41

6. Bejaimal SAD, Haynes RB, Shariff S, et al. Finding and evaluating renal evidence: bridging the knowledge gap. Advances in Chronic Kidney Disease, 2012, 19: 5-10

7. Banzi R, Cinquini M, Liberati A, et al. Speed of updating online evidence based point of care summaries: prospective cohort analysis. British Medical Journal, 2011, 343: d5856

8. Ketchum AM, Saleh AA, Jeong K. Type of evidence behind point-of-care clinical information products: A bibliometric analysis. Journal of Medical Internet Research, 2011, 13(1): 21

9. Ahmadi S-F, Faghankhani M, Javanbakht A, et al. A comparison of answer retrieval through four evidence-based textbooks (ACP PIER, Essential Evidence Plus, First Consult, and UpToDate): A randomized controlled trial. Medical Teacher, 2011, 33: 724-730

10. Galnares-Cordero L, Gutierrez-Ibarluzea I. Information needs of health technology assessment units and agencies in Spain. International Journal of Technology Assessment in Health Care, 2010, 26: 463-469

11. Netzer D, Maram M, Hermoni D. Evidence-based clinical database--rational use saves time. Harefuah, 2010, 149: 387-402

12. Goodyear-Smith F, Kerse N, Warren J, et al. Evaluation of e-textbooks DynaMed, MD Consult and UpToDate. Australian Family Physician, 2008, 37: 878-882

13. Alper BS, White DS, Ge B. Physicians answer more clinical questions and change clinical decisions more often with synthesized evidence: A randomized trial in primary care. Annals of Family Medicine, 2005, 3: 507-513

14. Alper BS, Hand JA, Elliott SG, et al. How much effort is needed to keep up with the literature relevant for primary care? Journal of the Medical Library Association, 2004, 92: 429-437

15. McKibbon KA, Wilczynski NL, Haynes RB, et al. Retrieving randomized controlled trials from medline: A comparison of 38 published search filters. Health Information And Libraries Journal, 2009, 26: 187-202

Notes

第四章　证据评价的基本原则与方法

　　围绕临床实践中的循证问题进行循证检索,可能检出大量的临床研究文献,这些证据可能良莠不齐,需要进行严格评价,以便甄别出最佳最新的证据。作为临床医生,掌握证据的严格评价技能十分重要。只有这样,才能避免被动地接受研究文献中的观点和结论,对证据的价值给予公正、科学的评价,以便将科学、可靠、有临床价值的证据应用于临床、教学、科研和卫生政策制定中,从而提高医疗卫生服务的质量与水平,更好服务于患者群体,减少患者的痛苦、延长其寿命并提高生存质量,以最大限度地改善人民的健康水平。

第一节　证据分类与分级

　　研究证据的分类与分级是认知、评价、理解和应用证据的基础。

一、证　据　分　类

　　证据分类方法众多,这里主要介绍与证据评价密切相关的两种分类方法,即以研究设计方案和以按研究问题分类。

(一)按研究方法分类

　　从方法学角度,可以将研究证据分为原始研究证据和二次研究证据。

　　原始研究证据是指直接以人群,即患者群体和(或)健康人群为研究对象,对相关问题进行研究所获得的第一手数据,再经统计学分析、总结而形成的研究报告。常见的研究方法有随机对照试验、交叉试验、自身前后对照试验、同期非随机对照试验、队列研究、病例对照研究、横断面调查、病例分析和病例报告等。

　　二次研究证据是指在全面收集针对某一问题的所有原始研究证据的基础上,应用科学的方法和标准,经严格评价、整合处理、分析总结而形成的研究报告。它是对原始研究证据进行二次加工后得到的更高层次的研究证据。常见的研究方法有系统综述、临床实践指南、临床决策分析、临床路径、临床证据手册、卫生技术评估和卫生经济学研究等。

(二)按研究问题分类

　　根据所研究问题的不同,研究证据可分为病因、诊断、治疗、预后、预防、临床经济学评价等研究证据,参见本书第十一章、第十二章、第十三章、第十五章、第十六章等。

二、证　据　分　级

(一)证据分级方法

　　遵循科学的标准对证据严格评价后再分级,是筛选海量数据信息的重要方法。证据分级评价标准是按照论证强度将证据定性分为多个级别,并进一步定量评价利弊关系的一系列方法,其中证据论证强度是指证据的研究质量高低以及结果的真实可靠程度。

　　自加拿大定期体检特别工作组(Canadian task force on the periodic health examination,CTFPHE)1979 年首次发表证据分级评价系统——CTFPHE 证据分级与推荐强度以来,多个机构或组织相继也提出了各自的证据分级评价系统。例如，1986 年 David Sackett 提出的证据分级及推荐强度、1992 年 AHCPR 证据分级及推荐强度、1996 年 NEEBGDP 证据分级、2001 年 SIGN 证据分级与推荐强度、2001 年牛津证据分级与推荐强度、2001 年美国纽约州立大学医学中心提出的证据金字塔和 2004 年 GRADE 证据分级与推荐强度等证据分级评价标准等。上述各证据分级评价标准因评价证据的角度、方法、工具各异，对同一证据的分级与推荐强度可能不尽相同。但随着证据分级评价系统的不断探索与实践，证据分级评价系统必将日趋完善。

（二）牛津证据分级及推荐强度标准

Bob Phillips、Chris Ball、David Sackett 等临床流行病学和循证医学专家于 1998 年共同制定了该证据分级标准，并于 2001 年 5 月正式发表在英国牛津循证医学中心网站，故称为牛津证据分级与推荐强度标准。该标准推荐强度分为 5 级，即 I 级、II 级、III 级、IV 级和 V 级，在此基础上，首次提出了分类概念，涉及治疗、预防、病因、危害、预后、诊断、经济学分析等 7 个方面，使之更具针对性和适用性，已成为循证医学教学和循证临床实践中公认的经典标准（表 4-1）。

表 4-1   2001 年牛津证据分级与推荐强度标准

推荐强度	证据级别	治疗、预防、病因研究	预后研究	诊断性研究	经济学分析
I 级	I a	同质性随机对照试验的系统综述	同质的多个前瞻性队列研究的系统综述，或经验证的临床实践指南	同质且质量一流的诊断性研究的系统综述，或经验证的临床实践指南	同质且质量一流的经济学研究的系统综述
	I b	可信区间窄的随机对照试验	随访率≥80% 的前瞻性队列研究	纳入研究对象适当，且与金标准同步进行、独立盲法比较的诊断性研究	采用适当的成本计算，对所有经过严格验证的备选医疗方案结局进行了比较分析，包括将临床可观察的变异整合到重要变量中的敏感性分析
	I c	观察结果为"全或无"（某干预措施推行前某病病死率为 100%，推行后低于 100%，或推行前某病患者存在死亡或治疗失败现象，推行后无死亡或治疗失败）	观察结果为"全或无"的病例系列研究 #	绝对的特异度高即阳性者可确诊，或绝对的敏感度高即阴性者可排除	对干预措施分析后有明确结论：①成本低且结果好；②成本高且结果差；③成本相同，结果较好或较差
II 级	II a	同质性队列研究的系统综述	同质的多个回顾性队列研究，或对照组未治疗的多个同质随机对照试验的系统综述	同质但质量水平低于 1 级的诊断性研究的系统综述	同质但质量水平低于 1 级的经济学研究的系统综述
	II b	单个队列研究（包括低质量的随机对照试验，如随访率低于 80%）	回顾性队列研究，或对照组未治疗的随机对照试验的追踪结果，或未经验证的临床实践指南	同步作了金标准及诊断试验，并进行了独立盲法比较，但研究对象纳入局限且不连续；或未经验证的临床实践指南	采用适当的成本计算，对若干备选医疗方案的结局进行了比较分析，包括将临床可观察的变异整合到重要变量中的敏感性分析
	II c	结局性研究 *	结局性研究 *		

续表

推荐强度	证据级别	治疗、预防、病因研究	预后研究	诊断性研究	经济学分析
Ⅲ级	Ⅲa	同质性的病例对照研究的系统综述	—	—	—
	Ⅲb	单个病例对照研究	—	纳入研究对象适当且与金标准进行了独立盲法比较或客观比较,但部分对象未接受金标准试验的诊断性研究	未作准确成本计算的经济学研究,但在主要变量中加入临床因素进行了敏感性分析
Ⅳ级	C	系列病例观察(包括低质量的队列研究和病例对照研究)	系列病例观察(包括低质量的预后队列研究)	未用盲法或未客观独立地使用金标准试验的诊断性研究;或划分真阳性和真阴性的参考标准不统一的诊断性研究;或纳入研究对象不适当的诊断性研究	无敏感性分析的经济学研究
Ⅴ级	D	专家意见或基于生理、病理生理和基础研究的证据	专家意见或基于生理、病理生理和基础研究的证据	专家意见或基于生理、病理生理和基础研究的证据	专家意见或基于经济学理论的证据

#:"全或无"是指某干预措施推行前某病病死率为100%,而推行后低于100%,或推行前某病患者存在死亡或治疗失败,而推行后无患者死亡或治疗失败

*:结局性研究是指描述、解释、预测某些干预措施或危险因素对最终结局的作用和影响的研究。最终结局主要包括生存与无病生存、健康相关生存质量、卫生服务满意度、经济负担等

第二节　证据评价的基本要素

通过证据评价可以让繁忙的临床医生仅花费少量的宝贵时间,就能从良莠不齐的海量信息中找到所需要的证据,从而有助于改进临床诊疗决策,提高医疗质量;同时借助证据评价还可为卫生行政部门决策者制定政策提供真实、可靠的依据;此外,通过证据评价也可为患者选择医疗方案提供科学依据,使患者"知情同意",取得患者的理解和配合。

证据评价的基本要素是"三性"评价,即证据的内部真实性、临床重要性和适用性评价。证据只有经过严格评价,表明其具有真实性、临床重要性和适用性,才能应用于循证临床实践,并对疾病的诊治产生积极的作用和影响。

一、证据的内部真实性

内部真实性(internal validity)是指就该证据本身而言,其研究设计是否科学严谨、研究方法是否合理、统计分析是否正确、结论是否可靠等。影响内部真实性的主要因素包括研究环境条件、研究对象范围(类型的多少)以及研究设计的科学性等。采取限制研究对象类型、规范的研究设计,消除或控制研究中的有关偏倚与混杂因素的干扰,改善研究的环境条件和干预措施等手段,可以改善内部真实性。

二、证据的临床重要性

证据的临床重要性(clinical importance)是指其是否具有临床应用价值。循证医学强调采

Notes

用客观指标来评价证据的临床意义。临床研究问题不同其评价指标亦不同。以评价治疗性研究证据为例，除需对每组各结局指标加以总结报告（如某结局事件的发生率或某观测指标的均数和标准差等）外，还应报告干预措施的效果和效应值的精确度，如采用相对危险度降低率（relative risk reduction，RRR）、绝对危险度降低率（absolute risk reduction，ARR）和获得一例有利结局事件需要防治的病例数（number needed to treat，NNT）等客观指标，同时给出可信区间（confidence interval，CI）以表示估计值的精确度。

评价证据的临床重要性应重点关注证据所涉及临床问题是否明确具体、所选择的评价指标是否正确合理等问题。

三、证据的适用性

证据的适用性（applicability）即外部真实性（external validity），是指研究结果在目标人群以及日常临床实践中能够重复再现的程度，或者研究过程及其预后与临床实践日常模式间的相似程度。

研究证据的适用性，涉及最佳证据如何应用于循证医学实践的问题，而研究人群与其他人群的特征差异、研究对象类型以及社会环境和经济等因素将影响证据的适用性，增加研究对象的代表性可以适当提高外部真实性。

评价证据的适用性应重点关注证据所涉及研究对象的代表性及其与拟应用对象在人口社会学特征和临床特征上的相似性、拟应用对象所处环境是否与产生证据的场所相匹配，包括人力、技术和设备条件等方面。

第三节　证据评价的具体内容与基本步骤

证据按照研究问题的性质可分为诊断、治疗、预后、病因、预防、临床经济学等研究证据，相应的评价都是围绕真实性、重要性、适用性等上述 3 个核心要素层次展开，针对证据产生的各个环节进行全方位的评价，证据评价的具体内容和基本步骤是较为固定的，针对不同临床问题的证据评价，在评价条目的数量及关注点可能有所不同，具体可参见本书第十一章、第十二章、第十三章、第十五章、第十六章等相关章节。

一、证据评价的具体内容

现以原始研究证据为例，从证据产生的各主要环节入手，阐述证据评价的具体内容和注意事项。

1. **研究目的**　是否以问题为基础来确定研究目的；研究目的或假说是否明确具体，并清晰陈述；所研究的问题是否具有临床重要性；研究假说是否具有科学性、先进性和可行性。

2. **研究设计**　不同研究设计方案都有其优缺点与适用范围。是否基于研究问题的具体特点以及研究设计方案的科学性和可行性来合理选择设计方案；所选择的研究设计方案是否优于既往相似或相同问题的研究设计。

3. **研究对象**　目标人群定义是否明确；研究对象有无公认的诊断标准以及适当的纳入标准与排除标准；样本的代表性如何；样本量是否足够；研究对象分组是否保证了组间均衡可比。

4. **观察或测量**　研究变量有无明确的定义；结局观察指标是否明确、有无准确定义，是中间替代指标还是结局观察指标，是否采用客观观察指标，结局测量方法是否恰当、准确，测量指标的判断标准和临床意义是否明确；是否采用盲法收集资料。

5. **结果分析**　是否根据研究设计方案和资料的性质选择合适的统计分析方法；计算是否正确；研究中可能出现的偏倚、混杂和交互作用是否进行了分析；统计推断是否恰当。

Notes

6. **质量控制**   研究全过程可能出现的主要偏倚有哪些；是否采取了相应的控制措施；所采取的偏倚控制措施的实际效果如何。

7. **结果表达**   研究中观察效力有多大；研究结果的表达是否观点清晰，数据准确；是否有量效或剂量反应或效应关系的证据；核心结果的表达是否标准化；如为阴性结果，统计学把握度是否足够。

8. **卫生经济学**   对干预措施是否采用成本 - 效果分析、成本 - 效益分析、成本 - 效用分析等方法来评价经济效益和社会效益，是否进行了增量分析和敏感性分析。

9. **研究结论**   研究结论是否回答了研究假说；研究发现与实验室研究所得作用模式是否一致；研究所获结果能否从生物学上进行合理解释；研究发现与同类研究结果是否一致；研究结论是否可以外推；研究发现是否肯定引起现行临床实践模式的某种改变。

最后，评价者应全面总结以上各方面的评价结果，提出改进研究或如何使用该证据的建设性意见。

二、实施证据评价的基本步骤

证据评价涉及方法学质量和报告质量评价。方法学质量是指证据生产过程中遵循科学标准、有效控制偏倚和混杂、使结果达到真实可靠的程度。报告质量是指文献报告内容的全面性和完整性以及与相应报告规范的符合程度。其中，方法学质量是证据评价的核心内容。

（一）确定评价目的

确定评价的目的，目的不同，其评价内容和重点也有所变化，如有时侧重于评价证据的报告质量，有时侧重于评价方法学质量，有时可能两者兼顾。因此，评价证据时应明确评价目的，结合循证问题有针对性地进行。

（二）研究证据的初筛

1. **初步判定研究证据的真实性**   以"该研究证据是否来自经同行评审（peer-reviewed）杂志"、"产生证据的机构是否与自己所在的机构相似"、"该证据是否由某个组织所倡议且其研究设计或结果是否因此受影响"等为参考指标，对研究证据的真实性进行初评。

2. **初步判定研究证据的相关性**   以下列 3 项指标为参照标准，对研究证据的相关性进行初步的判断：①若该研究证据提供的信息是真实的，是否为自己的患者所关心的问题及对其健康有无直接影响；②该研究证据是否为临床实践中常见问题，其涉及的干预措施或试验方法在自己所在机构是否可行；③若该研究证据是真实可靠的，是否有可能改变现有的医疗实践方式。

（三）明确研究证据的类型

以原始研究证据为例，不同的临床问题，最适合的研究设计方案不同（表 4-2）；不同的研究设计方案其技术要领和研究功效亦不同，因此，正式评价研究证据前应根据其所研究的问题和所采用的研究设计方案准确判定其类型。

（四）合理选择评价工具

由于不同临床研究问题、不同的研究设计方案，其评价的标准、内容和侧重点不同。研究证据的评价应遵循临床流行病学 / 循证医学的原则与方法，并根据其分类属性采用相应的评价标准、有针对性地进行科学评价。目前，国际上一些知名学术组织或研究机构已经研发了许多证据评价工具。例如 JAMA 杂志发布的用户指导手册系列工具（AMA 评价工具）、CASP 严格评价技巧项目组（critical appraisal skill program，CASP）提供的系列质量评价工具等。这些评价工具可以用于评估包括系统综述、随机对照试验、队列研究、病例对照研究、横断面调查、诊断试验、临床经济学评价等在内的不同研究类型证据。

1. **原始研究的评价工具**   随机对照试验的报告规范有 CONSORT（consolidated standards of reporting trials，CONSORT）；方法学质量评价工具有 Cochrane 协作网提出的偏倚风险评价工

Notes

表 4-2　研究内容与研究设计类型（方案）

研究内容	备选研究设计类型	论证强度	可行性
病因／危险因素问题	随机对照试验	++++	———
	队列研究	+++	+++
	病例对照研究	+	+++
	描述性研究	±	++++
疾病诊断问题	金标准方法盲法对照，进行系列诊断指标评价	++++	+++
疾病防治性问题	随机对照试验	++++	++
	交叉试验	+++	++
	前后对照试验	++	++
	病例对照研究	+	+++
	描述性研究	±	++++
疾病预后问题	队列研究	+++	++
	病例对照研究	+	+++
	描述性研究	±	++++

具（表 4-3）、Jadad 评分等。观察性研究的方法学质量评价工具有：NOS（the Newcastle-Ottawa scale（NOS）for assessing the quality of nonrandomized studies）系列、CASP 系列等；强制报告规范有 STROBE（strengthening the reporting of observational studies in epidemiology）等。

表 4-3　Cochrane 协作网偏倚风险评估表

方面	具体评价条目
1. 随机序列产生	分配序列是否为随机产生的？
2. 分配隐匿	分配方案是否充分隐藏？
3. 受试者、研究者、结局观察者的盲法实施	试验全程是否对干预方案实施盲法？
4. 失访或结局观察数据不完整	对于结局观察数据缺失或不完整者是否作了充分说明？
5. 选择性报告结果	结果报告是否全面客观？而不是有选择性地报告结果？
6. 其他可能的偏倚风险	试验中其他潜在偏倚风险是否被成功避免？

2. 二次研究证据的常用评价工具　对临床实践指南的质量评价主要侧重于指南制定中是否存在潜在的偏倚，推荐建议的内／外部真实性和可行性等。常用的评价工具主要是 AGREE（appraisal of guidelines research and evaluation，AGREE）和 AGREE Ⅱ等（参见本书第五章）。系统综述的评价工具包括方法学质量评价工具有 OQAQ（Oxman-Guyatt overview quality assessment questionnaire）表、AMSTAR（a measurement tool for systematic reviews）表等；报告规范有 QUOROM（quality of reporting of meta-analyses）及其升级版 PRISMA（preferred reporting items for systematic reviews and meta-analyses）等。

鉴于一些评价工具并不是为临床医生量身定做的，其研发过程也不够严格，设置的条目比较片面，只能评估证据的某一方面属性，如仅对内部真实性进行评价；同时若选用不同评价工具，对同一证据的质量评价结果可能不尽相同。因此，在使用现成工具评价证据时，对评价结果应审慎对待。此外，这些评价工具中有关病因学研究、诊断试验、治疗性试验、预后研究证据的重要性和适用性评价还应进一步参考有关章节（本书第十一章、第十二章、第十三章、第十五章）。

三、证据评价的注意事项

为了确保对证据作出客观、全面的科学评价，评价证据时还应注意以下事项。

Notes

1. 方法学质量评价是基础　正确的研究设计方案是获得真实可靠的研究结果的根本保证，因此，方法学质量评价是证据评价的基础。

2. 证据的内部真实性是评价重点　证据的内部真实性是其生命，也是能否采信该证据的基本依据，不真实的证据是毫无价值的，因此，在评价研究证据时，内部真实性评价应作为重点。

3. 要选择恰当的评价标准　各研究设计方案分别有相应的评价标准或指标。选择评价标准是否恰当，直接影响评价的结果，因此，应根据研究设计类型选择恰当的评价标准或指标。

4. 评价要力求全面系统　评价证据时应对来源研究中的各主要环节，包括选题、设计、测量、分析、结果解释等逐项逐条进行评价，并完整报告评价所获得的全部结果，包括其优点和局限性等。

5. 评价要富有建设性　证据来自于对患者或人群的试验性或观察性研究，不可能是十全十美的。如试验性研究中无法严格控制各种研究条件，而观察性研究中的误差（偏倚和随机误差）、混杂也只能控制而无法消除。因此，评价证据时要善于发现其优点、挖掘其有利的部分，而规避其缺陷，以便在循证临床实践时加以取舍。

6. 正确认识阴性结果的证据　研究者都希望获得肯定有效的阳性结果。同时，拥有阳性结果的论文比阴性结果文章更容易发表，而且发表在高影响因子期刊上的机会更大，引用率也会相应增加。其实，否定一项无效甚至有害的干预措施，其贡献不亚于肯定一项确实有效的干预措施，只要设计科学、测量严谨、分析客观、结论正确，阴性结果同样有意义。因此，在针对某一临床问题的研究证据进行评价时，应注意不要遗漏阴性结果的证据。

（许能锋）

主要参考文献

1. 王家良. 循证医学. 第2版. 北京：人民卫生出版社，2010
2. 王吉耀. 循证医学与临床实践. 第3版. 北京：科学出版社，2012
3. 徐德忠. 循证医学入门. 临床科研方法与实例评价. 第2版. 西安：第四军医大学出版社，2006
4. 陈耀龙，李幼平，杜亮，等. 医学研究中证据分级和推荐强度的演进. 中国循证医学杂志，2008，8（2）：127-133
5. Gordon HG，Andrew DO，Gunn EV，et al. GRADE: an emerging consensus on rating quality of evidence and strength of recommendations. BMJ，2008，336: 924-926

Notes

第五章 临床实践指南的循证评价与应用

在临床实践中，基于循证问题进行证据检索，首选的证据当属临床实践指南。临床实践指南（clinical practice guideline，CPG）一般是以 RCT 和系统综述为依据，经专家讨论后由专业机构或学会制订，具有权威性，对临床医学实践具有重要的指导意义。它能帮助医生更合理地制订临床决策，并有助于减轻患者的医疗负担。当临床医生遇到一个具体的临床问题时，首先寻找和使用 CPG，如果 CPG 无推荐则寻找系统综述，如也无系统综述证据则寻找原始研究证据或者进行临床研究。本章将系统介绍 CPG 的概念、制订流程、循证评价，以及应用原则与方法。

第一节 概　　述

一、临床实践指南的概念与发展史

美国医学研究所（institute of medicine，IOM）于 1990 年提出了临床实践指南的定义，即系统开发的多组指导性文件，以帮助医生和患者针对具体的临床问题做出恰当处理，从而选择、决策适宜的卫生保健服务。CPG 是缩小当前和最佳临床实践之间差距的临床决策工具。随着现代医学的发展，对疾病的诊治已不再由临床医生的个人经验来决定，而是需有经过严格评价的科学证据的支持。制定和推广高质量的 CPG，特别是循证临床实践指南，用以指导临床医生从事预防、诊断、治疗、康复、保健和管理工作，是国际上近年来规范医疗行为、改善卫生保健质量、控制医疗费用行之有效的方法。CPG 常由专业学会制定并严格把关，是最权威的一系列临床规范化文件。

指南成为临床实践的一部分，最早可追溯到 60 余年前，但近 20 多年发展特别迅速，并成为各临床医学专业的热点。英国卫生部还特别提倡使用规范的方法来制定基于证据的循证指南（evidence-based guidelines）；美国卫生部则成立了保健研究和质量局（Agency for Healthcare Research and Quality，AHRQ），每年投入数亿美元推动 CPG 的制定。近 10 年来，国际性杂志上已发表了数千项 CPG。CPG 的出现和发展主要与下列因素有关。

（一）临床实践模式的巨大差异

自 20 世纪 80 年代以来，很多研究发现对同一个临床问题，不同国家、同一国家的不同地区甚至在同一个地区内的不同医院其处理方法各式各样，有很大的差异性。例如一项关于中国和英国对急性缺血性脑卒中处理方法的对比研究发现，19%～69% 的中国医生常规使用的 7 种疗法（除阿司匹林外）、英国医生的使用率均不超过 1%（表 5-1）。对于非瓣膜性心房颤动患者，用来预防脑卒中的华法林使用率在美国南部与中西部之间相差达 4 倍之多。由此可见，不同地区、医院、医务工作者之间医疗实践的巨大差异是显而易见的，而这些差异已经超出了临床、人口学及地域上的差异所能解释的范围，并令人对治疗措施的科学性产生质疑。基于证据的 CPG 则可缩小这些差异，从而规范医疗行为，使患者得到应有的合理医疗服务。因此，CPG 对于规范临床实践行为具有重要的意义。

表 5-1　中英两国医生急性缺血性脑卒中治疗实践对比

治疗方法	中国医生（%）[1]	英国医生（%）[2]
甘油/甘露醇	69	<1
中药	66	0
阿司匹林	54	39
钙通道阻滞药	53	<1
低分子右旋糖酐	44	0
蛇毒	30	0
激素	19	<1

1,回答常规使用各种疗法的中国医生的百分比；2,回答常规使用各种疗法的英国医生的百分比（引自 Chen ZM, 1997）

（二）医疗费用的快速上涨

有限的卫生资源难以满足对医疗保健服务的无限需求，一直是全球面临的难题。卫生服务需求不断增加，新的治疗方法和技术的不断涌现，医疗服务手段的日益多样化、复杂化，使得医药费用呈直线攀升，各国政府和医疗保险机构不堪重负、难以为继。例如，美国的医疗费用开支巨大，年支出已达 2.5 万亿美元，约占国民生产总值的 18% 以上，预计到 2018 年卫生费用总支出将达到 4.4 万亿美元，庞大的补助经费让政府难以承受。因此，奥巴马政府提出了近 70 年来规模最大的健康保险改革方案，其主要目标是实现全民医保、降低成本和削减赤字。所以，更加明智而非盲目地使用有限的卫生资源已经成为共识。对于一组类似的患者，根据科学证据包括成本 - 效益分析（cost-benefit analysis）、成本 - 效果分析（cost-effectiveness analysis）、成本 - 效用分析（cost-utility analysis）、成本最小化分析（cost minimization analysis）等经济学研究证据，制订出一套规范化的临床诊疗路径，这对于建立医疗费用补偿政策机制、合理高效地使用有限的卫生资源等具有十分重要的意义。

（三）医疗措施的使用不当

有研究表明在临床日常诊疗实践中，大约有 1/4 至 1/3 的医疗措施存在着滥用（overuse）、误用（misuse）或使用不足（underuse）等问题。如美国的一项研究显示，约半数的普通感冒和 2/3 的急性支气管炎患者接受了抗生素治疗，而抗生素的过度使用不但增加了患者的经济负担，同时也增加了副作用和产生耐药的机会。还有调查研究显示，对于充血性心力衰竭患者，如果没有禁忌证或不能耐受，则必须使用血管紧张素转化酶抑制药（ACEI）和 β- 受体阻断药改善患者的预后，但实际的使用率却非常低。另一项来自亚洲 6 个国家和地区 2600 例患者降脂达标调查发现，在冠心病高危患者中，只有 1/3 达到低密度脂蛋白胆固醇（LDL-C）<2.59mmol/L（100mg/dl）的目标；12% 的冠心病高危人群达到 LDL-C<1.81mmol/L（70mg/dl）的控制目标。大部分患者未达标的原因，主要归结于临床医生的认识不足。国内 2004 年的一项包括 3000 名心血管医生的问卷调查发现：12.9% 不了解冠心病 LDL-C 目标值，43.3% 不了解血脂筛查对象，32.4% 不清楚调脂治疗的首要目标，26.4% 仅依据化验单参考值范围判断血脂异常，20.5% 认为血脂达标后即可减量或停药，42.2% 认为不需要疗效监测。

综上所述，医疗卫生资源有限与医疗服务需求无限这一矛盾将持续存在；同时临床实践模式存在的巨大差异已超出了临床、人口学及地域等因素所能解释的范畴，令人对差异的合理性及使用这些治疗措施的科学性产生怀疑；同时临床上某些医疗措施和高新技术存在着不同程度的使用不当问题（滥用、误用或使用不足），也迫切需要规范化指导；另外在医学界普遍认为 CPG 可以减少不当的医疗行为，有利于改善患者的预后。正是在上述背景下，近十多年以来，制订临床实践指南迅速成为国际热点，各国的学术团体、政府机构及其他组织纷纷制订并发布了各种疾病诊治的 CPG，通过提供必要而适当的建议来指导临床实践，从而使治疗更加科学和有效，也使医疗费用的支出更有价值。因此，循证 CPG 已逐渐成为提高医疗质量及卫生决策质

Notes

量的重要保障。然而，我国临床指南的开发还处于起步阶段，许多所谓的临床指南／共识，多数引自国外一些现成的指南，尚缺乏我国自己的循证证据支持，Cochrane 系统综述引用率较低。同时，指南的报告规范和开发方法学的严谨性等方面还有待进一步提高。

二、临床实践指南的作用和价值

CPG 可以帮助临床医生提高医疗保健质量、改善患者的临床结局，甚至可将对治疗指南的依从性直接作为临床结局的预测指标。2005 年发表的 MAHLER 研究就是观察心脏科医生遵循欧洲心力衰竭诊治指南的依从性对患者临床结局（心衰发生率、心血管病住院率和至下次心血管病住院的时间）的影响。研究从欧洲 6 个国家随机抽取 150 名心脏科医生，治疗 1410 例心力衰竭患者（平均年龄 69 岁，69% 为男性，NYHA Ⅱ、Ⅲ、Ⅳ级分别占 64%、34% 和 2%），随访 6 个月。观察指标：3 项依从性指标（血管紧张素转化酶抑制药、β- 受体阻断药和螺内酯的应用）。结果显示：3 项指标完全依从者（100%）、中度依从者（50%～67%）和低度依从者（0～33%）的心力衰竭住院率和心血管病住院率分别为 6.7%、9.7%、14.7%（$P < 0.002$）和 11.2%、15.9%、20.6%（$P < 0.001$）。研究提示心脏科医生对治疗指南的依从性可以作为心血管病住院的预测指标。

因此，以循证医学为基础的 CPG 对临床实践具有重要的意义。第一，可以提高医疗质量，给予患者最佳、合理治疗；第二，可以减少不同医疗机构和不同医生间医疗实践模式的差异；第三，可以减少患者的医疗费用；第四，可作为医疗质量检查的依据；第五，可作为医疗保险的凭证；第六，有助于医务人员的终身继续教育。一份好的 CPG 应具有真实性、可靠性、临床适用性和明确的目标性，是多学科协作的结晶，彰显了当前的最佳临床证据。

三、指南与其他类型证据的关系

循证医学倡导在临床实践中，尽可能使用当前可得到的最佳证据、结合医生的临床经验和患者的意愿进行诊疗方案的选择。作为循证医学证据资源的一部分，指南与原始研究证据和系统综述的区别在于：指南为临床医生提供具体的推荐意见、以指导医疗行为，是连接证据和临床实践的桥梁，更加贴近临床实践的需要。加拿大 McMaster 大学临床流行病学 Haynes 教授提出了支持循证卫生决策的循证医学证据结构的"6S"模型。这一模型充分体现了临床实践指南在循证医学证据体系中的地位及其重要的临床指导意义。

"6S"模型将原始研究（studies）作为最基层，原始研究的精要（synopses of studies）作为次基层，其次是综述（syntheses，即系统综述），然后是摘要（synopses，如循证期刊对原始研究和综述的简要描述），接着是循证教科书中相关的摘要、综述或研究的总结（summaries），其相对于单个摘要、综述或原始研究甚至它们的总和而言，都更具优势。比汇总性更强的资源便是系统（systems，计算机辅助决策系统），计算机辅助决策系统通常是整合有 CPG 的计算机决策支持系统，可根据个体患者的特征（如电子病历）链接相关证据，置于模型的最顶层。计算机辅助决策系统可提醒或告知医护人员诊治的决策，因而对临床实践具有重大的指导意义。遗憾的是目前这种计算机决策支持系统寥寥无几，且未能做到及时更新。但可以预见这将是 CPG 网络资源推广应用的一个重要发展方向。

四、循证 CPG 的新进展和新特点

2013 年循证 CPG 的制定出现了一些新的特点，也引起了很多的争议。如 2013 年 11 月 12 日 Circulation 发表的 2013ACC/AHA 成人治疗胆固醇以降低动脉粥样硬化心血管病风险指南以及 2013 年 12 月 18 日 JAMA 在线发表的 2014 成人高血压治疗循证指南（JNC8）。这两部指南的共同特点包括：①提出关键问题（critical questions）；②只收集 RCT 证据；③制订基于这些证据的推荐意见。引发的争议包括：①指南不能仅从 RCT 中寻找循证医学证据，还应该参考其

他类型的证据；②疾病的预防不能规避流行病学证据，源于流行病学证据是疾病预防的基础；③RCT 同样存在缺陷。虽然 RCT 是目前公认的治疗性或预防性临床研究的金标准方案，用于临床医学研究已有 50 多年的历史。RCT 的严谨设计可以避免研究中可能存在的混杂偏倚，确保研究结果的真实性，是制订诊疗策略的主要来源证据之一。但由于 RCT 研究有严格的入选标准和排除标准，不能代表临床实践中的全部真实状况，所获得的只是理想条件下或某一年龄段或疾病亚组人群干预措施的结果。此外，RCT 研究的缺陷还包括：涉及医学伦理学问题；观察时间很有限、随访时间短；有时不可避免出现过多的失访、退出、沾染或干扰影响研究结果事件；无法满足不同危险度个体的循证治疗；甚至某些疾病无法实施 RCT 研究（如手术治疗与非手术治疗比较）。而真实世界研究（real world study，RWS）起源于实效（用）性临床试验，是在较大样本量（覆盖具有代表性的更广大受试人群，尤其是在大数据时代）的基础上，根据患者的实际病情和意愿、非随机选择治疗措施，开展长期随访评价，并注重有意义的结局治疗，以进一步评价干预措施的外部真实性和安全性，因此也具有重要的临床价值。2013 年发布的 JNC8 指南由于其方法学与 JNC7 不同，只采用了 RCT 证据，又由于入选标准严格，导致制订 JNC8 时参考的 RCT 数量有限，使之成为最简短的指南。全文共 14 页，参考文献 45 篇，回答了 3 个问题，给出了 9 条推荐（其中 6 条推荐为专家共识），推荐了 4 大类降压药物，强调了 3 种药物治疗策略，总结了 1 个血压管理流程图。因此该指南简单明了、易于操作，但有其局限性，引发了诸多争议。首先，JNC 8 并不是一个综合性指南，且仅局限于 3 个特殊问题；其次，收集证据时未纳入观察性研究、系统综述 /meta 分析等研究证据；再次，比较不同时期研究的效能受到不同临床研究设计和分析技术限制；最后，指南强调基于 RCT，显示其制订严谨，但其 9 条推荐意见中仍有 6 条推荐实为专家建议；且 RCT 本来就不能涵盖流行病学研究的一些内容（如高血压、糖尿病和血脂异常的诊断标准、危险分层和治疗目标）等，因此缺乏足够的循证证据来解决高血压治疗临床实践中所遇到的实际问题。

五、循证 CPG 的网络资源

临床医生工作繁忙、时间有限，详细了解循证 CPG 的产生、制作过程不太现实，如何快速有效的查找和利用 CPG 则显得尤为重要。

（一）循证 CPG 的检索

CPG 的检索方法因不同的数据库和系统而异，检索途径和界面也不尽相同。为了提高查全率和查准率，需灵活使用多种检索方法。主要检索方法是通过主题词检索，即按照规范词标引出的主题词进行检索。只要根据新学科的出现、发展及多学科的需要，随时增加主题词，就能快速检出所需文献。其优点是能满足特异性检索要求，专业性强，缺点是主题词选择必须准确，否则无法进行查找。如美国国家指南库（national guideline clearinghouse，NGC），提供了直接检索（search NGC）和浏览（browse NGC）两条检索途径，并可对指南进行比较（compare guidelines）。直接检索可提供基本检索（basic search）和高级检索（advanced search），其检索规则与 PubMed 相似。浏览途径有疾病类（disease/condition）、治疗与干预（treatment/intervention）和卫生服务管理（health services administration）3 个栏目。

（二）常用的 CPG 来源网站

目前，许多国家相继建立了 CPG 网站，其中比较权威和具有影响力的有：

1. 美国国家指南库（NGC）　是 AHRQ、美国医学会（American medical association，AMA）和美国卫生健康计划协会（American association for hospital planning，AAHP）于 1998 年联合制作的一个提供 CPG 和相关证据的、功能完善的免费数据库。目前收集有来自全世界 200 多个指南制定机构提供的近上万份指南。主要特点有：①对指南的内容进行了分类，部分指南可链接全文，也可订购指南；②提供结构式摘要，可进行指南之间的比较；③提供电子论坛，交换临

Notes

床实践指南方面的信息；④对指南的参考文献、指南制作方法、评价和使用等提供有链接、说明或注释。网址：http://www.guideline.gov。

2. 加拿大医学会临床实践指南库（Canadian medical association clinical practice guidelines）　该数据库于 1995 年由加拿大国家、州或地区医学卫生组织、专业协会、政府机构和专家小组共同制定和发布。网站提供有关键词搜索、浏览、基本检索和高级检索等多种检索途径。

3. 苏格兰学院间指南网络（Scottish intercollegiate guidelines network，SIGN）　网站建于 1993 年，重点关注癌症、心血管疾病和心理卫生等领域。网站的栏目有指南、指南选题提示或范围、当前指南项目组指南开发的方法学等。网址：http://www.sign.ac.uk/guidelines/index.html。

4. 新西兰指南研究组（the New Zealand guideline group，NZGG）　于 1996 年在新西兰卫生委员会领导下建立，主要目的是为了制定和实施循证临床实践指南。该网站将指南分为四种类型：基层医疗服务管理指南、患者转诊和管理指南、第一专科评估准入标准指南和临床优先评估标准指南。网址：http://www.nzgg.org.nz。

其他还有中国临床指南协作网（clinical practice guideline networks，CPNG）、德国指南库（German guideline clearinghouse）、英国临床指南网站、英国国家临床优化研究所（national institute for clinical excellence，NICE）和芬兰的 EBM Guidelines 等。

第二节　临床实践指南的制定流程与方法

开发高质量的循证 CPG 是国际上近年来用以规范医疗服务、加强医疗质量管理、控制医疗费用的行之有效方法。许多国家为开发 CPG 制定了符合本国国情的指南开发程序，并取得了令人瞩目的成就。

一、临床实践指南的制定方法

（一）专家共识指南制定法（consensus guideline development）

专家共识指南制定法分为非正式和正式的专家共识制定法。前者由一组专家开会讨论，将一次或多次开会讨论后达成的共识形成推荐意见作为指南，再经由专业学会或政府机构发布。这种指南的推荐意见缺乏证据基础，且易受参会人员的专业、权威性、性格、组织和政治等因素影响，专家们认为有益的措施并不能保证事实上的真正有益，因此这种指南的可靠性和质量较差。正式的专家共识法是事先就某一治疗措施向专家组提供相关研究证据的综述及可能的适应证清单，并在第一次专家组会议之前，由专家组成员各自对每个适应证评分以评价其适用性，量表共计 9 分，1 分为完全不适用，9 分为特别适用，5 分为可用或不可用。开会时专家们先将小组集体评分的情况与自己的评分相比较，讨论不一致的原因，然后再次重复评分，在会议讨论的基础上修改评分。最后的评分反映了专家组成员的一致性程度。正式的专家共识指南制定法，其特征仍是以专家的主观意见作为确定适用性的基础，虽然也考虑了研究证据，但未将推荐意见与相关证据的质量明确地联系在一起。

（二）循证指南制定法（evidence-based guideline development）

循证 CPG 的制定过程与以往撰写指南的过程有很大不同，它包括组成指南开发小组，提出相关临床问题，系统检索文献和使用正确的方法对证据进行严格评价，并结合他们的实践经验，再根据证据的级别和强度提出推荐意见。此外，还包括系统评估、推广普及、修订更新等指南推出后的后续工作计划，使指南能与时俱进。由于制定循证临床实践指南的方法学是基于证据的方法学，其结论或推荐意见须有可靠的证据支持。将推荐意见与相关的证据质量明确地联系在一起是循证临床指南的明显特征。

其中，SIGN 推荐的循证指南制订方法较具有代表性，其开发程序为：指南开发组织 - 确定

Notes

指南题目 - 组成专题指南开发小组 - 系统文献评价 - 草拟推荐建议 - 咨询及同行评议 - 发表与发行 - 不同地域应用 - 审计及评价。这是一个循环发展的过程，其最终目标就是改善临床结局和提高患者的健康水平。SIGN 制定指南的主要步骤阐述如下：

1. **组建指南开发小组**　由来自不同地区的多学科人员（15～20 人）组成。参与指南制定者需具备四个核心技能：①临床专业技能；②卫生保健的实践经验；③专业知识（如患者意愿和卫生经济学）；④严格评估技能。

2. **文献检索**　指南开发小组先确定指南拟解决的主要问题，然后由专业图书管理员和信息专家进行系统的文献检索。检索源包括 Cochrane Library、EMBASE、MEDLINE 等必检数据库，重要的专业学会、协会和指南出版机构的网站，以及正在进行的试验注册资料库和其他相关的数据库等。先检索已有的指南及系统综述，其次检索随机对照试验，最后根据所提出的问题和证据获得的数量再检索其他类型的临床试验。

3. **评价证据**　指南开发小组需制订一套明确的文献纳入和排除标准，并采用一套根据临床研究设计的标准清单严格评价相关文献。每份清单的结论就是一份质量量表评分或是证据的分级。

（1）对证据本身及其质量的评价：①证据的一致性：总体一致性、入选人群特征（如年龄、性别、宗教信仰等）的一致性、研究内容的一致性。②外部真实性：研究结果是否与实际运用时的结果一致或者相反？③专指性：证据是否直接针对指南的目标人群或者人群特征的不同有可能影响最终结果？④证据容量：即涉及的患者数量和研究个数。

（2）对证据的解读：①患者意愿：权衡利弊、患者结局指标的最大改善；②临床实践：是否与现有的医疗实践有较大的差距；③资源分配：是否会导致大规模的资源重新分配，卫生系统是否支持改进的措施。每一篇文献至少应由两名指南制定小组成员进行独立评价，若存在分歧，则由第三者仲裁解决。

4. **谨慎判断并提出建议**　经过严格的证据评价后达成共识，进而根据证据的支持强度来决定建议的等级，并编制出指南初稿。

5. **咨询和同行评价**　召开会议，答疑并征集建议以及对指南初稿的评价反馈。指南小组根据建议进一步修订指南。修订版再送同行专家进行评价。最后，SIGN 编辑组对指南进行审查并作出评价。

6. **评估**　指南发布 2 年后再进行评估。对该领域的进展做出评价，以决定是否出版更新指南。

7. **患者参与**　患者、医护人员和研究者一起工作，确保从患者或医护人员的角度参与指南制定过程，为公众健康新规划提供指导意见。

8. **文件存档**　保存下列系列文件：①制定指南的原始提议；②制定指南的理由和指南涉及范围；③确定指南的关键问题；④检索策略、数据库和文献检索的时间范围；⑤证据来源文献的纳入和排除标准；⑥对支持建议的文献所用的方法学清单；⑦回答所有关键问题的证据总结表；⑧谨慎判断的表格；⑨列表说明指南小组对整体证据的质量和相关建议分级的结论；⑩总结大会纪要和同行评议的评论及回复记录。

9. **指南的执行**　指南制定与当地临床实践脱节是一个核心问题，应充分考虑当地的地域特征与资源分配情况。

10. **资料来源和其他因素**　每一份指南的制定须耗费大量的金钱和时间。为取得预期效果，项目必须由遵循方法学的专家管理，并在规定的时间内完成。

由于上述方法制定的指南有科学客观的证据支持，令人信服；同时又标注了推荐意见的强度，便于使用者根据其强度自主决定是否采用其推荐意见。需要注意的是，CPG 一般都标注推荐意见级别和证据等级，但不同国家和学术机构采用的标准不统一，如美国心脏学会（American

Notes

college of cardiology，ACC）、美国心脏协会（American heart association，AHA）和欧洲心脏学会（European society of cardiology，ESC）采用Ⅰ～ Ⅲ类推荐和A～C级证据等级分类法。Ⅰ类推荐：益处≫风险，应给予治疗/操作；Ⅱ类推荐：分为Ⅱa和Ⅱb类，Ⅱa类推荐为益处≫风险，多数证据支持该治疗/操作，而Ⅱb类推荐为益处≥风险，较少证据支持该治疗/操作；Ⅲ类推荐：风险＞益处，推荐的治疗/操作无效或无益，甚至有害。A级：证据来自多个大规模随机对照试验或系统综述/meta分析；B级：证据来自单个随机对照试验或大型非随机对照试验；C级：证据来自专家共识、回顾性研究或注册研究。

为了建立评价证据和推荐意见分级的国际标准体系，2004年由AHRQ、NICE及WHO组成了证据推荐分级的评估、制定与评价工作组（grading of recommendations assessment，development and evaluation，GRADE）。GRADE涵盖所有临床专业和临床护理领域的各种临床推荐意见，力求分级系统简单明了、易于掌握。当前，GRADE系统最为成熟的应用领域是干预性研究系统综述和治疗性临床实践指南。GRADE系统将推荐意见分为强、弱2个级别。当明确显示干预措施利大于弊或弊大于利时，应评为强推荐；当利弊不确定或无论质量高低的证据均显示利弊相当时，则视为弱推荐。证据质量分为高、中、低和极低4个等级。若RCT发生偏倚的风险高，应降级，相反若观察性研究的方法学质量高，建议作升级处理。参见本书第七章。

一份好的指南应具有两个组成部分：①对证据的总结，以得出一种干预措施对典型患者群体平均效果的证据；②对如何使用该证据的推荐意见。推荐意见还应说明干预措施的利弊、局限性、最适宜的患者及其群体，以及与成本和卫生保健有关的其他因素。虽然制定临床指南要使用系统综述的证据作为基础，但当一些常见且重要的临床问题还缺乏充分的A级证据时，指南的建议可能基于较差的证据，此时需要取得小组成员的共识。这样的指南既符合临床实际，也是可以接受的。

二、临床实践指南与临床路径

临床路径（clinical pathway，CP）是指医院的一组人员共同针对某一病种的监测、治疗、康复和护理等，所制定出的一套有严格工作流程和准确时间要求的诊疗计划，旨在减少康复的延迟及资源的浪费，使服务对象获得最佳的医疗服务质量。临床路径包含四个要素：①其对象是一组特定诊断或操作；②其制定是多学科知识的整合，涉及临床、护理、药剂、检验、麻醉、营养、康复、心理以及医院管理，有时甚至包括法律、伦理等；③其设计要依据住院的时间流程，结合治疗过程中的效果，规定检查治疗的项目、顺序和时限；④其结果是建立一套标准化治疗模式，最终起到规范医疗行为、减少差异、降低成本、提高医疗质量的作用。临床路径具有综合性、时效性、多专业合作性、列出主要治疗与护理活动以及结果可测性等特点。临床路径作为一种既能贯彻关键质量管理原则，又能节约资源的标准化治疗模式，为医院的质量建设提供了一种切实可行的管理手段，越来越受到普遍关注。

临床路径以其简单明了的流程，将常规的治疗、检查与护理活动细化，由各学科的专业人员将该疾病关键性的治疗、检查和护理活动标准化，根据住院天数设计表格，使治疗、检查和护理活动的顺序以及时间的安排尽可能地达到最优化。使大多数患者由入院到出院都能依此流程接受服务，以使其获得最佳的服务，从而缩短平均住院日、减少医疗成本以及医疗资源的浪费。实施临床路径的目标是：①保证资源的有效合理地使用；②降低费用和缩短住院时间；③确保照护的连续性；④促进专业化的协作配合，为持续的质量改进提供多学科协作的基本框架。临床路径要求为患者提供适宜医疗服务并同时实现资源成本最小化。

因此，尽管临床路径的开发要依据临床实践指南，但两者有所不同。临床指南是公认的声明，是被系统地开发出来，其内容要经过严格的评价、旨在特定的临床环境中帮助医务工作者对医疗活动进行决策。所以，临床指南更具有权威性、宏观性，适用范围更广。与之相比，临床

Notes

路径更加细化医疗过程,关注医疗过程中的重点环节。注重对过程中无效行为的控制,具有高度的时效性。虽然要求临床路径开发应基于临床指南,但路径所包含的主要过程通常并未经严格的验证,同时可依据医院本身的实际加以调整,也超出指南规定的范围。

第三节　临床实践指南的评价

循证指南现已逐渐成为制定指南的发展趋势。但不同的国家或学术组织针对同一种疾病可能制定出不同的指南,这些指南质量参差不齐,有很大的异质性。某些建议甚至截然相反,给临床决策带来极大困扰。哪些指南的质量高,推荐意见可信?哪些指南的质量差,推荐意见不可信?如何将指南应用于临床实践?这些都是医生在临床实践过程中经常面对的问题。因此,对指南进行评价,以判断指南是否值得推荐使用或者从众多的指南中选择质量最好的应用于临床,这是应用 CPG 前的重要步骤。

一、临床实践指南的评价要素

(一)真实性评价

好的指南必须遵循循证医学的原则和方法。强调 CPG 应建立在证据的基础上,并根据证据的可信程度对建议进行分级。评价的要点包括:

1. 指南编写者是否做了全面、可重复的文献检索?检索是在过去 1 年内进行的吗?

2. 是否每项建议均标明了其相关证据的等级,并提供了原始证据的链接或来源文献?评价主要集中在对证据的收集、评价和合成环节,以及如何将推荐意见与相关证据紧密结合。

(二)重要性评价

经过对 CPG 真实性评价后,还要明确指南是否回答了临床需要解决的重要问题,这些问题是临床医生必须面对的。但要注意的是临床所面临的问题相当复杂,指南不可能囊括所有的临床问题。

(三)适用性评价

1. 在本地区,疾病负担(burden of disease,BOD)是否很低而无需参考指南?

疾病是否在本地区极少发生?我的患者是否不可能发生指南中所描述的情况?如果是,则应用指南不仅浪费时间金钱,还可能造成不必要的伤害。对于个体患者,还应综合考虑:①我的患者与研究中的患者差别大吗?②治疗在现有的环境条件下可以施行并使用吗?③治疗有哪些潜在的利益和损害?④对于结局和治疗,患者的观念和预期是什么?

2. 患者对治疗价值的取向(beliefs)如何,对其利害的效度评价是否与指南中可比?

3. 执行该指南的花费(bargain)有多大,即同样的资源用于其他同类的措施是否有更多的获益?

4. 对我的患者实施该指南,是否遇到不可克服的困难(barriers)?

实施指南的困难包括地域性的(如本地区根本无此治疗方法)、传统性的(如习惯采用另一种治疗方法)、权威性的(教授怎么说就得怎么做)、法律性的(医生惧怕因舍弃了常用但效果不佳的疗法会遭到起诉)或行为性的(医生无能为力或患者不能依从)。若这些困难明显,则不值得执行指南。

因此,一个指南能否成功实施依赖于上述四个因素(4B),即疾病负担(burden)、价值取向(beliefs)、花费(bargain)和障碍(barriers)的吻合程度。对于这些情况患者和医生最清楚。倘若无这些情况发生,就可考虑指南的应用。但应注意指南的推荐意见只是原则性的,需在指南的指导下根据个体化原则诊治患者。

Notes

二、临床实践指南的评价工具

为了科学客观地评价 CPG,不同的国家和学术团体制定了许多专门的 CPG 评价工具。美国医学研究所(IOM)早在 1990 年就发表了第一个针对 CPG 的评价工具,包括效度、信度、临床适用性、临床灵活性、透明度、多学科联合开发、指南定期评价、指南开发的主要文件等 8 条标准。2002 年美国 COGS 会议确定了 18 条评价指南的标准。迄今为止共有 20 多个评价 CPG 的工具。Vlayen J 等对 CPG 的评价工具进行了系统综述。以"practice guideline, appraisal and evaluation"为关键词检索了 MEDLINE、EMBASE 等数据库。共计有 24 个评价工具纳入分析。结果发现只有 3 个评价工具对指南的各要素进行了全面评价,其中 Cluzeau 量表是唯一经信效度验证的量表,但 Cluzeau 量表有 37 个条目之多,临床应用不方便。在 Cluzeau 量表的基础上进行了精简,进一步形成了指南研究与评价工具 AGREE(appraisal of guidelines research and evaluation, AGREE),陆续有研究证实其信度和效度,已被广泛采用。目前,美国 COGS 评价标准和欧洲 AGREE 量表是两个基本得到公认的指南评价工具。

(一)美国 COGS 评价标准

表 5-2 总结了美国 COGS 会议制订的 18 条评价标准。

表 5-2 CPG 报告的 COGS 清单

条目	描述
1. 概述	提供结构性摘要包括发布日期,指南情况(原版、修订、更新)、印刷和电子版
2. 重点	描述指南涉及的主要疾病和干预措施,指出可替代的预防、诊断和干预措施
3. 目标	指南希望达到的目标,和达到这一目标的理由
4. 使用者 / 背景	描述指南的使用者和指南应用的背景
5. 目标人群	适合指南推荐的患者群体并列出排除标准
6. 制定者	区别指南制定机构与指南制定个人的潜在利益冲突
7. 资金来源或赞助人	确定资金来源或赞助人在指南制定和发布中的作用,说明潜在的利益冲突
8. 收集证据的方法	描述文献的检索方法,包括日期、数据库和检索标准
9. 建议分级标准	描述证据质量的分级标准和推荐强度的分级系统。推荐强度与推荐的重要性相关,并基于证据的质量和预期获益或损害的大小
10. 综合证据的方法	描述证据如何被综合为推荐意见,如证据表格、meta 分析、决策分析
11. 发布前评审	描述指南发布前是如何进行评审的
12. 更新计划	陈述是否有指南更新计划,并标注本指南的有效期限
13. 定义	描述不常用的术语,并严格纠正易被指南误解之处
14. 建议与基本原则	准确地陈述指南的作用和执行指南的特殊情况,通过描述证据与推荐之间的联系来判断每一项推荐,根据第 9 条来显示证据的质量和推荐的强度
15. 潜在利弊	应用指南预期的获益和潜在的风险
16. 患者意愿	当指南涉及个人选择或价值取舍时应考虑患者的意愿
17. 法则	必要时提供图表说明
18. 指南在执行中需要考虑的事项	描述指南推荐应用时的障碍,对任何辅助文件给予参考文献以便于应用

(二)欧洲 AGREE 量表

指南研究与评价工具(appraisal of guidelines research and evaluation, AGREE)是 2003 年由 13 个国家的研究者制定的一种指南研究和评价的评估工具,并提供了使用该工具的培训手册。2009 年发布了 AGREE II 量表。鉴于 AGREE 量表在国际上具有较高的权威性,为目前国际指南质量评价的首选工具。

Notes

　　AGREE 工具旨在为临床实践指南的质量审查提供一个框架。临床实践指南的质量是指在制定指南过程中可能存在的偏倚因素能够得到合理的控制,从而确保推荐建议的内部和外部真实性和临床应用的可行性。指南审查过程中要充分考虑到指南推荐的利弊和成本问题以及临床应用的相关问题。因此,评估内容涉及指南制定所采用的方法、最终推荐的内容以及应用指南相关因素的审查。AGREE 工具不仅对指南的报告质量进行了评估,而且对推荐结果的其他关键方面也进行了质量评估。该评价工具对指南预测的真实性,即指南预期要达到的临床结局的可能性作出评估,但并不涉及指南对患者临床结局影响的评估。

　　1. AGREE Ⅱ量表简介　AGREE Ⅱ量表通过指南的范围和目的、参与人员、指南开发的严格性、指南的清晰性与可读性、指南的适用性和指南编撰的独立性等 6 个领域、23 个条目来对CPG 进行评分(表 5-3)。

表 5-3　AGREE Ⅱ评价工具

AGREE Ⅱ的维度与条目	解释
领域一: 范围和目的	
1. 明确描述指南的总目标	涉及指南对社会和患者或公众等人群健康可能产生的影响。指南的总目标需详加描述,预期效应应针对具体临床 / 健康问题。
2. 明确描述指南涵盖的临床问题	应对指南所涵盖的临床问题详加描述,尤其是重要的前景性问题(见条目 17),而不是一些背景性问题。
3. 明确描述指南的应用对象(患者和公众等)	对指南涵盖人群(患者、公众等)应明确描述,包括年龄范围、性别、临床类型及并发症。
领域二: 参与人员	
4. 指南制订小组成员的组成,应包括所有相关专业人员	指南制订过程中涉及的专业人员,可能包括指导小组成员,筛选和评估 / 评价证据的研究人员,参与形成最终推荐建议的人员,但不包括对指南进行外部评审人员(见条目 13)和目标人群代表(见条目 5);同时,应提供指南制订小组的组成信息、原则及相关专家资质方面的信息。
5. 收集目标人群(患者和公众等)的价值观和主观意愿	临床指南的制订应考虑目标人群对卫生服务的主观意愿和期望。在指南制订的不同阶段可以采取多种方法来保证实施。
6. 明确界定指南的目标使用者	目标人群应在指南中明确规定,以便读者判断该指南是否与其相关。
领域三: 制订的严谨性和科学性	
7. 系统全面检索证据	提供证据检索策略的细节,包括使用的检索术语、检索数据库和检索时间范围等。
8. 检索证据标准的描述清楚	提供检索获得证据的纳入和排除标准,并清楚陈述纳入和排除证据的理由。
9. 证据优点和局限性的描述清楚	要描述证据的优点和不足,应注明使用何种方法或工具评价单个研究的偏倚风险以及具体结局和(或)证据集成。
10. 形成推荐建议方法的描述清楚	应描述用于推荐建议形成的方法学以及最终建议的形成方式。
11. 形成推荐建议时应综合考虑利弊,包括获益、不良反应和伤害	指南在形成推荐建议时应综合考虑获益、不良反应和潜在伤害风险。
12. 推荐建议和支持证据间链条完整	指南中推荐建议和支持证据之间联系应明确。指南用户能识别与每个推荐建议相关的证据要素。
13. 指南发表前已通过外部专家评审	指南在发表前应通过专家的外部评审。注意评审人员不是指南制订小组成员,评审人员包括在临床领域的专家和方法学专家,也可以包括指南目标人群代表(患者、公众等)。指南中应提供进行外部评审的方法学描述,包括评审人员名单及其机构。

Notes

续表

AGREE Ⅱ的维度与条目	解释
14. 提供更新指南的具体步骤	指南需要反映当今最新的研究成果。应提供关于指南如何更新的具体步骤。例如：给出一个时间表或建立一个长期工作小组，这个小组能定期收到的更新文献，必要时作出相应的改变。
领域四：清晰性	
15. 推荐建议明确、无歧义	推荐建议应对哪种选择、在什么情况下、对何种人群是适当的等信息，作出具体而精确的描述。
16. 明确列出不同的选择或临床问题	目标为管理某一种疾病的指南应考虑到这种疾病的临床筛查、预防、诊断或治疗可能存在各种不同的选择，在指南中应该明确说明这些可能的选择。
17. 重要的推荐建议容易识别	用户能容易发现最相关的推荐建议。这些推荐建议能回答指南涉及的主要问题，且能通过不同的方法加以识别。
领域五：应用性	
18. 在指南中描述应用过程中的有利和不利因素	或多或少存在一些因素可促进和阻碍指南推荐建议的应用。
19. 在指南中提供如何应用于实践的推荐建议和（或）工具。	将一个指南付诸实施，需要一些附加的支持材料。形式多样，可以是一个简介、一个快速参考手册、教具、试验结果、或者计算机支持系统。附加材料应和指南一起提供。
20. 考虑推荐建议应用中可能需要的相关资源	推荐建议的实施可能需要应用额外的资源。
21. 指南提供监测和（或）稽查标准	适时评估指南推荐建议的应用情况，这将有助于推动指南的推广应用。内容涉及制定步骤、行为和临床或健康相关结局等方面。
领域六：编辑的独立性	
22. 赞助单位的观点不影响指南的内容	制订指南时若使用外部赞助（如政府、专业团体、慈善组织和药企），形式可以是资助整个指南制定过程，也可以是资助部分过程（如指南的印刷）。指南中应有一个明确的声明：赞助单位的观点或利益不会影响最终推荐建议的结论。
23. 记录并公开指南制订小组成员的利益冲突	指南制订小组成员可能会存在利益冲突。

2. 使用说明

（1）审查者人数：建议每个指南配置 2～4 个审查者，以增加指南评估的可靠性。

（2）评分尺度：表中每个条目的分数为 1～4 分，完全符合条目要求的打 4 分，完全不符合的打 1 分，介于二者之间的根据测评人员的判断给 2 分或 3 分。另外在每项条目后都提供了补充说明的信息，仔细阅读这些信息有助于对条目所涉及问题和概念的理解，并正确合理评分。

（3）各领域得分的计算方法：每个领域得分等于该领域中每一个条目分数的总和，并标准化为该领域可能的最高分数的百分比。每一领域标准化得分 =[（每一领域的实际得分－可能的最低得分)/(可能的最高得分－可能的最低得分)]×100%（表 5-4）。

表 5-4　"领域一"得分的计算方法

	条目1	条目2	条目3	总分
评估员1	2	3	3	8
评估员2	3	3	4	10
评估员3	2	4	3	9
评估员4	2	3	4	9
总分	9	13	14	36

Notes

最高可能分数 = 4（完全符合）× 3（项目）× 4（评估员）= 48；最低可能分数 = 1（完全不符合）× 3（项目）× 4（评估员）= 12。该领域的标准化总分 =（实际总分 − 最低可能分数）/（最高可能分数 − 最低可能分数）=（36 − 12）/（48 − 12）= 0.67 × 100% = 67%。

根据 6 个领域的标化百分比综合判断该指南是否值得推荐应用，分 3 个等级：强烈推荐（单个领域的百分比 > 50%，占 6 个领域的比例≥2/3）、推荐（单个领域的百分比 > 50%，占 6 个领域的比例在 1/2～2/3 之间）、不推荐（单个领域的百分比均 < 50%）。

注意 6 个领域的得分是独立的，不能合并为一个质量评价的总分值。虽然领域得分可用于比较不同的指南，并最终确定是否使用或推荐该指南，但不能用单个领域得分作为评判指南好坏的区分标准。有关 AGREE Ⅱ的相关信息，可登陆 AGREE 网站：http://www.agreetrust.org。

现有评价工具普遍存在的一个缺陷是没有对建议的临床内容和制订建议的依据进行评价。AGREE Ⅱ量表也缺乏具体标准来评价指南的临床内容，它只提供指南开发过程中的方法学评估，而不涉及推荐意见合理性的审查，因此还需要专家评议和临床试用来补充评估。尽管如此，AGREE Ⅱ量表仍不失为目前评价 CPG 的最好工具之一。

3. **实例分析**　现以"2008 ESC 急性和慢性心力衰竭诊断和治疗指南"为例，采用 AGREE Ⅱ量表对其进行评价。该指南由来自欧洲 10 个国家 15 位专家撰写，共 115 页，参考文献 242 篇。此次是继 1995、1997、2001 和 2005 年的第 5 次更新，第 1～6 部分标准化总分得分分别为 88%、58.3%、85.7%、91.6%、77.7% 和 100%。根据 AGREE Ⅱ综合评价结果，该指南为强烈推荐。

第四节　应用临床实践指南的原则和方法

仅仅制定出 CPG 并不能达到改善患者预后的目的。CPG 只有具体应用于个体患者时才能发挥其改善患者预后、提高医疗服务质量的作用。将经过严格评价的指南应用于临床，需要考虑以下一些问题。

一、临床实践指南的使用原则

一个指南的成功应用依赖于其与四大要素（疾病负担、价值取向、花费和障碍）的吻合程度。应该明确 CPG 只是为临床医生处理临床问题制定的参考性文件，不是教科书，也不具法律效力。为避免不分具体情况、盲目教条式地生搬硬套，应注意以下五原则：

1. **个体化原则**　由于制定 CPG 时采用的证据绝大多数是基于人群的临床试验，推荐是针对多数（典型）患者或多数情况所提供的、带有普遍性的指导原则，不可能包括或解决每一个体患者所有复杂、特殊的临床问题。因此，在应用指南时，应充分考虑患者的社会人口学特征和临床特征是否与指南的目标人群一致。面对具体的个体患者，临床医生应该在指南的指导下，根据具体病情和多方面的因素个体化地选择治疗方案。而应用临床技能和经验迅速判断患者的状况和建立诊断的能力，以及判断患者对干预措施可能获得的效益和风险的能力是临床医生正确使用指南、做出恰当临床决策的基础。

2. **适用性原则**　如果患者的情况与指南的目标人群相似，可以考虑应用指南推荐的干预措施。那么就要根据本地区或医院目前的医疗条件，评估该干预措施的可行性和成本 - 效益比，以及患者的经济状况，对医疗费用的承受能力，医疗保健系统的覆盖支持能力等。例如各国指南均推荐急性心肌梗死早期（3～12 小时内）行经皮冠状动脉介入（PCI）治疗，但我国绝大多数基层医院并无条件开展此项技术，且多数心肌梗死患者也无法承受相应的高昂费用，此时就只能采取指南建议的其他药物治疗措施。

3. **患者价值取向原则**　患者或其亲属的价值取向和意愿在临床决策中具有重要的作用。指南的推荐强度越强，采取该项干预措施预期获得的效益 - 风险比越大，患者选择该项干预措施

Notes

的可能性也越大,绝大多数患者都会选择接受该项治疗。而对于那些推荐强度较弱的干预措施而言,预期的效益 - 风险比则变得不确定,不同的患者可能选择截然相反的干预措施。例如下肢深静脉血栓的患者已经口服华法林 1 年,如果继续服用华法林可使再发下肢深静脉血栓的风险每年减少约 10%,但同时需要定期检测出凝血时间且出血风险相应增加,因而一部分患者可能要放弃。

4. **时效性原则**　随着医学的不断发展,每天都有大量的基础和临床研究证据问世。过去认为有效的治疗手段可能被新的证据证明无效,而过去认为无效甚至禁忌的治疗手段可能被新的证据再次证明有效。例如既往认为充血性心力衰竭是使用 β- 受体阻断药的禁忌证,但众多的大型随机对照试验却证实 β- 受体阻断药可以显著改善心力衰竭患者的预后。因此,新指南认为 β- 受体阻断药是治疗充血性心力衰竭的极重要的药物(Ⅰ类推荐,A 级证据)。因此,应用指南时应注意时效性,尽可能选择最新的 CPG 版本。

5. **后效评价原则**　后效评价是指在患者接受根据 CPG 制订的方案后,对患者病情的变化进行临床随访。后效评价在整个循证临床实践中具有重要作用,也可以为指南的修订和更新提供临床资料。

二、应用临床实践指南的基本步骤

1. 了解指南的制定过程和方法,一项真正的循证 CPG 较非循证 CPG 的可靠性更强。

2. 对于推荐建议要注意其推荐等级与证据强度,了解其意义,以便判断推荐研究的可靠程度。

3. 根据推荐强度确定临床应用。建议表述清楚、不存在争议、采用循证医学方法制定的指南与建议表述不清、存在争议或基于专家意见的指南比较,前者的临床应用效果明显优于后者。

4. 消除指南实施中的障碍。指南在实施过程中总会面临来自社会、医疗机构和医生自身诸多的障碍。常见障碍包括:①社会因素,如某些新的治疗、社保不予支付;②医生因素,盲目自信,缺乏评价证据的能力或临床工作繁忙使其没有时间评价和实施指南;③患者因素,受价值观影响,部分患者可能拒绝接受某些治疗;④环境因素,来源于医药公司的误导,上级医生不同意应用指南提供的证据,习惯性给予"常规治疗"等。

可采用成立指南实施小组、开展循证医学教育、计算机辅助决策、多专业专家合作等有效措施来消除上述障碍。

三、注　意　事　项

一个好的、以证据为基础的临床指南已完成了对当前证据的收集和评价,并将证据与具体实践相结合,对临床实践提出具体和实际的指导意见。但临床医生在应用 CPG 时还应注意以下几点。

1. 遇到一个需要解决的临床问题后,最好先寻找和使用临床指南,若无则寻找系统综述证据,再无则寻找原始研究证据。

2. CPG 只是为临床医生处理临床问题制定的参考性文件,临床医生应个体化应用。RCT提供证据,meta 分析确定证据,RWS 验证证据,临床治疗经验个体化则是应用证据,进而优化或革新临床实践。

3. 扎实的临床基本功是应用 CPG 的基础。因此临床医生应苦练临床"三基"基本功,提高临床思维能力,以最终提升临床诊治水平,更好地服务于患者。

4. 应用 CPG 一定要尊重患者的意愿,与其共同探讨,最后实施,这也是减少医患纠纷的良好方法。

总之,由于当地人群的基线特征、医疗卫生资源的分布都可能与指南存在差异,在选择指南时应尽可能选择由当地或本国制定的指南。在选用欧美国家指南或国际性指南时，应注意考察其是否适用于自己的患者，根据患者的具体临床情况，将当前所获最佳证据与临床技能和经验相结合，考虑成本 - 效益比及当地卫生资源的实际情况，并充分尊重患者及其亲属的价值取向和意愿，综合以上因素做出临床决策。

（刘金来）

主要参考文献

1. Komajda M, Lapuerta P, Hermans N, et al. Adherence to guidelines is a predictor of outcome in chronic heart failure: the MAHLER survey. Eur Heart J, 2005, 26: 1653-1659

2. AGREE. Appraisal of guidelines for research & evaluation: AGREE instrument training manual. The AGREE Collaboration, 2003

3. AGREE. Development and validation of an international appraisal instrument for assessing the quality of clinical practice guidelines: The AGREE project. Qual Saf Health Care, 2003, 12: 18-23

4. Manchikanti L, Singh V, Helm S 2nd, et al. A critical appraisal of 2007 American College of Occupational and Environmental Medicine (ACOEM) practice guidelines for interventional pain management: an independent review utilizing AGREE, AMA, IOM, and other criteria. Pain Physician, 2008, 11: 291-310

5. Vlayen J, Aertgeerts B, Hannes K, et al. A systematic review of appraisal tools for clinical practice guidelines: multiple similarities and one common deficit. Int J Qual Health Care, 2005, 17: 235-242

6. Lohr K, Field M. A provisional instrument for assessing clinical practice guidelines. In Guidelines for Clinical Practice: From Development to Use. Washington DC: National Academy Press, 1992

7. Cluzeau FA, Littlejohns P, Grimshaw JM, et al. Development and application of a generic methodology to assess the quality of clinical guidelines. Int J Qual Health Care, 1999, 11: 21-28

8. Dicenso A, Bayley L, Haynes RB. Accessing pre-appraised evidence: fine-tuning the 5S model into a 6S model. Evid Based Nurs, 2009, 12: 99-101

9. Guyatt G. An Emerging Consensus on grading recommendations? Chin J Evid- based Med, 2007, 7: 1-8

10. SIGN. Report on a recommended referral document. SIGN Publication, 1998

11. Dickstein K, Cohen-Solal A, Filippatos G, et al. ESC Guidelines for the diagnosis and treatment of acute and chronic heart failure. Eur Heart J, 2008, 29, 2388-2442

12. Bleser LD, Depreitere R, Waele KD, et al. Defining pathways. J Nurs Manag, 2006, 14: 553-563

13. James PA, Oparil S, Carter BL, et al. 2014 Evidence-based guideline for the management of high blood pressure in adults: Report from the panel members appointed to the Eighth Joint National Committee (JNC 8). JAMA, 2014, 311: 507-520

14. Stone NJ, Robinson J, Lichtenstein AH, et al. 2013 ACC/AHA guideline on the treatment of blood cholesterol to reduce atherosclerotic cardiovascular risk in adults: a report of the American College of Cardiology/ American Heart Association Task Force on Practice Guidelines. J Am Coll Cardiol, 2014, 63: 2889-2934

15. Brouwers MC, Kho ME, Browman GP, et al. AGREE II: advancing guideline development, reporting and evaluation in health care. CMAJ, 2010, 182: e839-842

16. Chen ZM, Sandercock P, Xie JX, et al. Hospital management of acute ischemic stroke in China. J Stroke Cerebrovasc Dis, 1997, 6: 361-367

17. 赵亚利，崔树起，彭晓霞. 国内临床指南发展现状及国内外指南比较分析. 中国全科医学, 2005, 8: 593-596

18. 杨茗，董碧蓉. 临床医生如何评价和应用临床实践指南. 循证医学, 2008, 8: 235-238

19. 卫茂玲，刘鸣. 中国临床指南循证制定的方法学现状分析. 中国循证医学杂志, 2013, 13: 927-932

Notes

第六章　系统综述与meta分析

在循证医学领域，高质量的科学证据是卫生行政部门制定政策、临床医生进行医疗方案决策以及患者获取"知情同意"的重要基础，这其中，系统综述（systematic review）被公认为高质量证据，而meta分析则作为系统综述中的关键技术，是将系统综述中所纳入的多个同类研究合并为一个量化指标的统计学方法，通过汇总合并，可以实现增大样本量、提高检验效能的目的。在循证临床实践中，针对临床问题，首先应查找有无现成的临床实践指南，若无，则应继续检索有无系统综述或meta分析证据，若再无，就要考虑是否制作一个系统综述/meta分析。

第一节　概　　述

一、基本概念

与传统文献综述不同，系统综述是针对某一具体临床问题（如疾病的病因、诊断、治疗、预后），系统、全面地收集现有已发表和未发表的临床研究文献，进而采用临床流行病学严格评价的原则和方法，对筛选出符合质量标准的原始研究结果进行定性或定量合成（meta分析，meta-analysis），从而得出可靠的综合结论。系统综述是一种科学、客观、系统地总结和整合原始研究结果的研究方法，具有规范、透明和可重复性的特点，可为医疗卫生决策提供较为完整、可靠、权威的证据。随着循证医学及其理念的不断发展，系统综述已广泛应用于临床医学、公共卫生、卫生政策决策之中。

二、分　　类

根据研究的临床问题不同，可对病因、诊断、治疗、预后、临床经济学评价和定性研究（qualitative research）等方面进行系统综述。根据系统综述纳入的原始研究类型不同（study design），可分为基于临床对照试验（controlled trial）的系统综述和基于观察性研究（observational study）的系统综述。目前，基于随机对照试验的系统综述数量较多，在理论方法上较为完善且论证强度较高；若按照制作系统综述时纳入原始研究的方式，又可分为前瞻性、回顾性和累积性系统综述；根据资料分析时是否采用meta分析还可分为定性系统综述（qualitative systematic review）和定量系统综述（quantitative systematic review）。

其中，Cochrane系统综述被认为是循证医学的"金标准"证据，这类系统综述是在专业方法学组的编辑指导和支持下、按照Cochrane协作网统一工作手册完成并发表在Cochrane图书馆的系统综述。由于其实施过程中有严格的质量控制措施，因而被公认为最高级别的证据之一。Cochrane系统综述根据研究目的又可分为干预研究系统综述、诊断准确性系统综述和方法学系统综述等。

三、系统综述与叙述性文献综述的区别与联系

文献综述又称为叙述性文献综述（narrative review）或传统文献综述（traditional review），由

作者根据特定的目的和需要或兴趣，围绕某一题目收集相关的医学文献，采用定性分析的方法，对论文的研究目的、方法、结果、结论和观点等进行分析和评价，结合自己的观点和临床经验进行阐述和评论，总结成文，可为某一领域或专业提供大量的新知识和新信息，以便读者较短时间了解某一专题的研究概况和发展方向，解决临床实践中遇到的问题。但这种传统意义的文献综述，往往受综述者的主观思维以及某些选择偏倚和信息偏倚的影响。故在接受或应用这类证据时宜持批判态度。

系统综述和叙述性文献综述均是对临床研究文献的分析和总结，目前多为回顾性、观察性的研究，也可为前瞻性系统综述。回顾性的系统综述受临床研究质量的制约，因而易受偏倚、随机误差的影响。因此，确定一篇综述为叙述性文献综述还是系统综述，以及其质量、价值如何，主要取决于是否采用科学的方法减少了偏倚、混杂因素的影响。

叙述性文献综述常常涉及某一问题的多个方面如糖尿病的病理、病理生理、流行病学、诊断及预防、治疗、康复的措施，也可仅涉及某一方面的问题如诊断、治疗等。系统综述或 meta 分析多是集中研究某一具体临床问题的某一方面如糖尿病的治疗或康复，具有相当的深度。因此，叙述性文献综述有助于广泛了解某一疾病的全貌，而系统综述则有助于深入了解某一具体疾病的诊治。两者的主要区别如下（表 6-1）。

表 6-1　叙述性文献综述与系统综述的区别

特征	叙述性文献综述	系统综述
研究的问题	涉及的范畴常较广泛	常集中于某一具体临床问题
原始文献来源	常未说明、不全面	明确，常为多渠道
检索方法	常未说明	有明确的检索策略
原始文献的选择	常未说明、有潜在偏倚	有明确的选择标准
原始文献的评价	评价方法不统一	有严格的评价方法
结果的合成	多采用定性方法	多采用定量方法
结论的推断	有时遵循研究依据	多遵循研究依据
结果的更新	未定期更新	根据新证据定期更新

第二节　系统综述的步骤与方法

系统综述的步骤和方法的正确与否，对其结果和结论的真实性、可靠性起着决定性作用。如果纳入原始研究质量不高或进行系统综述 /meta 分析的方法不恰当，有可能造成误导。

针对不同研究问题的系统综述，其基本方法和步骤相似（图 6-1），但在文献检索策略、文献质量的评价方法、原始文献的数据提取以及统计分析等方面有差别，本节将以评价治疗措施疗效的 Cochrane 系统综述为例，简述其基本步骤。

一、确立题目、制订系统综述计划书

系统综述是为医疗保健措施的管理和应用提供决策依据，特别适用于那些干预措施的利弊仅靠单个临床研究结果难以确定，或在临床应用过程中存在较大争议等问题的探讨。因此，系统综述的题目主要来源于临床医疗实践中那些涉及疾病防治方面不肯定、有争议的重要临床问题。例如：在高危人群中服用小剂量阿司匹林能否预防心脑血管病发生？抗凝剂治疗能否预防缺血性心脏病伴心房颤动患者发生心脏事件？急性胆囊炎患者早期（发病后 7 天内）与延缓（入院治疗后 6 周）行腹腔镜胆囊切除术的疗效和安全性有何差别等？

Notes

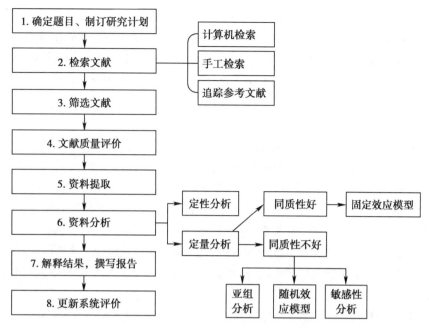

图 6-1 系统综述过程图示

为避免重复,首先应进行全面、系统的检索,了解针对同一临床问题的系统综述或 meta 分析是否已经存在或正在进行。如果有,其质量如何?是否已经过时?如果现有的系统综述或 meta 分析已过时或质量差,则可考虑进行更新或重新制作一个新的系统综述。

系统综述解决的问题很专一,涉及的研究对象、设计方案以及治疗措施需相似或相同。因此,在确立题目时,应围绕研究问题、遵循 PICO 原则明确 4 个要素:①研究对象的类型:所患疾病类型及诊断标准、研究人群的特征和场所;②研究的干预措施和进行比较的措施;③主要研究结果的类型包括所有重要的结果(主要结果和次要结果)及严重的不良反应;④研究的设计方案。这些要素对指导查找、筛选和评价各个临床研究,收集、分析数据及解释结果的应用价值均十分重要,必须准确、清楚定义。

系统综述的题目确立后,需要制订计划书(protocol),内容包括系统综述的题目、背景资料、目的、检索文献的方法及策略、选择合格文献的标准、评价文献质量的方法、收集和分析数据的方法等。

原则上,系统综述研究的问题必须在制订计划书和收集文献前就已确定,这样可避免作者根据原始文献的数据信息和结果临时改变系统综述的题目及内容,导致结论的偏倚。但由于多数系统综述是对现有文献资料的分析和总结,受原始文献及质量的制约,倘若不了解与题目相关的资料信息和内容则难以确定一个好题目。因此,在进行系统综述的过程中如果要改变题目或评价的内容,必须明确回答原因及动机,并相应修改查寻文献和收集文献的方法。

二、检 索 文 献

系统、全面地收集所有与研究主题相关的文献资料是系统综述与叙述性文献综述的重要区别之一。为了避免发表偏倚和语言偏倚,应围绕要解决的问题,按照计划书中制订的检索来源和检索策略,采用系统的检索方法。除已经发表的文献之外,还应收集尚未发表的灰色文献,同时不要对文献的语种进行限制。

在检索 MEDLINE、EMBASE 和 CENTRAL 等必检数据库的基础上,应该根据系统综述涉及的主题选择与其密切相关的数据库或者杂志;Open Grey、NTIS 等灰色文献数据库也是系统综述的一个重要来源,同时可以通过与专家和药企等联系以获得未发表的文献资料,如学术报告、

Notes

会议论文集或毕业论文等；由 Cochrane 协作网建立的 Cochrane 对照试验中心注册库（Cochrane central register of controlled trials，CENTRAL）和各专业评价小组对照试验注册库，既可弥补检索工具如 MEDLINE 等收录 RCT 不完全的问题，也有助于系统综述者快速、全面获得相关的原始文献资料；同时，对与主题密切相关的杂志进行手工检索也是获取文献的一个重要手段。

三、选择文献

选择文献是指根据计划书事先拟定的纳入和排除标准，从收集到的所有文献中检出能够回答研究问题的文献资料。因此，选择标准应根据确立的研究问题及构成研究问题的 4 要素即研究对象、干预措施、主要研究结果和研究设计方案而制订。例如：拟探索静脉滴注硫酸镁能否降低急性心肌梗死患者的近期病死率？围绕这一临床问题，如果确定研究对象为急性心肌梗死患者，不考虑梗死部位、患者性别、年龄，干预措施为静脉使用硫酸镁与安慰剂比较，主要研究结果为 35 天内的病死率，设计方案为 RCT，则所选临床研究必须符合上述条件。而口服硫酸镁或静脉滴注硫酸镁与其他药物进行比较，结果为心肌梗死 35 天以后的病死率或者非 RCT 的文献资料均不能纳入。

文献资料的选择应分 3 个步骤进行（图 6-2）。①初筛：根据检索出的引文信息如题目、摘要筛除明显不合格的文献，对肯定或不能肯定的文献应查出全文再进行筛选；②全文筛选：对初筛阶段无法确定是否纳入的研究，应通过阅读和分析全文，以确定是否符合纳入标准；③与作者联系：如果文献中提供的信息不全面而不能确定，或者有疑问和有分歧的文献应先纳入，通过与作者联系获得有关信息后再决定取舍或在以后的选择过程中进一步评价。在筛选文献过程中，应该记录未纳入研究的排除原因。

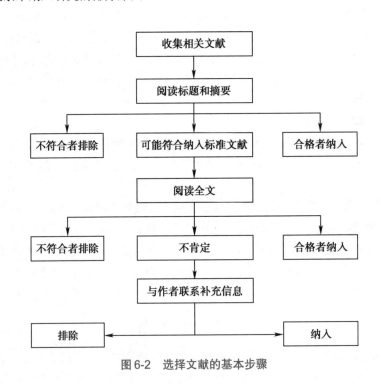

图 6-2　选择文献的基本步骤

四、评价纳入研究的偏倚风险

原始研究的设计和实施质量影响研究结果的真实性。评价纳入研究的偏倚风险是指评估单个临床试验在设计、实施和分析过程中防止或减少偏倚和随机误差的程度，以作为纳入原始文献的阈值、解释不同文献结果差异的原因、进行系统综述敏感性分析和定量分析（meta 分析）

Notes

时给予文献不同权重值的依据。文献评价应包括内部真实性、外部真实性和影响结果解释的因素。

　　偏倚是导致研究结果偏离真值的现象，存在于临床试验中从选择和分配研究对象、实施干预措施、随访研究对象、测量和报告研究结果的每个阶段（图 6-3）。因此，偏倚主要分为五种：①选择偏倚（selection bias）：发生在选择研究对象时，因随机方法不完善造成组间基线不可比，可夸大或缩小干预措施的疗效。采用真正的随机方法并对随机分配方案进行完善的隐藏可避免这类偏倚的影响；②实施偏倚（performance bias）：发生在干预措施的实施过程中，指除比较的措施不同外，试验组和对照组研究对象所接受的其他措施也不一样。采用标化治疗方案和盲法干预可避免实施偏倚；③测量偏倚（detection bias）：测量试验组和对照组结果的方法不一致所造成的系统误差，特别是主观判断研究结果时常会出现。采用统一、标化测量方法和对研究对象及结果测量者实施盲法可避免影响；④随访偏倚（attrition bias）：指在试验随访过程中，试验组或对照组因退出、失访、违背治疗方案等造成人数或情况不一样而产生的系统差异。对此，应尽量获得失访者的信息和对失访人员采用恰当的统计学方法处理如意向性治疗分析（intention to treat analysis）可减少其影响；⑤报告偏倚（reporting bias）：指文章中报告的结果与实际分析结果间存在的系统差异。

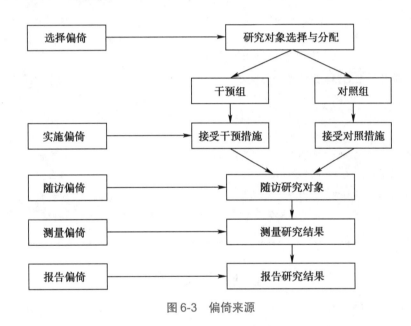

图 6-3　偏倚来源

　　评价文献质量或者偏倚风险的方法和工具较多，评价工具可分清单或一栏表式（checklist，即有许多条目，但不给予评分）和量表评分（scale，即有许多条目，每个条目均给予评分，但可给予相同或根据重要性给予不同的权重）。迄今至少有 9 种以上清单（checklist）和 60 余种量表（scale）用于评价随机对照试验的质量，条目数从 3～57 个不等，一般需要 10～45 分钟完成。由于这些评价方法易受文献报告质量和文献评估者的主观因素影响，Cochrane 手册 5.1 并不推荐清单或量表等评价工具，而是采用"基于过程的评价表"（domain-based evaluation），其由 Cochrane 协作网的方法学家、编辑和系统综述制作者共同制订，"偏倚风险评估"工具（表 6-2），包括 6 个方面：①随机分配方法；②分配方案隐藏；③对研究对象、治疗方案实施者、研究结果测量者采用盲法；④结果数据的完整性；⑤选择性报告研究结果；⑥其他偏倚来源。针对每一项研究结果，对上述 6 条依次做出"低风险"（低度偏倚）、"高风险"（高度偏倚）和"不清楚"（缺乏相关信息或偏倚情况不确定）的判断。其中①②⑤用于偏倚风险评估，其余 3 条则需针对每一篇纳入研究中的不同研究结果加以评估，强调同一研究中不同结果受偏倚影响程度不同。偏倚风险评价结果

Notes

不仅采用文字和表格描述，还要求采用图示，以更形象、直观反映偏倚情况。该评估工具对每一条的判断均有明确标准，减少了评估者主观因素影响，保证评估结果有更好的可靠性。

为避免选择文献和评价文献质量人员的偏倚，规范的系统综述研究，要求一篇文章分别由两人独立提取数据和评价文献质量，也可采用专业与非专业人员相结合的共同选择和评价方法，对选择和评价文献中存在的意见分歧可通过共同讨论或请第三方的方法解决。多人选择文献时，还可计算不同评价者间的一致性（Kappa 值）。此外，应进行预试验，对事先设计的提取表和质量评价标准等进行完善，同时进行标化和统一选择、评价方法。

表 6-2　Cochrane 协作网的偏倚风险评价工具

偏倚风险	评价条目	评价内容描述	作者判断
选择风险	①随机分配方法	详细描述产生随机分配序列的方法，以利于评估组间是否可比	随机分配顺序的产生是否正确
	②分配方案隐藏	详细描述隐藏随机分配序列的方法，以利于判断干预措施分配情况是否可预知	分配方案隐藏是否完善
实施风险	③参与者设盲	描述对受试者或试验人员实施盲法的方法，以防止他们知道受试者接受的干预措施。提供判断盲法是否成功的相关信息	盲法是否完善
测量风险	④分析者设盲	描述对受试者接受干预后的结果分析实施的盲法。提供判断盲法是否成功的相关信息	盲法是否完善
随访偏倚	⑤结果数据的完整性	报告每个主要结局指标的完整性，包括失访和退出的数据。明确是否报告失访/退出、每组人数（与随机入组的总人数相比）、失访/退出的原因，是否采用 ITT 分析	结果数据是否完整
报告风险	⑥选择性报告研究结果	描述选择性报告结果的可能性（由系统综述者判断）及情况	研究报告是否提示无选择性报告结果
其他风险	⑦其他偏倚来源	除以上 5 个方面，是否存在其他引起偏倚的因素？若事先在计划书中提到某个问题或因素，应在全文中作答	研究是否存在引起高度偏倚风险的其他因素

五、收　集　数　据

根据预先制订的数据提取表，对纳入的文献进行数据提取，包括①文献的基本信息：文章题目、作者、发表时间、文献来源、评价者信息等；②研究的主要信息：研究的合格性，研究对象的特征及地点，研究方法（包括研究设计、数据来源、样本选取、数据分析等），研究措施的背景、内容和方法，有关偏倚防止措施等；③结果测量：随访时间、失访和退出情况，分类变量资料应收集每组总人数及事件发生率，连续性变量应收集每组研究人数、均数和标准差或标准误等。

数据收集应由至少 2 人独立完成，有争议者应由主题专家、方法学专家或团队讨论解决。

所有数据均应输入系统综述管理软件（Review manager，RevMan），以便进行文献结果的分析和报告，目前最新的版本是 RevMan 5.3.5，可免费下载。

六、资料分析和结果报告

系统综述中通常使用的是定量整合的方法，具有同质性且高质量的研究可以用 meta 分析，对于不同类型的研究可以采用叙述性的定性整合。

（一）meta 分析（meta analysis）

meta 分析是将系统综述中的多个不同研究结果合并为一个量化指标的统计学方法，它通过

Notes

对多个同类研究的合并汇总,实现增大样本量、提高检验效能的目的。特别是当多个研究结果不一致或均无统计学意义时,meta 分析可得到更接近真实情况的综合分析结果。目前较成熟的 meta 分析方法是成组设计的二分类变量比较、两个均数比较的 meta 分析和 meta 回归分析。诊断性试验的 meta 分析、多个均数比较的 meta 分析等都还在不断完善之中。

meta 分析的运用需要一些前提条件:①研究要有同质性,强行对那些在研究设计、干预措施、研究结果上存在较大差异的研究进行 meta 分析,其结论可信性会较低;② meta 分析要建立在原始研究质量评价的基础上,对那些质量差的原始研究进行合并的结果,必然有误导性;③若存在严重的发表偏倚,meta 分析结果的可靠性也值得商榷。对于满足应用条件的定量数据,用 meta 分析合成结果时,可选择固定效应模型(fixed effect model)或随机效应模型(random effect model),结果采用森林图(forest plot)表示。详见下一节。

(二) 叙述性综合(narrative empirical synthesis)

这种综合方法就是将研究的结果用表格形式或其他结构总结方法,将单个的研究结果尽可能地列示。叙述性综合适用于效果评价的系统综述,可以分析不同类型研究设计的原始研究,包括临床试验和准试验研究、以及一般调查研究等。它是一个整合原始研究并对观察的差异进行描述的过程,而不是统计分析。

叙述性综合的步骤有:

1. **选择描述结果的指标** 叙述性综合首先需要选择统一的结果指标计算方法,描述所有研究的结果。如 Cochrane 的 EPOC 方法组,建议描述所有研究结果时用:绝对改变量(absolute change);相对改变量(relative percentage change);与基线相比的绝对改变量(absolute change from baseline);与基线相比的绝对改变量差值(difference in absolute change from baseline)。计算方法见表 6-3。

表 6-3 EPOC 系统综述方法中描述结果的指标

	干预组	控制组
干预前	S_{pre}	C_{pre}
干预后	S_{post}	C_{post}
改变	S_{change}	C_{change}

绝对改变量(absolute change)= $S_{post} - C_{post}$;相对改变量(relative percentage change)=$(S_{post} - C_{post}) \times 100 / C_{post}$;与基线相比的绝对改变量(absolute change from baseline)是 S_{change} 与 C_{change};与基线相比的绝对改变量差值(difference in absolute change from baseline)= $S_{change} - C_{change}$

2. **纠正研究的分析错误** 当研究设计是群组随机对照试验研究(cluster randomized controlled trials)、交叉试验研究(cross-over trials)、间断性时间序列研究(interrupted time series)时,原始研究分析中因未考虑到分析单位、分析方法问题,就需要在系统综述中用正确的方法重新进行分析。例如,对群组随机对照试验研究,若研究作者将个人作为分析单位,会导致可信区间估计过小,所以需要综述作者进行调整和重新分析。又如对间断性时间序列研究,最小二乘估计法是不适用的,因为其误差项独立的假设并不成立,EPOC 组就建议用移动平均自回归模型(autoregressive integrated moving average models)或多重 t 检验等方法进行分析。当然,这些纠正分析单位的方法在 meta 分析中同样是适用的。

3. **异质性分析、亚组分析和发表偏倚分析** 即使研究存在异质性,导致无法进行 meta 分析时,异质性检验仍是需要的。如在存在异质性的情况下,通过亚组分析找出异质性的原因,并对这些原因进行描述和解释。同时通过漏斗图分析发表偏倚。

七、解释系统综述的结果

解释系统综述应基于研究的结果,内容应包括:

Notes

1. **系统综述的论证强度**　取决于纳入研究的设计方案及其研究质量、是否存在重要的方法学缺陷、合成结果的效应值大小和方向、是否存在剂量 - 效应关系等。

2. **推广应用性**　在确定系统综述结果的应用价值时，首先应考虑干预措施对患者的利弊关系，其次应考虑纳入的原始研究中，其研究对象是否与自己的患者情况相似，是否存在生物学、社会文化背景、依从性、基础危险度、病情等方面的差异。

3. 对干预措施的利弊和费用进行卫生经济学分析。

4. **对临床决策和临床研究的意义**　系统综述的结果对临床医生和卫生决策者的实用价值、对今后研究的指导意义，目的在于帮助卫生服务提供者和决策者进行正确的选择和应用，为进一步的科学研究指明方向。

八、更新系统综述

发表后的系统综述需要随时接受反馈意见和发现新发表的原始研究，并进行不断更新。在更新过程中，应该按前述步骤重新进行检索、分析和评价。Cochrane 协作网要求每 2 年进行一次系统综述的更新，必须进行重新检索，对于新检索出来的文献要进行评价是否纳入，如果符合纳入标准则要与之前的文献进行整合。

（贾莉英）

第三节　meta 分析

一、meta 分析的概述

meta-analysis 方法的思想可追溯到 20 世纪 30 年代，1920 年，著名统计学家 Fisher 提出了"合并 P 值"的思想，被认为是 meta 分析的前身。1955 年开始应用于医学研究领域，1976 年英国心理学家 Gene V.Glass 最先将这种对多个独立研究中的统计量进行合并统计分析的方法称为"meta-analysis"（meta-analysis is the use of statistical methods to summarize the results of independent studies）。在 David Sackett 等撰写的 *Evidence based medicine - how to practice and teach it* 一书中，"meta-analysis is a systematic review that uses quantitative methods to synthesize and summarize the results"，即运用定量方法汇总多个研究结果的一种系统综述。在 Cochrane 协作网上给出的 meta-analysis 的定义类似，"The use of statistical techniques in a systematic review to integrate the results of included studies. Sometimes misused as a synonym for systematic reviews，where the review includes a meta-analysis"，即在系统综述中使用统计学方法整合纳入研究的结果。Cochrane 协作网同时指出 meta 分析有时被误认为等同于系统综述，但实质上 meta 分析是系统综述中的一种。

meta 分析广义上包括提出问题、检索相关研究文献、制订文献纳入和排除标准、描述基本信息、定量综合分析等一系列过程；狭义上则专指系统综述的定量综合分析。事实上，由于纳入研究的质量、设计类型、资料类型以及方法学等限制，只有部分系统综述可以进行完整的定量分析。而一个系统综述可以对单个结局指标进行一个 meta 分析，也可同时对多个结局指标实施多个 meta 分析。

meta 分析实质上是汇总多个具有相同目的的不同研究结果并分析评价其合并效应量的一系列过程，即一种对多个独立研究的结果进行统计分析的方法。合并多个独立同类研究，从统计学角度可以扩大样本含量，从而提高检验效能，对效应的估计更精确；同时 meta 分析考虑每个独立研究的质量及其样本量，在合并结果时赋予其不同的权重，因此，对有争议或没有统计学意义的研究进行 meta 分析可以得到更接近真实结果的结论。

Notes

二、meta 分析的基本流程

meta 分析的基本流程，包括数据提取及汇总、异质性检验、合并效应量估计与假设检验、以及效应量估计模型的选择等内容。

（一）数据提取

准确可靠的数据是 meta 分析的基础，否则再先进的统计学方法，也不能弥补数据本身的缺陷。所以在收集与提取数据时，应广开渠道，通过多种途径收集，确保数据全面完整；同时，采取有效的质控措施，如多人同步提取数据，防止测量偏倚；最后对数据资料的真实性要进行严格评价。

数据提取要按照统一的表格，将所纳入研究的重要信息进行汇总，如样本量、分析方法、主要结果变量、设计方案、发表年份、具体实施时间及地点、质量控制措施等。Cochrane 手册中提供了一个常用的数据提取清单，详见表 6-4。

表 6-4　数据收集项目清单

Source
- Study ID (created by review author).
- Report ID (created by review author).
- Review author ID (created by review author).
- Citation and contact details.

Eligibility
- Confirm eligibility for review.
- Reason for exclusion.

Methods
- Study design.
- Total study duration.
- Sequence generation*.
- Allocation sequence concealment*.
- Blinding*.
- Other concerns about bias*.

Participants
- Total number.
- Setting.
- Diagnostic criteria.
- Age.
- Sex.
- Country.
- [Co-morbidity].
- [Socio-demographics].
- [Ethnicity].
- [Date of study].

Interventions
- Total number of intervention groups.

For each intervention and comparison group of interest：
- Specific intervention.
- Intervention details (sufficient for replication, if feasible).
- [Integrity of intervention].

Outcomes
- Outcomes and time points (i) collected; (ii) reported*.

For each outcome of interest：
- Outcome definition (with diagnostic criteria if relevant).
- Unit of measurement (if relevant).
- For scales: upper and lower limits, and whether high or low score is good.

Results
- Number of participants allocated to each intervention group.

For each outcome of interest：
- Sample size.
- Missing participants*.
- Summary data for each intervention group (e.g. 2×2 table for dichotomous data; means and SDs for continuous data).
- Estimate of effect with confidence interval; P value.
- Subgroup analyses.

Miscellaneous
- Funding source.
- Key conclusions of the study authors.
- Miscellaneous comments from the study authors.
- References to other relevant studies.
- Correspondence required.
- Miscellaneous comments by the review authors.

引自 Cochrane handbook (Higgins JPT, Green S. *Cochrane Handbook for Systematic Reviews of Interventions* Version 5.1.0. The Cochrane Collaboration, 2011.)

Notes

（二）异质性检验

在系统综述过程中，尽管纳入的多个研究都具有相同的研究假设，但这些研究在研究设计、研究对象、干预措施、测量结果上可能存在变异，这些在不同研究间存在的各种变异称为异质性（heterogeneity）。Cochrane 协作网将异质性分为：①临床异质性，即参与者、干预措施、结局指标差异所致的偏倚；②方法学异质性，由试验设计和研究质量不同引起；③统计学异质性，是临床异质性及方法学异质性联合作用的结果。meta 分析的核心思想是合并（相加）多个研究的统计量，而只有同质的资料才能进行合并或统计分析。因此在进行 meta 分析之前必须进行异质性检验（test for heterogeneity），以判断其是否具有同质性，用假设检验的方法检验多个独立研究的异质性是否具有统计学意义。

异质性检验的方法主要有目测图形法和统计学检验。图形法包括森林图（forest plot）、拉贝图（L'Abbe plot）、Galbrain 星状图（Galbrain radial plot）、Z 分值图等。目测图形法的优点是简单明了，如通过目测森林图中的点估计值的变异及可信区间重叠程度，初步判断是否存在异质性。若可信区间大部分重叠，点估计值中无明显异常值，一般可认定同质性较高。其缺点是主观判定性比较强，即同一张图不同的研究者可能有不同的解读，故目测法只能初步判定是否存在异质性。统计学检验评价异质性的方法包括 Q 检验及 I^2 统计量、H 统计量等检验方法，是评价异质性的主要方法。

目前较常用的是 Q 检验，其无效假设为所有纳入研究的效应量均相同（$H_0: \theta_1 = \theta_2 = \cdots\cdots = \theta_k$），则 Q 定义为：$Q = \sum w_i(\theta_i - \overline{\theta})^2$，$\overline{\theta} = \dfrac{\sum w_i\theta_i}{\sum w_i}$，进一步转化为：$Q = \sum\limits_{i=1}^{k} w_i\theta_i^2 - \dfrac{(\sum w_i\theta_i)^2}{\sum w_i}$。其中 w_i 为第 i 个研究的权重值，θ_i 为第 i 个研究的效应量，$\overline{\theta}$ 为合并效应量。k 为纳入的研究个数。Q 服从于自由度为 $k-1$ 的 χ^2 分布。若 $Q > \chi^2_{(1-\alpha)}$，则 $P < \alpha$，表明纳入研究间的效应量存在异质性，可进一步计算异质指数 $I^2 = \dfrac{Q-(k-1)}{Q} \times 100\%$，定量描述异质程度，如果 I^2 大于 50% 认为存在显著异质性。

除了使用公式法手工计算 Q 值和 I^2 值外，利用 RevMan 软件和 Stata 软件可以更快捷方便地进行异质性检验。使用 RevMan 软件制作森林图时，在图的左下方会直接给出异质性检验的统计量和 P 值。例如结果显示为：heterogeneity：$Chi^2 = 5.26$，$df = 5$（$P = 0.39$），$I^2 = 5\%$；表示 Q 检验的统计量为 5.26，自由度为 5，$P > 0.10$，异质性检验没有统计学意义，$I^2 = 5\%$，小于 50%，结果显示纳入的各独立研究间效应量是同质的。

Q 检验的方法应用比较广泛，但其检验效能较低，特别是当纳入研究数目较少或者做分层分析的情况下，有时不能检测出异质性，出现假阴性结果。因此，有学者提出可以考虑提高检验水准，如 $\alpha = 0.10$，以增大检验效能。当异质性检验结果 $P > 0.10$，认为多个研究间的异质性无统计学意义，可认为多个研究结果具有同质性；当检验结果 $P \leqslant 0.10$ 时，多个研究间的异质性有统计学意义，可认为研究结果有统计学异质性。当纳入研究个数较多时，即使研究结果之间是同质的，也可能出现 $P < \alpha$ 的情况，即异质性检验有统计学意义。因此，对 Q 检验结果的解释要慎重。I^2 统计量，则是利用自由度校正了研究数目对 Q 值的影响，其结果不会随研究数目的变化而改变，结果更稳定。在 Cochrane 系统综述中，只要 I^2 不大于 50%，其异质性就可接受。

当异质性检验 $P \leqslant 0.10$，判定为存在统计学异质性。需要进一步分析异质性产生的原因。应对措施包括：①检查每个研究的原始数据及提取数据方法是否正确；②如果异质性过于显著，应考虑放弃 meta 分析，仅进行定性描述；③选择随机效应模型（random effect model）估计合并效应量，随机效应模型是针对异质性资料的统计处理方法，不能对异质性产生的原因进行分析；④使用亚组分析或 meta 回归来探讨异质性产生的原因；⑤进行敏感性分析，通过排除引起异质性的个体研究，比较纳入该研究前后 meta 分析的结果，探讨该个体研究对合并效应的影响。

Notes

（三）合并效应量估计及其假设检验

1. 数据类型及合并效应量　可用于 meta 分析的数据主要包括以下 5 类：①二分类变量资料，按照某种属性分为互不相容的两类，如描述临床结局时，选用存活、死亡，复发或不复发等；②数值变量 / 连续性变量资料，如血压值、尿糖、CD4/CD8 数等，往往有度量衡单位，且能够精确测量；③等级资料 / 有序多分类变量资料，按照某种属性分为多类，类与类间有程度或等级上差异。如疗效判定用痊愈、显效、有效、无效等表示。以上 3 类数据类型比较常见。④计数数据，即同一个体在一定观察时间内可发生多次不良事件，如心肌梗死、骨折、多次入院等。⑤生存资料，同时观察两类数据，即是否发生不良事件以及发生不良事件的时间。

数据类型不同决定了效应量的表达方式有所不同。效应量（effect size）常被定义为临床上有意义的值或改变量。当结局观察指标为二分类变量资料时，常用的效应量表达有相对危险度（relative risk，RR）、比值比（odds ratio，OR）、危险差（risk difference，RD）、绝对危险度（absolute risk，AR）或 NNT（number needed to treat）等。选择 OR 或 RR 作为合并统计量，其结果解释与单个研究的效应量相同，选择 RD 作为合并统计量，其解释为两个率的绝对差值。

当结局观察指标为定量变量资料或连续性变量资料时，效应量采用均数差值（mean difference，MD）或标准化均数差值（standardized mean difference，SMD）等表达方式。MD 即为两均数的差值，以原有单位真实地反映了试验效应，消除了多个研究之间绝对值大小的影响。有些目的相同的研究可能采用不同的检测方法、获得的指标无法进行直接比较，可以把这些效应指标进行标化后（SMD）再进行合并统计分析。SMD 适用于单位不同或均数较大资料的汇总分析，但 SMD 没有单位，所以在结果解释时要慎重。

对于等级资料或计数数据，可根据实际情况转换化为二分类变量资料或当作连续性变量资料进行处理，选用相应的效应量。对于生存资料，效应量表达可用风险比（hazard ratio，HR）。

2. 合并效应量估计　meta 分析是对多个同类研究的结果进行合并获得一个单一效应量（effect size）或效应尺度（effect magnitude），通过合并后的统计量来评价多个同类研究的综合效应。meta 分析常用的合并效应量估计方法有 Mantel-Haenszel（M-H）法、Peto 法、方差倒置法（inverse variance，IV）、DerSimonian-Laird（D-L）法等见表 6-5。前 3 种方法适用于固定效应模型，后一种方法适用于随机效应模型。近年还出现了最大似然估计法（maximum likelihood，ML）及非参数策略等较新的一些统计分析方法。

表 6-5　基于不同数据类型及其合并效应量的模型选择

数据类型	效应量	异质性检验无统计学意义 固定效应模型	异质性检验有统计学意义 随机效应模型
分类变量	OR	Mantel-Haenszel（M-H）	DerSimonian-Laird（D-L）
		Peto	—
		Inverse variance（IV）	—
	RR	Mantel-Haenszel（M-H）	DerSimonian-Laird（D-L）
		Inverse variance（IV）	—
	RD	Mantel-Haenszel（M-H）	DerSimonian-Laird（D-L）
		Inverse variance（IV）	—
数值变量	MD	Inverse variance（IV）	DerSimonian-Laird（D-L）
	SMD	Inverse variance（IV）	DerSimonian-Laird（D-L）

当异质性检验无统计学意义时，选择固定效应模型。如果是分类资料，可选择 M-H 法或 Peto 法，主要用于小概率事件的合并效应量计算。M-H 法适用于纳入研究数量较少或事件发生率较低的研究。Peto 法是 M-H 法的改良，仅适用于 OR 值的分析。如果是数值变量资料，采用

Notes

IV 法计算其合并效应量。IV 法同样适用于分类资料，但当数据较小时没有 M-H 法得到的结果稳定。当异质性检验有统计学意义或 $I^2 > 50\%$，可选择随机效应模型，多采用 D-L 法，它既可用于分类资料，又可用于数值变量资料合并效应量的校正。D-L 法通过权重 W_i 对效应量进行校正，它通过增大小样本研究的权重、减小大样本研究的权重，来处理研究间的异质性。但该方法可能增大了质量较差的小样本信息，降低了研究质量较好的大样本的信息，因此，对随机效应模型的结论应慎重解释。

3. **固定效应模型和随机效应模型**　固定效应模型（fixed effect model）和随机效应模型（random effect model）的选择取决于异质性检验结果以及对理论效应量的假设。如果异质性检验无统计学意义，而且异质性小到可以忽略，此时可认为理论效应量是固定的，原始研究间的效应量若有差别，也是由于抽样误差造成的，可直接选用固定效应模型，估计合并效应量；反之，如果异质性较大，且假定理论效应量变化呈正态分布，则应选用随机效应模型。随机效应模型因将研究间的变异因子 τ^2 作为校正权重，其结果比固定效应模型结果更稳健。

（1）固定效应模型（fixed effect model）：当异质性检验 $P > 0.10$，即各研究结果具同质性时，使用固定效应模型计算合并统计量。

以两分类变量资料为例，适用于固定效应模型的 meta 分析方法有 M-H 法，Peto 法，方差倒置法等。其中 M-H 法是分类变量固定效应模型最常用的统计分析方法，可用于 OR、RR、RD 等效应指标的合并统计分析。合并效应量、相应权重及其标准误的计算公式参见本套教材的医学统计学。

（2）随机效应模型（random effect model）：当多个研究不具有同质性，且进行异质性分析和处理后仍无法解决异质性时，可使用随机效应模型计算合并统计量。随机效应模型只是一种对异质性资料进行 meta 分析的统计学方法，不能控制混杂、校正偏倚和消除异质性产生的原因。目前随机效应模型多采用 1986 年由 Der Simonian 和 Laird 提出的 D-L 法，该方法同时适用于二分类变量和数值变量，主要是对权重 W_i^* 进行校正。

校正权重 $w_i^* = (w_i^{-1} + \tau^2)^{-1}$。其中 $\tau^2 = \max\left[0, \dfrac{Q - (k-1)}{\sum w_i - (\sum w_i^2 / \sum w_i)}\right]$，$Q$ 为异质性检验统计量，k 为纳入分析的研究个数。若 $Q < k-1$，$\tau^2 = 0$，若 $Q > k-1$，$\tau^2 = \left[\dfrac{Q - (k-1)}{\sum w_i - (\sum w_i^2 / \sum w_i)}\right]$。

以四格表资料为例，使用随机效应模型估计合并效应量及其 95% 可信区间：

$$\text{OR}_{合并} = \exp\left(\frac{\sum w_i^* \ln \text{OR}_i}{\sum w_i^*}\right), \quad 95\% \text{可信区间为} \exp\left(\ln \text{OR}_{合并} \pm \frac{1.96}{\sqrt{\sum w_i^*}}\right).$$

该方法是通过平衡资料的权重处理异质性（增大小样本研究权重，减小大样本研究权重），处理风险较大，因此应谨慎使用随机效应模型，所下结论也应该慎重。

4. **合并效应量的假设检验**　采用上述方法计算获得的合并效应量，需要通过假设检验（hypothesis test）来判定是否具有统计学上的显著性差异，常用 Z 检验，$Z = \dfrac{\ln \text{OR}_{MH}}{\sqrt{Var(\ln \text{OR}_{MH})}}$，统计量 Z 服从于标准正态分布，用于检验合并效应量是否有统计学意义。根据 Z 值得到该合并效应值的 P 值，如果 $P \leqslant 0.05$，合并效应量具有统计学意义；如果 $P > 0.05$，合并效应量没有统计学意义。

使用森林图（forest plots）进行统计描述，可以用来展示全部纳入研究统计分析的内容。森林图以一条垂直 x 轴的无效线，平行于 x 轴的多条线段及一个方块（或其他图形）组成。RR 和 OR 无效竖线横坐标刻度为 1，RD、MD 和 SMD 无效竖线横坐标刻度为 0。每一条横线段代表一个研究结果的可信区间，其可信区间范围越广，横线段越长。位于横线中间的小方块代表统计量（OR、RR、MD 等）的点估计值位置，大小代表该研究的权重，权重表示各个研究结果在总

Notes

体结果中所占的百分比,一般样本量越大权重越大。横线段与无效竖线相交表示该研究结果没有统计学意义。

实际上,估计合并效应量以及进行异质性检验,可以借助一些现成分析软件来完成,方便快捷。这其中首推 RevMan 软件,图 6-4 则是利用该软件进行 meta 分析时自动生成的森林图。

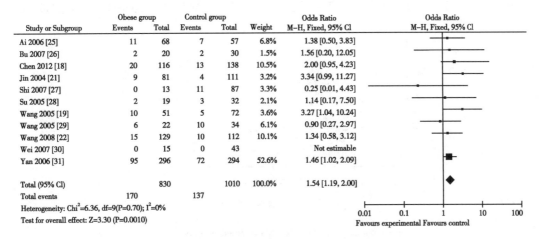

图 6-4 RevMan 软件 meta 分析生成的森林图

图中"◆"为合并效应量图示,"1.54(1.19, 2.00)"表示合并效应量及其 95% 可信区间;"Z=3.30,P=0.0010":表示假设检验中的统计量及其 P 值。"$\chi^2=6.36$, $df=9$, $P=0.70$",表示异质性检验的 Q 统计量、自由度及 P 值,异质指数 $I^2=0\%$。

三、发表偏倚的识别与分析

在可能影响 meta 分析结果的偏倚中,以发表偏倚的影响程度较大且较难控制,因而倍受关注。发表偏倚可使 meta 分析过分夸大治疗效应量或危险因素的关联强度,导致临床个体治疗与卫生决策的失误。

发表偏倚是指有统计学意义的研究结果比无统计学意义的研究更容易投稿和被发表,由此而产生的偏倚。对于无统计学意义的研究,研究者可能认为意义不大,不发表或推迟发表;作为杂志编辑则更有可能对这类论文退稿。因为存在发表偏倚,即使具备周密的检索策略和手段(如与研究者个人联系),也不可能完全地纳入所有相关研究。发表偏倚的类型较多,常见的有:①当完成的临床试验得到阴性结果时,因研究者缺乏信心向国际知名的医学杂志投稿,而转投地方性杂志;②非英语国家研究者,可能发表于本国的地方性杂志;但当得到阳性结果时,则作者更愿意在国际性杂志上用英文发表,这种发表偏倚被称为语言偏倚;③一些原因致论文不能发表,如博士、硕士读完学位而离开原来研究单位而未能发表;④一些研究结果可能违背了经费提供方(如制药商)的利益,被迫搁浅不能发表;⑤一些作者为提高知名度而一稿多投,或者作为多中心研究的参研单位,同时报告各自部分结果,造成多重发表偏倚。

现有 3 类比较简单的方法:即漏斗图法、剪补法以及公式法可以用来正确识别与处理发表偏倚。其中最常用的方法就是漏斗图(funnel plot),它是基于样本含量(或效应量标准误的倒数)与效应量(或效应量对数)所作的散点图,效应量可用 RR、OR、RD、死亡比或者其对数值等。漏斗图的前提假设是效应量估计值的精度随着样本量的增加而增加,其宽度也随精度的增加而逐渐变窄,最后趋近于点状,其形状类似一个对称倒置的漏斗,故称为漏斗图。即样本量小的研究数量多、精度低,主要分布在漏斗图的底部呈左右对称排列;样本量大的研究精度高,分布在漏斗图的顶部且向中间集中。利用漏斗图可以直接观察原始研究的效应量估计值是否与其样本含量有关。当存在发表偏倚时,则表现为漏斗图出现不对称,呈偏态分布(图 6-5)。绘

Notes

制漏斗图,需要纳入较多的研究个数,原则上要求 5 个点以上才能进行。

图 6-5 所示假设为漏斗图的两种情况,左图中所有研究围绕中心线对称排列,表明没有发表偏倚,图中空心散点代表结果无效的小样本研究,小样本研究估计的效应量变异较大,出现效应量极端值机会要多于大样本研究;右图,呈不对称分布,表示存在发表偏倚,所缺失部分恰恰为结果无统计学意义的小样本研究。图 6-6 为一临床研究案例利用 Stata 软件绘制的漏斗图。

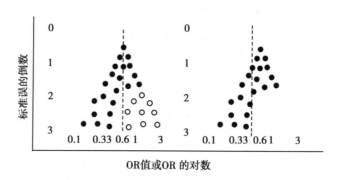

图 6-5 漏斗示意图

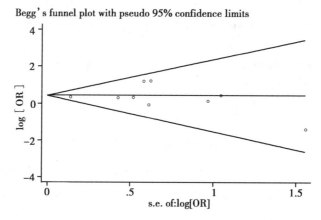

图 6-6 使用 Stata 软件导出的漏斗图示意图

图 6-6 显示所有研究围绕中心线对称排列,表明发表偏倚不明显,对合并效应量的影响可以忽略。

四、敏感性分析与亚组分析

若异质性检验发现各研究之间存在统计学异质性,就需要进一步分析异质性产生的原因。如果产生异质性的原因是由于设计方案、干预措施、测量方法、对照选择、性别、年龄等因素所致,可使用亚组分析(subgroup analysis)或 meta 回归。亚组分析,即分层分析,是将所有数据按照可能影响结果的因素分成更小的单元,进而在各个亚组内进行比较,从而判定研究结果是否是因这些因素存在而导致的不同。亚组分析中如果影响因素是分类变量,则同一类别的划为同一亚组,如果影响因素是连续性变量,分亚组时则应考虑分组节点的确定问题。进行亚组分析后每个组内样本量变小,可能得出否认干预措施有效的假阴性结论或者有害的假阳性结论。只有当亚组的样本量足够大时,得到的结论才比较可靠,因此必须谨慎使用亚组分析。

排除可能导致异质性的某研究后重做 meta 分析,再与未排除前的 meta 分析结果比较,探讨去除的研究对合并效应的影响,通过比较了解其异质性的来源,称为敏感性分析(sensitivity analysis)。敏感性分析的主要方式还有:改变纳入标准(特别是尚有争议的研究)、采用不同统计模型分析同一资料、排除低质量的研究等。如果在排除某个低质量研究后,重新估计合并效应量,与未排除前的 meta 分析结果进行比较,探讨该研究对合并效应量影响程度及结果稳定

Notes

性。若排除后结果未发生大的变化,说明敏感性低,结果较为稳定;相反,若排除后得到差别较大甚至截然相反结论,说明敏感性较高,结果的稳定性较低,在解释结果和下结论的时候要非常慎重,提示存在与干预措施效果相关的、潜在的、重要的偏倚因素,还需要进一步明确争议的真实来源。

五、meta 分析的基本类型及其他一些方法学进展

随着循证医学的飞速发展,meta 分析方法在医学领域得到了广泛的传播与应用,也出现了很多种 meta 分析的类型。

(一) meta 分析基本类型

若按照研究目的分为病因、筛检、诊断、治疗、不良反应和预后研究 meta 分析。按照原始研究的设计类型进行分类,meta 分析包括随机对照试验 meta 分析、非随机对照试验 meta 分析、交叉试验 meta 分析、病例对照研究 meta 分析、队列研究 meta 分析及基于横断面研究的单组率 meta 分析等。目前选取 RCT 设计的原始研究进行 meta 分析,其方法学发展的比较完善,特别是 Cochrane 协作网对该类型的系统综述制定出了规范和详细的步骤和要求,并有专业的临床流行病学、统计学和临床专家进行指导,得到的研究证据是目前评价临床疗效的金标准。

根据数据来源不同,meta 分析可分为发表数据 meta 分析和新近出现的个体数据(individual patient data, IPD) meta 分析。基于 IPD 的 meta 分析是收集每个原始研究中每一个研究个体信息进行 meta 分析的一种类型。建立在 IPD 基础上的 meta 分析被称为系统综述的金标准方法。

根据研究证据进行比较的方式不同,可以分为直接比较、间接比较及合并了直接与间接证据比较的网状 meta 分析(network meta-analysis, NMA)。在临床实践中,如果没有直接比较的研究证据,研究者可以获得间接证据指导临床实践。如果需要从众多的治疗措施中选择最佳的干预方法指导临床实践,这时可以使用网状 meta 分析。网状 meta 分析又称为混合治疗比较 meta 分析(mixed treatment comparison meta-analysis),或多处理比较 meta 分析(multiple treatment comparison meta-analysis, MTC/MTM)。主要的统计分析方法包括频率学法和贝叶斯法。频率学法主要使用方差倒置法和广义线性模型。贝叶斯法是基于贝叶斯定理利用后验概率可以对所有干预措施进行排序,是当前推荐使用的一种方法。目前多联合使用 R 软件、Stata 软件和 WinBUGS(windows Bayesian inference using Gibbs sampling)软件进行网状 meta 分析,最新出现的 ADDIS(aggregate data drug information system)软件处在不断完善之中,有可能会成为更为有效的统计分析工具。

此外,meta 分析还有累积 meta 分析(cumulative meta-analysis),前瞻性 meta 分析(prospective meta-analysis, PMA),患者报告结局的 meta 分析,遗传关联性研究的 meta 分析,meta 分析的汇总分析(overview of systematic review)等类型。

(二) meta 回归

在临床研究中,即使研究目的完全相同,总会或多或少地存在一些差别。如在药物生产厂家、剂量、研究对象年龄、病情轻重、测量时间、随访时间等方面有所不同,这些都是异质性的潜在来源。若这些因素能够被准确测量,可以选用 meta 回归模型,估计合并效应量。

$$T_i = \beta_0 + \beta_1 X_{i1} + \cdots\cdots + \beta_p X_{ip} + e_i$$

其中 $X_{i1}, \cdots X_{ip}$ 为混杂因素,β_0 为固定效应,$\beta_1, \cdots\cdots \beta_p$ 为偏回归系数

若无异质性的影响,$\beta_1, \cdots \beta_p = 0$,则 meta 回归模型可简化为固定效应模型。meta 回归模型可适用于 RCT 及病例对照研究等研究类型的 meta 分析,也可用于敏感性分析。但 meta 回归容易产生聚集性偏倚,特别是当资料不齐或纳入分析的研究数目较少时,不宜进行 meta 回归分析。

尽管上述回归模型中考虑了一些混杂因素,仍不能完全解释研究间的变异,可进一步在模型中加入随机效应项,那么该模型就成为混合效应模型。

Notes

$$T_i = \beta_0 + \beta_1 X_{i1} + \cdots\cdots + \beta_p X_{ip} + u_i + e_i$$

其中 u_i 随机效应项，其他与 meta 回归模型相同。

混合效应模型的参数估计可采用加权最小二乘法或极大似然法，能够最大限度解释异质性来源。但存在两大缺点：一是如果的研究个数目较少，不能建立混合效应模型，二是不能进行剂量 - 效应回归分析。

六、实 例 分 析

以一篇研究血管紧张素受体阻断药（angiotensin receptor blockers，ARB）降低患者心肌梗死发生风险的系统综述数据为例，研究者以血管紧张素转化酶抑制药（angiotensin converting enzyme inhibitors，ACEI）为对照，共检索到 9 篇文献，合计 10 625 名患者。根据文献中的数据整理出表 6-6。

表 6-6　使用 ARB 和 ACEI 治疗患者发生心肌梗死风险的比较研究

研究	ARB		ACE Inhibitor		OR	95% CI	
	心梗人数（n）	治疗总数（N）	心梗人数（n）	治疗总数（N）		下限	上限
Bakris et al 2002	1	118	0	113	2.90	0.12	71.88
DETAIL 2004	10	120	8	130	1.39	0.53	3.64
ELITE 1997	4	352	8	370	0.52	0.16	1.74
ELITE 2000	31	1578	28	1574	1.11	0.66	1.85
HEAVEN 2002	0	70	2	71	0.20	0.01	4.18
REPLACE 2001	0	301	1	77	0.08	0.00	2.10
Di Pasquale et al 1999	0	23	3	50	0.29	0.01	5.82
OPTIMAAL 2002	384	2744	379	2733	1.01	0.87	1.18
Sponar et al 2000	5	100	4	101	1.28	0.33	4.90
Total	435	5406	433	5219			

引自 McDonald MA, Simpson SH, Ezekowitz JA, et al. Angiotensin receptor blockers and risk of myocardial infarction: systematic review. BMJ. 2005, Oct 15; 331（7521）: 873

该研究的数据类型是二分类变量资料，评价其效应的指标为 OR 值。从表中可见，共检索到 9 篇临床对照试验，其中研究 1、2、4、8 和 9 的 OR 值大于 1，研究 3、5、6、7 的 OR 值小于 1，但 OR 值的 95% CI 均包含 1，说明结果均没有统计学意义。所有研究中得到趋于相反的两种结果，但统计学上没有差异不能得出 ARB 和 ACEI 治疗患者发生心肌梗死的风险有差异的结论。

该资料使用 RevMan5.3 软件进行合并统计分析，得到结果如图 6-7 所示。

结果解读如下：

1. 图 6-7 左侧所示为纳入的 9 个独立原始研究的名称和两组比较的数据。

2. 中间平行于横轴的多条横线描述了每个纳入研究的 OR 值及其 95% CI，线段中间的小方块为 OR 值的大小，其线段长短直观描述了可信区间的范围，中间的竖线为无效线，即 OR = 1。如果线段横跨无效线说明差异没有统计学意义，否则有统计学意义。

3. 右侧数据为每个纳入研究所占的权重和每个纳入研究的效应量 OR 值和 95% CI。

4. 左下角第一行给出了所有纳入研究的两组比较的数据（total event），和合并效应量 OR$_{合并}$ 和 95% CI。使用菱形描述了 9 个独立研究的合并 OR$_{合并}$ 值和 95% CI。本研究合并效应量 OR$_{合并}$ 值为 1.01，其 95% CI 为 0.87～1.16。

5. 左下角异质性检验（test for heterogeneity）的结果显示，$\chi^2 = 6.28$，$df = 8$，$P = 0.62$，$I^2 = 0\%$。异质性检验无统计学意义，$I^2 < 50\%$，本研究为使用固定效应模型进行合并分析的结果。

Notes

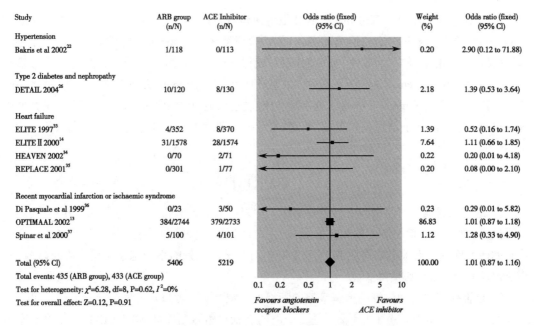

图 6-7　使用 ARB 和 ACEI 治疗患者的 meta 分析结果

选自 McDonald MA1，Simpson SH，Ezekowitz JA，Gyenes G，Tsuyuki RT. Angiotensin receptor blockers and risk of myocardial infarction：systematic review. BMJ. 2005 Oct 15；331（7521）：873.

6. 左下角最下面一行为合并效应量检验（test for overall effect）的结果：$Z=0.12$，$P=0.91$。

总结上述分析结果，本研究纳入 9 个原始研究，各资料之间具有同质性（异质性检验：$\chi^2=6.28$，$P=0.62$），因此，合并效应量统计分析采用固定效应模型，其结果 $OR_{合并}=1.01$，其 95% CI 为 0.87～1.16，说明使用 ARB 和 ACEI 治疗患者发生心肌梗死的风险没有统计学差异。

7. 该研究发表偏倚的结果通过漏斗图进行判定，如图 6-8 所示，其图形较对称，可认为该研究的发表偏倚较小。

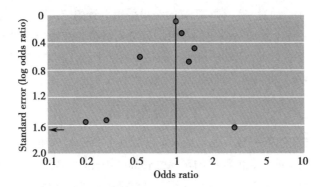

图 6-8　使用 ARB 和 ACEI 治疗患者风险比较的漏斗图

选自 McDonald MA1，Simpson SH，Ezekowitz JA，Gyenes G，Tsuyuki RT. Angiotensin receptor blockers and risk of myocardial infarction：systematic review. BMJ. 2005 Oct 15；331（7521）：873.

（张　玲）

第四节　系统综述的评价

由于系统综述是对原始文献的二次综合分析和评价，受原始文献的质量、系统综述的方法及评价者本人的专业知识、认识水平和观点的制约，因此，在阅读和应用系统综述的观点和结论时，一定要持谨慎的态度，不能盲目被动地接受。近年来，系统综述或 meta 分析的数量明显

Notes

增多,方法日趋复杂,对临床医务工作者和卫生决策者也产生了重要影响。但一篇系统综述或 meta 分析,并不表示其结论的绝对真实、可靠。有研究者从与 meta 分析质量有关的 6 个方面(研究设计、不同研究的可合成性、偏倚的控制、统计分析方法、敏感性分析、应用性)对 86 篇有关随机对照试验的 meta 分析进行了分析,结果发现仅 28% 的 meta 分析合格。因此,读者在阅读或应用系统综述或 meta 分析的结论指导临床实践前,必须对其方法和每一个步骤进行严格评价以确定系统综述的结论是否真实、可信,否则有可能被误导。现以治疗性研究系统综述为例,评价要素包括:

一、真实性评价

1. **是否根据随机对照试验进行系统综述**　作为评价干预措施疗效"标准设计方案"的随机对照试验,如能很好地控制各种偏倚的影响,由此产生同质性好的系统综述被认为是论证强度最高的研究证据。而根据非同质 RCT 及非随机对照试验进行的系统综述易受偏倚的影响,其系统综述的论证强度必然降低。

2. **是否采用广泛和详细的检索策略检索相关文献**　从作者报告的文献检索方法中可明确收集的文献是否全面。由于标识不完整,一般的文献检索数据库如 MEDLINE 仅能检出库中收录随机对照试验的 50%,而发表偏倚可能导致系统综述出现假阳性结果。因此,全面的文献检索应包括手检相关杂志、检索会议论文集、学位论文、厂家数据库和与已发表文献作者联系。此外,如果文献检索时限制语种,也可能影响系统综述结论。收集的文献越系统、全面,则结论受发表偏倚的影响就越小,可靠性就越大。

3. **是否评估纳入的单个研究的真实性**　由于系统综述是对原始文献资料的再分析和总结,因此,除了进行系统综述的方法要严格外,原始文献的质量非常重要。所以文中应详细描述评价文献质量的方法。

4. **是否采用单个病例资料(或每个研究的合成结果)进行 meta 分析**　采用单个病例资料(IPD)进行的 meta 分析被认为是 meta 分析的标尺(yardstick),具有根据各研究合成结果进行 meta 分析不具备的优势,如对来自不同研究的结果采用一致的定义和分界点,能从患者水平分析异质性并进行生存分析,用通常确定的亚组进行分析以检验和提出假设、通过与试验者联系可详细核查和反复校正资料,以明确随机化和随访资料的质量,通过现有病例记录系统(诸如死亡登记)更新随访信息等,将偏倚和机遇的影响减至最小。

二、重要性评价

1. **不同研究的结果是否一致**　如果纳入系统综述的每个临床研究,其治疗效果相似或至少疗效的方向一致,则由此合成的结果的可靠性较高。因此,作者应对各个研究结果之间的相似性,即进行异质性检验。如果异质性检验有统计学差异,则应解释差异的原因并考虑将结果进行合成是否恰当。

2. **系统综述的疗效大小及其精确性如何**　在进行结果合成时,应该根据研究的质量和样本含量的大小对不同研究给予不同的权重值,并采用恰当的指标和统计方法如随机效应模型和固定效应模型等合成结果,同时计算相应的可信区间。

三、适用性评价

系统综述报告的结果是所有研究对象的"平均效应",而所关注的患者不一定在研究中,因此在考虑系统综述的结果能否应用于某具体患者时应从 4 个方面进行考虑:

1. 自己的患者是否与系统综述中的研究对象差异较大,导致结果不能应用于自己的患者。可通过比较自己的患者与系统综述中的研究对象在性别、年龄、并发症、疾病严重程度、病程、

Notes

依从性、文化背景、社会因素、生物学及临床特征等方面的差异,并结合临床专业知识综合判断结果的推广应用性。

2. **系统综述中的干预措施在自己的医院是否可行** 由于技术力量、设备条件、社会经济因素的限制,即使系统综述中的干预措施效果明显,有时在自己所在的医院却不能实施,难以应用于患者。

3. **自己的患者从治疗中获得的利弊如何** 任何临床决策必须权衡利弊和费用,只有利大于弊且费用合理时才有应用于患者的必要。例如:告诉一患者其患病的真实情况有助于早期治疗和获取患者的配合,但也增加了患者的心理负担,可能降低生存质量。

4. **对于治疗的疗效和不良反应,自己的患者的价值观和选择如何** 循证医学强调,任何医疗决策的制定应结合医生个人的专业知识和经验、当前最佳的研究证据和患者的选择进行综合考虑,应以"患者"为中心而不是单纯治病,目前越来越强调患者参与医疗决策。

第五节 系统综述的应用

系统综述被认为是医疗卫生决策中质量最高的证据之一,其对于临床医生、公共卫生政策决策者以及科学研究人员都具有非常重要的作用与意义。目前系统综述 /meta 分析主要应用于以下几个领域:

一、临床医疗的需要

随着循证医学的兴起,强调任何医疗决策的制定应遵循和应用科学研究结果,即应将个人的临床专业知识与现有的最佳临床研究结果结合起来进行综合考虑,为每个患者作出最佳的诊治决策。除了高质量的原始论著外,系统综述的广泛应用正不断地改进和规范着医务工作者的医疗实践行为。例如:美国的政策研究所常应用系统综述的结果制订临床实践指南。有关为低血容量、烧伤和低蛋白血症患者常规补充清蛋白的系统综述发现,该种疗法导致英格兰和威尔士的死亡人数每年增加 1000～3000 人,这一结果引起了临床医生、科研人员和卫生决策者的极大关注,并呼吁禁止盲目使用清蛋白。英国伦敦 St.George 医院根据 Cochrane 系统综述结果改变了急性哮喘的治疗方案,预计一年可节约成千上万英镑。

二、科研工作的需要

临床科研要具有先进性、新颖性和临床价值,面对浩瀚的医学文献信息,研究人员必须查寻、阅读和评价相关领域的文献资料,掌握研究课题的历史、现状、发展趋势、存在问题、当前研究的热点与矛盾,提出选题、立题的依据,避免重复前人的工作,为研究工作提供信息资料和研究方向。目前,许多国家都非常重视高质量系统综述在临床科研中的价值。例如,英国国家医学研究会资助的临床试验,要求申请者回答是否已有相关的系统综述及其结论如何,并邀请系统综述的作者参与临床试验申请书的评审。

三、反映学科新动态

围绕专业发展的热点,纵览某一领域的最新文献资料,作好有关专题的系统综述,全面、深入和集中地反映该领域目前的动态和趋势、存在的问题和发展的方向,以促进学科的发展,保证不断地吸收新知识、新营养而居于学科的前沿位置。

四、医学教育的需要

医学教育除了向医学生传授各种疾病的共同规律和特性方面的知识外,还应该及时传授某

Notes

一疾病的最新进展以及新药物、新技术的发展情况。教科书由于出版周期长,常常难以反映最新动态。因此,医学教育者需要不断地阅读有关医学文献以更新知识。而系统综述是快速获取有关知识的捷径之一。有些国家的作者正在使用 Cochrane 系统综述的结果来撰写医学教科书的有关章节。

另外,广大的基层医务工作者,由于工作繁忙、文献资源有限,为了知识的不断更新,可通过阅读有实用价值的、真实可靠的系统综述,作为学习新知识的继续教育资源。

五、卫生政策决策的需要

随着人口增长、年龄老化、新技术和新药物的应用、人类健康需求层次的提高,使有限卫生资源与无限增长的卫生服务需求之间的矛盾日益加剧,要求各级卫生管理人员制定卫生决策时应以科学、可靠的研究结果为依据,合理分配卫生资源,提高有限卫生资源的利用率。目前许多国家在制定卫生决策时均要以医学文献资料特别是系统综述为依据。例如:1990 年,魁北克的卫生技术评估委员会发表了一篇有关使用造影剂后发生副作用的 meta 分析。报告明确指出,没有证据说明使用高渗造影剂比低渗造影剂增加生命危险,仅严重副作用的发生率稍有增加。这一结果的公布使魁北克在 1990～1992 年间因使用低渗造影剂的医疗费用明显降低,净节约(除去处理严重副作用的费用)约 1200 万美元,即使保守估计,也可节约 1000 万美元左右。再如,美国利用 Cochrane 系统综述结果解决国家面临的重大医疗卫生保健问题;澳大利亚国家医疗服务咨询委员会(MSAC)通过卫生技术评估为国家的医疗卫生决策提供依据;英国利用 Cochrane 系统综述和卫生技术评估结果制订临床指南和医疗保险政策;丹麦国家卫生部根据超声检查的系统综述结果建议将超声检查撤出孕妇常规检查清单。

总之,只有采用科学、严格的方法产生的系统综述才能为临床医疗实践、医学教育、科研和卫生决策提供真实、可靠的信息,在应用系统综述的结论时应该进行严格的评价。

(李 静)

主要参考文献

1. Glasziou P. 循证医学基础. 唐金陵,译. 北京:北京大学医学出版社,2010
2. 刘鸣. 系统综述、meta 分析—设计与实施方法. 北京:人民卫生出版社,2011
3. Sharon E. Straus. Evidence-based medicine: how to practice and teach it. 4th ed. Elsevier Ltd,2011
4. Higgins J, Green S. Cochrane handbook for systematic reviews of interventions. England: John Wiley & Sons Ltd,2008
5. Wu J, Liu Z, Meng K, et al. Association of Adiponectin gene(*ADIPOQ*)rs2241766 polymorphism with obesity in adults: A meta-analysis. Plos One. 2014,9(4):e95270
6. McDonald MA, Simpson SH, Ezekowitz JA, et al. Angiotensin receptor blockers and risk of myocardial infarction: systematic review. BMJ. 2005,331(7521):873

Notes

第七章 证据综合与 GRADE 系统

在循证医学实践中,针对某一具体临床问题,获取的证据经常不止一个,有原始研究证据,还有二次研究证据;有高级别证据,还有低级别证据;有强推荐的证据,还有弱推荐的证据。此外,各种证据的侧重点也未必相同,如有的是关于有效性研究结果、有的是属于安全性评价证据或者卫生经济学评价证据。面对同一问题的如此众多、复杂的证据,需要进行综合评价,对这些证据加以整合后,方能应用于循证医学实践。

第一节 证 据 综 合

证据综合的基本步骤与方法包括:证据初筛与绘制证据一览表、对候选证据的严格评价和综合评价等。

一、证据初筛与证据一览表的绘制

将循证问题按照 PICO 进行分解,制订检索策略,全面系统检索相关证据。根据检索结果和事先设定的纳入与排除标准初筛证据,再以证据与循证问题的相关程度及研究设计类型等绘制候选证据分布一览表(表 7-1),明确证据数量及其证据级别分布。

表 7-1 候选证据一览表

证据类型	发表时间(T)	疾病(P)	干预措施(I)	对照措施(C)	结局(O)
临床实践指南					
...					
系统综述					
......					
随机对照临床试验					
....					

以治疗性循证问题为例,可以依次寻找临床实践指南、系统综述、随机对照临床试验、非随机对照临床试验等证据。在临床实践中,相应证据的分布一般呈金字塔状。临床实践指南数量最少、与循证问题关联程度最高,一般分布在塔尖位置。其后依次为系统综述和随机对照试验等。而观察性研究,如病例对照研究、病例分析、病例报告等数量较大、级别低,一般分布在塔底。

二、对候选证据的严格评价

按照临床流行病学的严格评价原则和方法,合理选用评价工具,逐一对上述候选证据的真实性、重要性与适用性进行评价。鉴于临床实践指南本身就是证据的综合结果,若上述候选证据中已经有现成的临床实践指南,并且利用 AGREE Ⅱ 等进行评价后,若该临床实践指南的真实性、重要性和适用性等俱佳,可以考虑将其用于指导临床实践,没有必要实施下一轮的证据综合评价。若无现成的临床实践指南或质量较差,需要进一步考核相关系统综述的质量。若无现成的系统综述或质量差,则考虑在对原始研究证据进行严格评价的基础上,重新制作系统综述。

三、证据综合评价

参照 GRADE(grading of recommendations assessment, development and evaluation, GRADE)的步骤(图 7-1),将系统综述中原有的顺序打乱,重新构建以结局指标为证据单元和主线的证据概要表;进而围绕纳入研究的设计方案、纳入研究发生偏倚的风险大小、研究结果的一致性、间接性和精确性以及报告偏倚的可能性等评价要素,逐一评价各证据单元的质量,绘制结果汇总表或和证据概要表,从而实现证据综合评价的规范和透明。

(一)逐一评价证据单元

若证据单元来源于以随机对照试验为对象的系统综述,则其初始质量为高等级,倘若纳入的随机对照试验存在偏倚风险、结果间接、精确度差且不一致、有可能选择性报告结果,则其评价质量则会由高到低,依次下降;若证据单元来源于以观察性研究为对象的系统综述,则其初始质量为低等级,倘若效应显著(如髋关节置换术治疗严重的髋关节炎)、存在剂量效应关系、存在一些混杂和偏倚可能使效应值低估甚至出现无效结果时,相应证据等级应适当提高(图 7-1)。

如此这般,逐一评价证据单元(结局指标),并将评价过程及结果以结果总结表或证据概要表的形式展示。

(二)结果汇总

将证据单元(结局指标)按照关键性和重要性进行排序汇总,并依次将结果以相对危险度和绝对危险度的形式报告。提取数据包括合并 RR 值及其 95% 可信区间、基础危险率(一般以纳入研究对照组的目标事件发生率中位数计)等,进而计算出绝对危险降低率(risk difference, RD)及其 95% 可信区间。依次列出相关指标的汇总结果后,形成结果汇总表。

采用三类 9 级法判断结局指标对患者的重要程度。第一类(7~9 级)为临床决策必须考虑的关键且重要结局指标;第二类(4~6 级)为重要但非关键结局指标;第三类(1~3 级)为不太重要的结局指标(表 7-2)。

表 7-2　结局指标重要性分级

分级	重要性	临床决策价值及意义
9	关键且重要结局指标:7~9 级	影响决策的关键要素
8		
7		
6	重要但非关键结局指标:4~6 级	影响决策的重要但非关键因素
5		
4		
3	不重要结局指标:1~3 级	对决策者和患者影响不大的因素
2		
1		

(三)利弊综合分析

利弊综合分析就是分别将上述"有利"证据单元综合在一起,得到"利"综合结果,"有害"或"不利"证据单元同样综合在一起得到"弊"的综合评判。若大多数证据单元质量高,则"利弊"证据综合的质量也高。利弊综合分析时,不能只对有益证据单元进行综合质量评判,忽视了"有害"证据,特别是当"有害"证据单元为关键指标时,即使证据质量不高,也不能完全忽略。

Notes

（四）推荐意见及推荐强度的形成

在循证临床实践中，证据能否最终用于临床决策，取决于 4 大因素：证据综合质量、利弊综合分析结果、患者的意愿及价值取向、卫生服务资源的可及性及其经济性等。

1. 证据综合质量　证据的综合质量越高，越有可能影响临床决策。如大量高质量随机对照试验的系统综述证实了吸入甾族化合物药物能有效降低哮喘的发作频率和强度，可以强烈推荐在临床使用；再如，有证据表明使用胸膜剥除术对治疗气胸有效，但其证据质量差，仅有病例个案报告，临床上一般不作推荐。但是，推荐强度并不完全依赖于证据质量的高低。例如，在一项高质量的随机对照试验中，研究结果表明自发性下肢深静脉血栓患者口服一年以上的抗凝剂能有效减少血栓事件的发生。但是，单凭此点还不能作为强推荐证据，由于口服抗凝剂可能带来出血风险、同时增加了医疗费用和成本，经利弊综合分析，最终形成的意见可能是弱推荐。

2. 利弊综合分析结果　利弊综合分析结果无外乎有 4 种情况，利大于弊、弊大于利、利弊相当、利弊不明确。对于前两种情况，容易做出抉择，但后两种情况，特别是当利弊尚不明确时，难以形成最终推荐意见，但有一点可以肯定，就是形成强推荐意见的可能性不大。例如，阿司匹林治疗心肌梗死，能有效降低病死率，且毒性小、成本低，利大于弊，可以强烈推荐在临床使用；又如华法林治疗心房颤动，尽管药物能降低脑卒中发病率，但同时增大了出血风险且使用不便，利弊相当甚至弊大于利，一般不推荐使用。

3. 患者意愿和价值取向　实践循证医学，必须有患者的配合，方能达到预期效果。患者应参与临床决策过程，但由于患者的主观意愿和价值取向差异明显，即使对于一项利弊明确的干预措施，患者的取舍也不尽相同。如：淋巴瘤放射治疗，年轻患者更看重的是放疗能否延长生存时间，而对放疗的毒副作用并不在意，但对于老年患者则相反，患者可能因过于看重放疗的毒副作用而放弃放疗。

4. 卫生服务资源的可及性及其经济性　鉴于卫生服务资源的有限性和稀缺性，评估一项干预措施能否值得临床推荐，还要考虑经济性问题——成本如何？耗用的卫生资源是否合理？如对于缺血性脑卒中患者为预防脑卒中复发可以推荐使用物美价廉的阿司匹林，但对联用价格较高的氯吡格雷或双嘧达莫的方案不推荐。注意考虑成本后，利弊分析结果可能发生改变。若有可能，建议确定相应的 NNT 界值，即治疗总投入与治疗总产出相等时的货币化界值。由于临床上一项干预措施在实施过程中，既可能取得临床疗效，同时也可能出现毒副作用并产生一定的医疗费用，因此，仅仅凭借 NNT 的大小就决定有无推广价值，显然是不够的。为此需要建立一个 NNT 界值点，并以此为标准进行比较判断。NNT 界值实际上是一个干预措施的利弊平衡点，在临床决策分析中，通过与 NNT 比较，再决定证据有无临床推广应用价值。

计算 NNT 界值需要借助卫生经济学的理论与方法，将利弊证据单元货币化。货币化过程中应以有限的卫生资源能否发挥尽可能大的社会经济效益为基本出发点。NNT 界值在理论上是指治疗总投入等于治疗总产出时的界值点，也可以解释成：为避免出现一例目标事件而产生的净治疗费用等于治疗因干预所致不良反应事件而产生的净费用，因此建立 NNT 界值涉及 3 大步骤：①确定防治的目标事件、不良反应事件及其发生频率；②利用卫生经济学的方法，将上述两类事件货币化；③同时估算因干预所产生的所有费用。该界值点综合考虑了有效性、安全性以及经济性等 3 方面指标，从卫生经济学角度看，在此界值点上，利与弊等价，也就是说干预效果在卫生经济学上等价于副作用与治疗相关费用之和，亦即治疗投入与治疗产出相等。若 NNT＞NNT 界值，则表明弊大于利，干预得不偿失，缺乏推广应用价值；若 NNT＜NNT 界值，则表明干预利大于弊，干预措施可以推广应用。

5. 形成最终推荐意见和推荐强度　根据上述证据评价以及利弊综合分析结果，形成最终推荐意见及推荐强度。推荐意见先分为推荐和不推荐两个方向，进而又细分为强和弱两个等级（表 7-3）。

Notes

表 7-3　推荐强度一览表

推荐意见	强推荐使用	弱推荐使用	无具体建议	弱推荐不用	强推荐不使用
利弊分析	利远大于弊	利大于弊	利弊均衡或不确定	弊大于利	弊远大于利
推荐	完全可以做	大体可以做	无建议	大体不可以做	不可以做

在循证医学实践中,"做"与"不做"两个方向的推荐意见,以及推荐强弱程度等均应客观对待、一视同仁;不能把推荐意见当作教条,强烈推荐意见也不完全适合所有地区的所有患者,应同时考虑患者的特征与实际条件(NNT 界值会随不同地域或不同患者而有所变化)。

第二节　GRADE 系统

一、GRADE 证据分级评价系统

(一) GRADE 证据质量分级

包括世界卫生组织(WHO)在内的 19 个国家和国际组织于 2000 年成立"推荐分级的评价、制订与评估(grading of recommendations assessment,development and evaluation,GRADE)"工作组,并在 2004 年正式推出了 GRADE 证据质量分级和推荐强度系统(以下简称 GRADE 系统)。该系统已被世界卫生组织、美国内科医师协会、UpToDate、Cochrane Collaboration 等 70 多个组织或机构广泛采纳。

GRADE 系统为系统综述和指南提供了一个证据质量评价的体系,同时为指南中的推荐强度评级提供了一种系统方法。该体系旨在为评估备选管理策略或干预措施的系统综述和指南而设计,也涉及包括诊断、筛检、预防等广泛的临床问题。

GRADE 系统不仅仅是一种评级系统,它为卫生保健领域的系统综述和指南从证据总结、结果呈现、到形成推荐意见的各个步骤,提供了一种透明规范的方法。GRADE 系统详细说明了如何来构建问题,如何选择感兴趣的结局指标并评定其重要性,如何评价证据,并将证据与患者价值观和社会偏好等相结合,以形成最终推荐意见,同时还为临床医生和患者在临床实践中使用推荐意见以及为决策者制定卫生政策时,对如何使用该系统提供指导。

1. GRADE 证据质量分级　GRADE 系统证据质量是指在多大程度上能够确信效应量估计值的正确性。GRADE 系统将证据质量分为高质量、中等质量、低质量和极低质量等 4 个等级(表 7-4)。

表 7-4　GRADE 证据质量分级

质量等级	定义
高质量	我们非常确信真实的效应值接近效应估计值,进一步研究几乎不可能改变我们对效应估计值的确信程度
中等质量	对效应估计值我们有中等程度的信心,真实值有可能接近估计值,但仍存在两者大不相同的可能性
低质量	我们对效应估计值的确信程度有限,真实值有可能与估计值大不相同
极低质量	我们对效应估计值几乎没有信心,真实值很可能与估计值大不相同

2. 影响证据等级的因素　GRADE 证据质量分级方法始于研究设计,无严重缺陷的随机对照试验为高质量证据,无明显优势或有严重缺陷的观察性研究属于低质量证据。如果随机对照试验中存在可能降低证据质量的因素,则降级为中等质量;如观察性研究中有增加证据质量的因素,则升级为中等质量,但观察性研究中如有降低证据质量的因素,则降级为极低质量(表 7-5)。

Notes

表 7-5　影响 GRADE 证据等级的因素

影响因素	表示方法
可能降低证据质量的因素	
1）研究设计和实施的局限性	
严重	减1分
极其严重	减2分
2）研究结果的不一致	
严重	减1分
极其严重	减2分
3）不能确定是否为直接证据	
部分	减1分
大部分	减2分
4）精确度不够或可信区间较宽	
严重	减1分
极其严重	减2分
5）报告偏倚	
可能	减1分
非常有可能	减2分
可能提高证据质量的因素	
1）效应值	
大：2个或2个以上研究证据一致显示 RR>2.0 或 RR<0.5，且几乎无混杂因素	加1分
很大：直接证据显示 RR>5.0 或 RR<0.2，且其真实性不受影响	加2分
2）存在可能降低效应值的偏倚或混杂	加1分
3）研究因素与效应值间存在剂量效应关系	加1分

随机对照试验初定为高质量证据，观察性研究初定为低质量证据。不同研究设计类型受到上述因素影响后，其证据等级将发生明显变化（表 7-6）。

表 7-6　GRADE 证据质量等级的变化

研究设计类型	证据质量等级
无缺陷、一致性好、精度高、直接结果且不存在偏倚证据的随机对照试验	高质量证据
存在严重缺陷的随机对照试验	中等质量证据（从高质量降低一个级别）
存在极严重缺陷的随机对照试验	低质量证据（从高质量降低两个级别）
存在极严重缺陷且结果不一致的随机对照试验	极低质量证据（从高质量降低三个级别）
真实性可靠并有很大效应量的观察性研究	高质量证据（从低质量提升两个级别）
不会影响真实性并存在剂量效应关系的观察性研究	中等质量证据（从低质量提升一个级别）
不影响真实性的观察性研究	低质量证据
不能直接肯定结果的观察性研究	极低质量证据
非系统性的观察性研究（病例分析或病例报告）	极低质量证据

（二）GRADE 证据推荐强度

1. **GRADE 证据推荐强度**　GRADE 系统推荐强度是指在多大程度上能够确信执行推荐意见。GRADE 系统将证据推荐强度分为强推荐和弱推荐 2 个等级（表 7-7～7-9）。

2. **影响证据推荐强度的因素**　GRADE 证据推荐强度反映干预措施是否利大于弊的确定程度。GRADE 将评估证据质量的过程与给出推荐意见的过程相互分开，推荐强度的判断不仅依赖于证据质量，利弊关系的不确定性、患者意愿等同样会严重影响推荐强度（表 7-10）。

Notes

表 7-7　GRADE 证据推荐强度

推荐强度	定义
强	明确显示干预措施利大于弊或弊大于利
弱	利弊不确定或无论质量高低的证据均显示利弊相当

表 7-8　GRADE 证据推荐强度的表达

证据质量		推荐强度	
高质量	⊕⊕⊕⊕或 A	支持使用某项干预措施的强推荐	↑↑/1
中等质量	⊕⊕⊕○或 B	支持使用某项干预措施的弱推荐	↑?/2
低质量	⊕⊕○○或 C	不支持某项干预措施的弱推荐	↓?/2
极低质量	⊕○○○或 D	不支持某项干预措施的强推荐	↓↓/1

表 7-9　GRADE 证据推荐强度的含义

推荐强度	含义
强	对于患者——大部分人在此种情况下会选择使用推荐方案,而只有少数人不会。 对于临床医生——大多数应该接受干预措施。 对于质量监督者——遵守推荐意见可以作为一项质量标准或行为指标。如果临床医生选择不执行推荐意见,则应出具文件加以解释。
弱	对于患者——一部分人在此种情况下会选择使用推荐方案,但还有很多人不会。 对于临床医生——要亲自仔细查找证据或证据摘要,准备和患者就证据以及他们的价值观和意愿进行讨论。 对于质量监督者——出于干预措施利与弊的考虑,临床医生需要讨论,才能决定是否将相关文件作为质量标准。

表 7-10　影响推荐强度的因素

影响因素	解释	强推荐的案例	弱推荐的案例
证据质量	证据质量越高,越有可能被列为强推荐。	许多高质量随机试验证明吸入卤族化合物药物治疗哮喘的疗效确切。	只有个案报告证实了胸膜剥除术在气胸治疗中的实用性。
利弊权衡	利弊之间的差距越大,越有可能被列为强推荐。利弊之间的差距越小,越有可能被列为弱推荐。	阿司匹林用于降低心肌梗死病死率,且毒性低、使用方便、成本低。	华法林治疗心房颤动低危患者同时轻度降低脑卒中发病率,但增加出血风险,带来巨大不便。
价值观和意愿	价值观和意愿选择越多样化或其不确定性越大,越有可能被列为弱推荐。	淋巴瘤年轻患者更重视化疗延寿的作用而非其毒副作用。	淋巴瘤老年患者可能更看重化疗的毒副作用而非其延寿作用。
成本(资源分配)	干预措施的成本越高(即消耗的资源越多),越不可能被列为强推荐。	预防短暂缺血性脑卒中患者脑卒中复发,阿司匹林成本低。	预防短暂缺血性脑卒中患者脑卒中复发,氯吡格雷或双嘧达莫联合阿司匹林成本高。

(三)GRADE 证据概要表和结果总结表

1. GRADE 证据概要表　证据概要表(evidence profile, EP)(表 7-11)中除有结果总结表的内容外,还包含了对决定证据质量的每个因素的清晰评价。证据概要表提供了系统综述或指南制作者所作判断的每个记录。它为系统综述制作者、结果总结表绘制者及那些质疑评价质量的读者而准备,有助于结果总结表绘制者确保其所作出的判断系统、透明,同时允许他人来检查那些判断。指南制订委员会成员应使用证据概要表来确保他们对那些作为质量评价基础的判断达成一致意见,并在结果总结表中将相关判断登记在册。

Notes

表 7-11　抗生素治疗小儿急性中耳炎的 GRADE 证据概要表

研究数量及设计	质量评价					病例数		结果总结			质量
	局限性	不一致性	间接性	不精确性	发表偏倚	安慰剂组	抗生素组	相对危险度 [RR (95% CI)]	绝对危险度		
									对照组危险度*	危险度差 (95% CI)	
24h 疼痛：5 个 RCT	无严重局限性	无严重不一致性	无严重间接性	无严重不精确性	未发现	241/605	223/624	0.9 (0.78, 1.04)	367/1000	无统计学意义	+++⊕ 高
2～7d 疼痛：10 个 RCT	无严重局限性	无严重不一致性	无严重间接性	无严重不精确性	未发现	303/1366	228/1425	0.72 (0.62, 0.83)	257/1000	低于 72/1000 (44, 98)	++++ 高
听力（从 1 个月异常鼓室图这一替代结果推断）：4 个 RCT	无严重局限性	无严重不一致性	有严重间接性（因结果的间接性）	无严重不精确性	未发现	168/460	153/467	0.89 (0.75, 1.07)	350/1000	无统计学意义	+++⊕ 中
听力（从 3 个月异常鼓室图这一替代结果推断）：3 个 RCT	无严重局限性	无严重不一致性	有严重间接性（因结果的间接性）	无严重不精确性	未发现	96/398	96/410	0.97 (0.76, 1.24)	234/1000	无统计学意义	+++⊕ 中
呕吐、腹泻或皮疹：5 个 RCT	无严重局限性	严重不一致性（因绝对效应不一致）	无严重间接性	无严重不精确性	未发现	83/711	110/690	1.38 (1.09, 1.76)	113/1000	高于 43/1000 (10, 86)	+++⊕ 中

*：对照组危险度取自各原始研究中对照组危险度的中位数；RCT：随机对照试验；CI：可信区间；RR：相对危险度。

Notes

2. GRADE 结果总结表　结果总结表（the summary of finding table，SoF）（表 7-12）中只包含了对每个结局的证据质量评价，但没有该评价所依托的详细评判信息。结果总结表的使用对象更广，包括系统综述及指南的终端用户。它为决策者提供了其所需关键信息的简明总结，对指南而言，则提供了推荐意见所基于关键信息的总结。

表 7-12　抗生素治疗小儿急性中耳炎的 GRADE 结果总结表

结局指标	危险估计值（95% CI）		相对危险度 [RR（95% CI）]	受试者人数（研究数）	证据质量（GRADE）	备注
	安慰剂组[1]（‰）	抗生素组（‰）				
24h 疼痛	367	330（286～382）	0.9（0.78，1.04）	1229（5）	++++ 高	
2～7d 疼痛	257	185（159～213）	0.72（0.62，0.83）	2791（10）	++++ 高	
听力（从 1 个月异常鼓室图这一替代结果推断）	350	311（262～375）	0.89（0.75，1.07）	927（4）	+++ 中[2]	
听力（从 3 个月异常鼓室图这一替代结果推断）	234	227（178～290）	0.97（0.76，1.24）	808（3）	+++ 中[2]	
呕吐、腹泻或皮疹	113	156（123～199）	1.38（1.09，1.76）	1401（5）	+++[3] 中	理想情况下，来自相同年龄及药物剂量的中耳炎试验（未获得）可能提高证据质量

CI：可信区间，RR：相对危险度

1：对照危险基于各研究对照组的危险中位数。干预危险（及其 95% CI）基于对照组中的对照危险及干预的相对效应（及其 95% CI）

2：因结果来自替代指标，为间接结果

3：通常，GRADE 标准会因相对效应的不一致性（此例中不存在）而降低证据级别。而此处的不一致是因绝对效应区间变动过大（介于 1%～56% 之间），下列因素解释了为何决定降低评级：抗生素间存在的可能变异以及绝大多数不良事件来源于某单个试验。考虑来源于探讨儿童使用抗生素的其他试验（未开展）的间接证据将可能进一步为该问题提供信息。

采用 GRADE pro 软件可以简便地制作证据概要表和结果总结表。

（四）GRADE 系统的优势与局限性

1. GRADE 系统的优势　GRADE 系统与目前其他证据分级评价系统相比，具有以下 8 大优势（表 7-13）。

表 7-13　GRADE 系统的优势

❶ 由一个具有广泛代表性的国际指南制订小组制定

❷ 明确界定了证据质量和推荐强度

❸ 清楚评价了不同治疗方案的重要结局

❹ 对不同级别证据的升级与降级有明确、综合的标准

❺ 从证据到推荐全过程透明

❻ 明确承认患者价值观和意愿

❼ 就推荐意见的强弱，分别从临床医生、患者、政策制定者角度做了明确实用的诠释

❽ 适用于制作系统综述、卫生技术评估及指南

Notes

2. GRADE 系统的局限性　尽管 GRADE 系统的优势明显,也依然存在如下局限性:①在分级一致性方面,由于 GRADE 系统的升降级结合了判断者的主观因素,不同研究人员对同一系统综述、应用 GRADE 系统作出的证据质量分级可能存在差异;② GRADE 系统只考虑 8 个因素对证据质量升降级的作用,未考虑其他因素对证据质量分级的影响。

（五）GRADE 系统的应用

GRADE 系统应适用于证据群,而非针对单个研究。当前,GRADE 系统最成熟的应用领域是干预性研究的系统综述和治疗性临床实践指南,其升降级因素也主要针对该领域,GRADE profiler 软件也是针对干预性研究而开发的。目前,正在完善 GRADE 系统在诊断性研究系统综述和诊断性临床实践指南中的应用,对 GRADE 系统在病因研究、预后研究和成本效果研究领域的应用也展开了积极的探索。

1. GRADE 在临床实践指南中的应用　GRADE 系统最主要应用领域是临床实践指南,清楚呈现纳入证据的质量并明确给出推荐意见分级的指南,不仅方法学质量更高,而且更有利于指南传播和应用。GRADE 系统在临床实践指南中的应用正在引起越来越多国家和地区的关注。将 GRADE 系统应用到临床实践指南是其未来发展的主要方向。但同时从证据到推荐的过程,患者意愿和价值观的体现,对利益冲突的处理等,也成为 GRADE 系统用于指南研发所面临的挑战和未来的研究热点。

2. GRADE 在系统综述中的应用　GRADE 系统应用于系统综述,主要用于作者对自己撰写的系统综述分级,同时也可以用于研究人员对现有系统综述纳入的证据进行分级。此外,还可以分析低质量证据降级的主要原因,探讨对描述性系统综述和只纳入一个随机对照试验的系统综述分级的方法,比较对同样等级的证据是否采用统一和规范的表达,GRADE 系统在网状 meta 分析中的应用等。需要注意的是,GRADE 系统应用于系统综述时,只能用于对证据质量的分级,而不能形成推荐意见以及对推荐意见进行分级,对推荐意见的分级需指南制订小组来完成。

3. GRADE 在诊断性试验中的应用　GRADE 系统认为诊断性试验应包括确定患者、诊断方法或措施、对照和目标结局 4 个方面。指南小组对某个诊断试验是否推荐,取决于真假阳性 / 阴性结果对患者重要结局指标的影响程度、试验所致的并发症、证据质量、患者价值观的不确定性、对试验和患者重要结局指标的意愿及试验成本等。

4. GRADE 系统在其他领域的应用　在公共卫生、卫生政策和卫生系统领域已有引入 GRADE 系统的尝试。WHO 率先将 GRADE 系统应用于卫生政策文件的起草。2010 年 7 月 WHO 发布了《通过改进挽留政策提高偏远和农村地区卫生工作者的可及性——全球推荐》的指南文件,分为教育、管理制度、经济激励和对个人及其职业的支持 4 个方面,共包括 16 条推荐意见,全部采用 GRADE 系统分级方法。2011 年瑞士热带与公共卫生学院 Bosch-Capblanch 等撰写的 *Handbook for Supporting the Development of Health System Guidance*,也明确将 GRADE 系统引入卫生政策与系统的指南制订过程。

二、GRADE 评估工具

（一）GRADE profiler 软件

GRADE 评估工具（GRADE profiler, GRADE pro）是 Cochrane 协作网研发的证据分级评估工具。从 Cochrane 协作网上可免费下载安装（www.ims.cochrane.org/revman/gradepro）。

（二）创建 GRADE 证据概要表

评价某个干预措施对某项健康问题是否有效,通常会采用多个不同的结局指标。此时,就需要将不同结局指标的 meta 分析结果进行综合,形成一个结果总结表（the summary of finding table,SoF）。

Notes

采用 GRADE pro 可以直接生成 SoF、GRADE 证据概要表（evidence profile，EP）和评价一览表（overview of reviews table）。与 SoF 相比，EP 除有 SoF 的内容外还包含了详细的质量评价，即对决定证据质量的每个因素的清晰评价；而 SoF 仅包含了对每个结局的证据质量评价，没有该评价所依托的详细评判信息。下面主要介绍如何使用 GRADE pro 创建 EP。

1. **创建 GRADE 文件**　下载安装好 GRADE pro 软件后打开，点击"File"下的"New"，创建后缀名为".grd"的 GRADE 文件。

2. **创建一个比较**　在"Profile Group name"中输入系统综述 /meta 分析的名称，之后点击"Add profile"，进入下一环节"Evidence profile"和"Profile information"。在"Evidence profile"中的"Format"的下拉菜单中按照研究标题类型选择相关的格式，并以 PICO 格式输入系统综述内容，这些内容会在"Question"和"SoF title"中同步显示。"Profile information"中的"Bibliography、Profile author（s）、Created on 和 Last major update"等 4 项可不用输入。

3. **添加结局**　完成上述步骤后，单击"Add outcome"，进入下一环节。在"Outcome"中输入结局指标的名称，在"Dichotomous 和 Continuous"中选择结局指标数据类型，在"Pooled"下拉框中作出相应选择，在"Importance"中以临床专业知识为基础，对结局指标的重要性作出判断。① 1～3，重要性有限的结局（not importance）；② 4～6，重要结局（importance），③ 7～9，关键且重要结局（critical）。

4. **评价每个结局的质量**　继续停留在此页面。在"No.of studies"中输入纳入研究的数目，就会出现"Study design"。在"研究设计"中根据原始研究类型选择"Randomized studies 和 Observational studies"，之后会出现"Quality of evidence"评价视窗。

5. **输入每个结局的数据**　完成上述填写后，单击"Go to Summary of Findings"，进入结局输入界面。在"Length of follow-up"中输入随访时间，在"Number of participants"中输入干预组和对照组的信息，在"Estimate effect"中输入合并效应量的信息。

6. **生成 EP**　至此，关于一个结局指标的评价已经全部完成，若还有其他指标，点击"Go to Quality Assment"进入到以上第 3 步骤界面，开始对另一结局指标的评价。点击工具栏上的"Preview SoF table"即可预览 SoF。在此界面上，于"Select format"中选择"GRADE evidence prof"，将相应生成 EP。

7. **EP 的保存**　EP 的保存格式有 3 种。点击"Save HTML file"可将 EP 保存为 HTML 文件；点击"Save as Image"可将其保存为图像，并可在"Image format"中进行图片格式的选择及在"Quality"中设置图片质量；点击"Export to Word Document"可将其导出到 word 文档中。

三、GRADE 质量评价与推荐步骤

制订推荐意见的 GRADE 步骤包括提出问题、收集证据、评价证据质量、分级推荐和证据总结（图 7-1）。

1. **定义问题**　一般以 PICO 模式定义问题，包括人群、备选方案（干预措施，可以是试验性的或作为对照的，也可以是标准治疗方案）及患者的所有重要结局。对于指南，还需将结局分为关键性的（图中的 2 项结局）或重要但不是关键性的（2 项结局）2 类。

2. **收集证据**　系统检索纳入相关研究（本图展示纳入了 5 项研究）。系统综述或指南制作者利用一系列合格的单个研究的数据得出每一患者重要结局的一个最佳效应估计值及该估计值的可信区间（CI）。

3. **评价质量**　GRADE 方法中，随机对照试验起点高，开始被定为支持干预效果估计的高质量证据，观察性研究定为低质量证据，5 种因素可导致证据质量下降，3 种因素则可提升证据质量（表 7-5、表 7-6、图 7-1）。最终，每一结局相应的证据质量归属于从高到极低的 4 类之一。

系统综述和指南制作者用这种方法来评价所有研究的每个结局指标的证据质量（即证据群

Notes

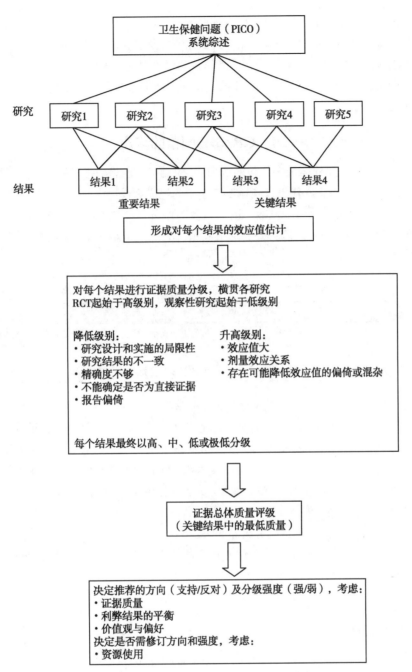

图 7-1 形成推荐意见的 GRADE 过程原理图

的质量），但并不意味着将每个研究作为单个单位进行评价。相反，GRADE"以结果为中心"对每一结果做出评价，而单个研究的不同结果间及证据群的不同结果间的质量确实不同或可能不同。如测量脑卒中发生率和全死因死亡率的一系列非盲随机对照试验，脑卒中结局很可能因偏倚风险而会降低评级——对脑卒中的判断更易发生偏倚，而全死因死亡率则不会。同样，随访丢失患者极少的死亡结果及丢失很多的生存质量结果很可能导致对后一结局做出质量更低的判断。在某一研究内或不同研究间，间接性问题可能会导致对某一结果的质量评价降低而对其他结果的评价不变，如当骨折率用替代结局指标（如骨密度）测量而副作用是直接测量时。

4. 分级推荐 指南制订者（而非系统综述作者）综合所有信息做出最终判定，得出哪些结局是关键性的，哪些结局是重要（而非关键性）的，然后做出证据总体质量级别的最终决策。指南（而非系统综述）撰写者还要考虑推荐的方向及强度。期待和不期待结果间的平衡及患者价值

Notes

观与偏好等因素决定推荐的方向,再将所有这些因素与证据质量相结合来决定推荐的强度。将备选方案的资源利用情况纳入考虑后,原来的推荐方向及强度可能被修正。

5. **总结证据**　就指南制订者及为决策者提供建议的卫生技术评估报告而言,证据总结是迈向推荐意见的关键一步。采用 GRADE 证据概要表和结果总结表进行证据总结,即对每一结局的质量分级及效应量估计。

四、GRADE 网格的应用

近年基于对个体化治疗需求多样化的认识,要求制定出理想的推荐意见(相关领域专家、方法学家、临床一线医生和患者代表),指南制订小组的组成规模已因此扩大。如此庞大和多元的指南制订小组对做出决策提出了挑战。诸如如何确保所有参与者都有机会发表意见并可影响讨论的结果,确保评审透明,消除分歧并达成共识。为此,GRADE 协作组设计实施了 GRADE 网格(表 7-14)。

表 7-14　在制订指南时记录评审人员意见的 GRADE 网格

等级分数	1	2	0	2	1
干预措施的利弊权衡	利明显大于弊	可能利大于弊	利弊相当或不确定	可能弊大于利	明显弊大于利
推荐意见	强:一定做	弱:可能做	无明确推荐意见	弱:可能不做	强:一定不做

GRADE 网格简明地列出了推荐涉及的 5 种可能选择,并规定推荐或反对某一干预措施(与具体的替代措施相比较)至少需要 50% 的参与者认可,少于 20% 则选择替代措施;一个推荐意见被列为强推荐而非弱推荐,需要得到至少 70% 的参与者认可。具体使用时,首先对待解决的临床问题进行明确定义并出示其相应的证据;其次,小组成员基于他们对已获证据的分析,记录对特定干预措施进行利弊权衡的相关看法,表达支持或不支持的不同程度;其三,分析评价讨论各方负责人认为存在潜在分歧的来源,再匿名投票,如成员认为该措施"利明显大于弊",则在其相应的格子做标记;最后汇总并公布结果。

GRADE 网格确保了所有参与者都有机会发表意见并可影响讨论的结果,使得评审过程更加透明,快速高效地消除分歧、及早达成共识。

(许能锋)

■ 主要参考文献

1. Guyatt G, Oxman AD, et al. GRADE guidelines: 1. introduction to GRADE evidence profiles and summary of findings tables. J Clin Epidemiol. 2011, 64(4): 383-394

2. Guyatt GH, Oxman AD, Kunz R, et al. GRADE: what is "quality of evidence" and why is it important to clinicians? BMJ, 2008, 336: 995-998

3. Balshem H, Helfanda M, Schunemann HJ, et al. GRADE guidelines: Rating the quality of evidence. J Clin Epidemiol. 2011, 64(4): 401-406

4. Guyatt GH, Oxman AD, Sultan S, et al. GRADE guidelines: 9. Rating up the quality of evidence. J Clin Epidemiol. 2011, 64(12): 1311-1316

5. Jaeschke R, Guyatt GH, Dellinger P, et al. Use of GRADE grid to reach decisions on clinical practice guidelines when consensus is elusive. BMJ, 2008, 337: a744

6. 曾宪涛, 冷卫东, 李胜, 等. 如何正确理解和使用 GRADE 系统. 中国循证医学杂志, 2011, 11(9): 985-990

7. 杨克虎. 循证医学. 第 2 版. 北京: 人民卫生出版社, 2013

Notes

第八章 患者价值观与循证医学实践

循证临床实践应尊重、体现或符合患者潜在的价值观和意愿。一项循证决策能否实施并取得预期效果，很大程度上取决于患者的"知情同意"和配合。由于不同患者的价值观及意愿差异很大，而基于患者群体价值观平均水平的临床决策，并不一定适用于每个患者，临床决策要体现个体化原则，因人而异。但将患者的价值观及意愿融入临床决策，难度较大，这往往成为循证医学实践成功与否的关键所在。

第一节 价值观概述

一、价 值 观

价值观是一个社会、人文科学的专业术语，也是哲学、经济学、伦理学、教育学、人类学、社会心理学等学科的共同话题。虽然在不同学科、领域关注的角度有所不同，但对价值观基本内涵的理解已逐步形成共识，是指人们对各种具体对象（包括人、事、物）价值及价值关系的总的看法和根本观点，是判断具体对象有无价值及价值大小的准则和评价标准。价值观是人们对客观世界及行为结果的评价和看法，反映了人们的主观认知和需求状况。同时，个人价值观是决定个人行为的心理基础，通过其行为也可判断其价值观，包括其价值取向、价值追求和价值目标，以及指导其行为的尺度和准则等。

从出生伊始，个人价值观是在家庭和社会的共同作用和影响之下逐步形成的。这其中既有先天遗传因素又有后天环境因素，有研究表明遗传因素约占40%，后天环境因素是主因，家庭、学校、单位等外在因素对个人价值观的形成起着主要作用，当然其他社会大环境也有重要的影响。如在价值观形成早期，家庭是第一环境，父母作为启蒙老师，他们的性格、处事态度，会潜移默化地影响子女认知和待人接物态度；随着年龄增长和社会接触面扩大，环境因素对价值观的塑造作用越来越明显。如在幼儿园、学校阶段，教师性格、教育方式、学校教育环境，工作后朋友和同事性格、工作内容、工作态度，以及历史、民族文化、社会地位、社会制度、规范、法律、报刊、电视广播宣传、社会舆论、公众名人价值观等诸多社会因素都会或多或少影响个人价值观的形成。因此，个人价值观是随着知识的增长和生活经验、阅历的积累而逐步确立起来的。

价值观的形成是环境与教育长期影响的结果。尽管个人的价值观一旦形成便会保持相对稳定，但就社会和群体而言，由于时代的变迁和社会大环境的变化，社会或群体的价值观也会随之发生改变，一些群体价值观甚至会发生逆转，传统的主流价值观会不断地受到新价值观的挑战，对诸事物的看法和评价，如职业价值观、爱情价值观、消费价值观等，包括其重要性的排序，也会随之调整和改变。当然，即使在完全相同的环境条件下，也可能出现拥有不同价值观和价值观体系的个体，其动机及其行为模式也会差异明显。

二、价值观的特点

1. **具有差异性** 由于每个人的先天条件和后天环境不同，人生经历也不尽相同，每个人的价值观的形成会受到不同的影响,因此,每个人都有自己的价值观和价值观体系。在同样客观条件下,具有不同价值观和价值观体系的人,其动机模式不同,产生的行为也不同。

2. **具有相对稳定性**　价值观是人们思想认识的深层基础,它形成了人们的世界观和人生观,它是随着人们认知能力的发展,在环境、教育的影响下,逐步培养而成的。人们的价值观一旦形成,便是相对稳定的,具有持久性。比如,对某种事物的好坏总有一个看法和评价,在条件不变的情况下这种看法不会改变。

3. **具有可改变性**　价值观作为人对自身生活意义的反思和追求,既具有相对的稳定性,同时又会随着社会生活的变化而变化。由于环境的改变、经验的积累、知识的增长,人们的价值观有可能发生改变。

4. **社会性与群体性**　群体活动性是人的社会属性,在一个群体中个人的价值观相互影响,并趋于一致;而不同群体价值观差异较大;然而,由于人员的更替和环境的变化,社会或群体的价值观念又是不断变化着的。传统价值观念会不断地受到新价值观的挑战,这种价值冲突的结果,总的趋势是新的价值观逐步取代传统价值观。

三、患者价值观及其特点

患者作为一个特殊群体,任何人在生病就医的那一刻就进入患者群体,而在一个人的一生中或多或少都要生病就医,甚至出生、死亡都可能在医院完成,只要前来就诊,就会成为患者群体的一员,由于患者来自五湖四海,家庭环境、受教育程度、经济状况、心理素质各不相同,患者这个特殊群体的复杂性和多样性决定了患者价值观(patients' beliefs and preferences)有其独有的特点。

1. **个体差异性**　由于患者的先天条件和后天环境不同,人生经历也不尽相同,每个患者都有自己的价值观和价值观体系。不同背景、不同受教育程度、不同职业、不同阶层、不同经济基础的患者,有着不同的价值观,对同样的医疗行为、决策可能采取不同态度,甚至截然相反的看法。即使先天条件和后天环境相同,不同患者个体的价值观和价值观体系也会存在个体差异,随之产生不同的动机和行为模式。例如,个人的知识水平和成长经历不同,对疾病症状、体征和诊断的认知与看法不尽相同。像一个目睹过亲人死于乳腺癌的疑似患者,当发现乳腺有包块后,反应会很强烈,甚至产生焦虑、惶恐不安等负面情绪,而那些患纤维性乳腺病且不熟悉乳腺癌病史的患者则会很从容淡定。再如,出现"胸痛"症状,反应也会因人而异,有些人基于过去的经验会认为是"心脏病"发作,需要马上就医,而有些人则认为仅仅是消化不良的表现而已,无需小题大做。这些不同的反应与其个人的经历、教育程度、文化背景等有关,进而导致患者对同一治疗方案也会产生不同的看法和意愿。

2. **趋同性**　个人价值观是随着人们认知能力的提高,在环境、教育的共同影响下,逐步培养而形成的。人们的价值观一旦形成,便是相对稳定的,具有持久性。但对于患者价值观,往往具有趋同性。无论什么背景的患者,其知识水平如何,一旦罹患疾病、成为患者群体的一员,都有共同的追求目标,就是有效、安全、合理的治疗,尽快痊愈,早日离开患者群体,出院返家、回归社会。

3. **易变性**　患者在身体生病的同时,要承受来自工作、经济、亲情、家庭等带来的各种压力;在就医过程中来自就医环境、医护人员、患者之间影响;在诊疗过程中遭受各种检查、各种治疗手段,特别是有创的检查治疗等造成的伤害。表现在消费价值观方面,别人花钱是买快乐,患者花钱是买罪受,既要花钱又要受罪,患者处于糟糕的心理状态,在做出决定时容易出现偏差,甚至做出错误的决定,因此,正确理解患者价值观、意愿的形成原因及影响因素,加以正确引导,将有助于改善医患关系和提高患者依从性。

鉴于患者价值观具有"教育获得"特点,随着环境的改变、经验的积累、医学知识的增长,患

Notes

者价值观就可能发生改变，临床医生可以利用这一特点，通过与患者的深入交流，讲解医学专业知识，引导患者形成积极向上、健康的价值观。医生的职责不仅是根据自己的专业知识、技能来照护患者，同时应给予患者更多的人文关怀，这种关爱既可增强患者的信心和对医生的信任感，促进患者尽快康复，又可正确引导患者的价值观及意愿。

四、医生价值观的特点

医生也是一个特殊群体，在从事医学之前也有价值观形成的背景因素，成为医生后也受医疗环境的影响。医生同样有价值观，其价值观有如下特点。

1. **差异性**　不同家庭成长环境、教育环境、社会环境，影响医生价值观形成的差异性。

2. **趋同性**　医生均接受过系统的教育和培训，在医学教育过程中，医生除了接受医学专业知识，同时还接受医学伦理学、医学心理学、人文关怀等教育；工作后继续学习，有追求医疗技术和水平不断进步、实现个人价值的共同事业追求，同时又有来自疾病本身诊断不清、治疗效果不好、甚至遇到不治之症的困扰；以及来自患者、患者家属心理状况压力。医生每天都经受精神与身体双重挑战，每项医疗决策都需要权衡利弊付出巨大努力，身心疲惫。

五、医患价值观的协调统一

患者与医生由于所处的位置与角度不同，个体价值观形成的背景各异，但在治疗疾病问题上，患者与医生的追求是一致的，共同的敌人是"疾病"，然而在观点表达的形式上或在某种情绪支配下，两者容易发生纠纷，甚至冲突；医生理解患者、积极沟通很重要，所以医生除了不断提高自己的专业水平外，还需要学习掌握更多的"心理学"知识及沟通技巧，及时了解患者价值观；将患者发泄的负面情绪引导到积极治病的正确轨道上，始终与患者保持一致，共同对抗疾病。

例如，Devereaux 及其同事对 63 名医生和 61 名患者进行了问卷调查，其中一个条目是："假如服用华法林可以在 100 名患者中预防 8 次脑卒中事件（4 次小卒中，4 次大卒中）发生，但代价是有可能出现严重消化道出血事件，在 100 名患者中出现多少例严重的消化道出血事件，您仍愿意服用华法林"？调查结果表明，医生与患者的回答截然不同。相对于医生回答的多种多样，患者的答案则比较集中，多数患者愿冒 2% 的出血风险用以降低 8% 的脑卒中风险。尽管患者的价值观和意愿存在较大差异，但愿意以更低出血风险来降低 8% 脑卒中风险的患者仍占少数。这些结果表明为了确保临床决策符合患者的价值观和意愿，有必要让患者参与决策。

六、患者价值观的测量与评价

鉴于价值观是对社会和事物等所持有的总的看法与意愿，属于主观指标，其概念较为宽泛和抽象，决定了测量和评价价值观的难度。加之患者价值观测量方法研究很少，目前在循证医学实践中，比较常用的测量与评价方法包括：问卷调查法和面对面访谈法。

1. **问卷调查**　围绕具有重要意义的问题对患者群体进行问卷调查，有助于了解某一患者群体的意图，进而可以有针对性地制订医疗方案、临床决策。问卷调查法，顾名思义，就是事先根据调查目的和调查对象，设计一份调查问卷。内容包括一般性条目和特异性条目，条目数一般不超过 30 个，以闭合式条目居多。由于价值观的测量条目属于主观性指标，正式调查前一般要进行预调查，考核调查问卷的信度和效度。

2. **访谈**　对典型问题进行深入访谈。对临床医生而言，较为容易而又能有效获得患者价值观方面信息的方法是访谈法。该方法适用于揭示个体患者的价值取向及其强度。可以选定时机与患者直接谈话，应尽可能为患者提供有关治疗费用、利弊、并发症及每种治疗方案预期后果等方面的信息。例如，心房颤动是一种复杂的心律失常，往往有较高的血栓形成风险。在临床实践中，心房颤动患者对是否进行抗凝治疗需要做出选择，如果服用华法林，患者在次年

Notes

发生脑卒中的可能性会从 2% 降至 1%,但患者将面临服药、抗凝效果监测,以及活动受限、容易发生轻度出血、严重胃肠道出血风险增加 1% 等一系列问题。临床医生可就此提问。一位老年患者认为"发生脑卒中对我是最坏的事,我并不在乎服用华法林、做血液检查等,虽然可能发生胃肠道出血,但很快就会恢复,因此我愿意选择服用华法林";另一位是正值中年的男性患者,不愿接受复杂烦琐的华法林抗凝的监测,也不愿意服用较为昂贵的新型口服抗凝药,他反而向医生提出建议实施"左心耳封堵术"。他认为"左心耳是心房颤动血栓形成的策源地,封堵了左心耳后,将无需抗凝,既避免了栓塞,又无出血之虞"。因此,临床医生在与患者访谈时,要充分听取患者的感受、体验和意愿。俗话讲"久病成良医",患者对自身疾病的体验、所处社会环境、行为习惯、价值取向、选择偏好和对风险的态度,各有不同,甚至在大脑中早已存在着的多种不同的选择方案。通过以上的提问方式,临床医生应注意观察患者的反应情况及其陈述的理由,可以深度揭示患者个体的价值取向。

第二节   患者价值观与循证决策

一、患者价值观在循证医学实践中的作用和价值

循证医学强调在临床实践中,任何医疗决策的形成均应遵循最佳最新证据,同时结合医生的专业经验以及患者主观意愿,方能取得最佳的医疗服务效果。从患者利益出发,充分尊重患者的价值观和意愿,即患者在充分知情的情况下,参与医疗决策,对疾病的诊治方案作出选择,这是实践循证医学的必然要求。

在国外一些发达国家,患者价值观及意愿已纳入循证临床实践优先考虑的范畴。鉴于患者个体之间价值观及意愿千差万别,一些有证据支持的临床决策可能并不一定适用于所有就诊患者。临床决策或方案应随情况不同而有所调整,即使疾病状况相同也可因患者不同而改变。

在现阶段,医患关系紧张,甚至矛盾纠纷不断,这其中医患双方缺乏足够的信任和沟通是一大成因。一方面由于疾病压力与长期患病带来的各种问题,患者价值观会发生改变,出现"病态性"求医,如无论大病小病,都盲目涌向"大医院"。不管是否需要,就要求上"大处方、大检查"等;另一方面,临床医生长期处于超负荷工作状态,每天疲于应对患者,与患者沟通交流的时间十分有限,一旦医患双方不能形成共识,误解、争议或纠纷就会产生。因此,医生要主动与患者交流与沟通,了解患者的价值观及意愿,既可改善医患关系,构建和谐诊疗环境,又可提高患者治疗依从性,提高诊疗效果,改善预后,实现"医患双赢"。

二、患者的价值观及意愿应融入临床决策

循证临床决策非常强调决策应符合患者潜在的价值观和意愿。将患者的价值观及意愿融入临床决策一般分 3 个步骤:①信息对称化(如有关候选诊疗方案的利弊应充分告知患者);②知晓患者的价值观和意愿(了解患者对诊治方案及其后果所持有的价值观);③实际决策。个体患者在上述决策步骤中的需求、选择、介入程度可能不尽相同,可导致不同的决策模式出现。如一些患者在了解所有可获得信息后,自己决策,临床医生的角色仅是信息的提供者;一些患者尽管了解所有可获得的信息,但还是希望医生做最后的决策;还有一些患者则希望医患双方共同决策。由于患者与临床医生的价值观可能存在本质的差异,况且不同个体患者间的价值观差异通常也很大,这些差异促使临床医生应准确评估患者对所获信息理解程度、基本看法和主观意愿,并结合个体患者的具体情况调整诊治方案。无论是医生、患者知情决策或医患双方共同决策,临床医生都必须充分了解患者对诊治方案及其结果预期的价值观,通过交流和沟通正确引导患者的选择。

Notes

鉴于医疗活动本身专业性强和复杂多变。特别是在医务人员和患者信息不对称的情况下，应注意做到相互沟通，尽量做到知情决策、共享决策，以便更好地提供良好的医疗服务质量，切实保障患者的权益。要真正做到知情决策和共享决策，信息对称是关键，为此①患者应了解疾病病因、危险因素及预防措施；②患者应充分理解诊治措施的潜在风险、预期效果、替代方案及其不确定性；③患者有足够的时间和机会权衡利弊；④信息沟通应在平等、愉快的气氛中进行。

三、患者价值观及意愿融入临床决策的基本路径

患者价值观及意愿融入临床决策的基本过程，也就是个体化循证实践过程。首先患者前往医院就医，临床医生通过医疗行为掌握患者具体情况，寻找最佳证据，然后与患者进行沟通和深入交流，了解其意愿，取得其同意，共同做出相对科学、切实可行的临床决策（图8-1）。

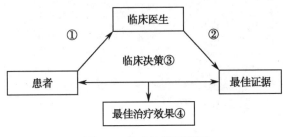

图 8-1　临床决策示意图

最佳治疗效果是医患共同追求的最终目标，最佳效果取决于科学决策，而科学决策依赖于最佳证据以及医生水平和患者配合。其中患者价值观在循证医学实践中起重要作用，有时甚至是起决定作用，持有不同价值观的患者可能采取的行为完全不同，可影响医疗决策及医疗效果。特别是医患共享决策方式及让患者获得"知情同意"的决策方式仍然有很大的不足，主要表现为符合患者意愿的方案与最佳证据推荐方案间的分歧较大，临床医生需在证据、意愿和建议中寻求恰当的平衡点，逐渐缩小"证据与诊疗"之间的差距。

在具体实施过程中，将患者价值观及意愿融入临床决策的难度较大，需要一定的技巧。Quill等采用五步骤框架来平衡"基于证据的"和"基于意愿的"方案之间的关系，借助该框架选取最佳的治疗方法。基于意愿的方案是根据患者和家属对诊疗获益、承担的负担和治愈率的情况来确定选择何种照护和治疗目标的医疗决策。这种评估需要临床医生科学地提供和评价现有的医学证据，如实传达给患者和家属。临床医生还要充分了解患者及家属的价值观和意愿。最后，医生、患者和家属整合两种类型的信息，形成最佳的诊疗决定。具体步骤如下。

第一步是成立由主治医生、患者及其家属或朋友等共同组成的治疗小组。临床医生负责提供有关适用于患者疾病的诊疗方法及候选方案的利弊证据。

例如，一名55岁乳腺癌妇女，肿瘤大小1.5cm，无淋巴结转移，雌激素受体检测为阳性，现有化疗或不化疗两种方案可供患者选择，其中化疗方案又分两种情况：他莫昔芬与环磷酰胺、甲氨蝶呤和氟尿嘧啶（CMF）组合或多柔比星与环磷酰胺（AC）组合化疗。为此，在患者就诊的加拿大安大略省Hamilton癌症治疗与研究中心，组成了一个治疗小组，首先向患者提供了一份临床决策利弊一览表（表8-1），让她带回家后与家人商量是否进行化疗。

第二步是共享信息和专业知识。临床医生首先应与患者及家属进行沟通和交流，让他们对疾病及病情严重程度、化疗方案、化疗与不化疗的预后等有充分了解，同时要确保他们的理解与医生一致，不会出现偏差。进而临床医生应明确患者的目的、价值观和意愿选择，以及谁是有"话语权"的决策者。要充分尊重患者的价值观和主观意愿，当然，价值观可能涉及的范畴很广，不仅包括患者是否倾向于积极化疗或者姑息疗法，还可能包括人生观或其他价值观等。要

Notes

表 8-1　临床决策利弊一览表

选择	具体方案	弊（副作用）	结局
不化疗	1. 定期到医院复查 　①体检 　②采血 2. 每年一次乳房 X 线检查 3. 其他检查酌情考虑	无	无癌生存率85% （复发率15%）
化疗	1. 化疗方案 　（1）注射和口服2～3种化疗药物 　（2）重复4～6个疗程：每个疗程持续4～6周， 　　　间隔2～3周后进入下个疗程 　（3）3～6个月结束所有疗程 2. 化疗结束后处理 　（1）定期到医院复查 　　①体检 　　②采血 　（2）每年一次乳房 X 线检查 　（3）其他检查酌情考虑	1. 乏力 2. 全身毛发脱落或稀疏 3. 恶心或呕吐 4. 体重增加 5. 情绪低落 6. 腹泻或便秘 7. 红细胞计数偏低 8. 院内继发感染 9. 血栓 10. 白血病（罕发） 11. 心脏受损（罕见）	无癌生存率90% （复发率10%）

注意信息共享是双向的。例如，患者在患病以后，总会或多或少获得一些感悟，包括对健康的理解、疾病的认识和治疗的预期等，形成患者自己固有的观点和看法，临床医生在给患者讲解有关专业知识和证据信息时，应首先辨析患者的观点和看法哪些是正确的，哪些是错误的。例如：一位长期服用阿司匹林的脑卒中患者，在胃部出现不适、有烧灼感后，前来就医，经检查发现他患上消化性溃疡。医生建议患者停用阿司匹林。但患者却认为停用阿司匹林后，血压会升高，有罹患高血压的风险。他给出的依据是：高血压是由于血液"太黏稠"造成的，而阿司匹林恰恰可以稀释血液，因此，服用阿司匹林就可以预防高血压，他目前的血压正常正是得益于数年坚持服用阿司匹林的结果。显然患者的看法是不正确的，临床医生应有针对性地加以纠正，正确引导患者的价值观及意愿。首先结合循证问题，将所有候选方案及其利弊一一列出，尽可能为患者提供有关治疗费用、利弊、并发症及结果预期等方面的消息，有助于患者做出正确选择。临床医生在讲解时，不仅要让患者了解医学专业知识的科学性和先进性，而且要让其了解医疗过程的复杂性、医学技术的风险性、医疗结局的不确定性。对大多数药物的效果，不能期望过高。临床医生尽可能为患者提供疾病及诊治相关的准确信息，与患者共同分析、深入交流，充分了解患者的意愿，引导患者做出合理选择。

第三步是严格评价证据，确定可能会影响决策的偏倚因素。这些偏倚可来自患者、医生或医疗服务系统。患者的人格会左右决策方案的选择，乐观向上或自信满满的患者更容易选择化疗，而悲观或相信宿命的患者可能会放弃化疗；医生如果是为劝说患者的知情同意或有学术／经济利益牵涉其中，千万不要人为地缩水报告疾病负担和治疗失败的比率；即使临床医生不看好化疗方案，他们也应如实告知患者化疗成功的几率以及潜在获益等。另外，临床医生还可能有意无意地高估疾病负面效应对患者生存质量的影响力，以及对患者未来伤残的关注超过对患者现有日常活动能力的测量。这些影响决策的偏倚因素大多隐匿于临床实践过程中，一般很难检出。如果临床医生、患者或家属对是否进行高风险干预的看法不一致或者不确定时，应留给患者和家属足够的时间考虑，必要时考虑进行第二轮深入交流。

第四步是临床医生在综合考虑证据和患者意愿的基础上，提出建议以及形成最终决策。当医生提出的建议与患者价值观及意愿相符时，就可形成决策，予以实施；当医生的治疗方案，不符合患者的价值观和意愿时，如：①临床证据不充分、证据级别偏低，还不足以支持该治疗方

Notes

案；②患者及家属方面的原因，如患者和家属对治疗方案的了解有限，患者还不完全清楚自己选择方案以及所放弃的方案，或者家属不接受患者所做出的决定。

特别是当患者拒绝了临床医生认为合理而有益的医疗方案时，美国健康伦理委员会建议临床医生应评价患者是否完全具备判断能力，标准如下：①患者能独立参与交流并做出选择；②患者必须能够清楚所做出的医疗决定；③患者必须接受并满意所选出的结果，即患者清楚地知道选择不同的治疗会出现不同的结果；④患者必须能够理智评价有关信息和比较不同的选择。

第五步是过程评估与效果评估。包括评估患者是否了解治疗方案和预后以及理解程度，患者的价值观和意愿在最终建议中所占的比重，患者的实际效果如何？让患者充分了解医生的专业知识和建议，尊重患者的价值观和意愿，给予患者及家属行使医疗决策的权力，患者所收获的要超过医疗干预本身。

四、急诊情况下的临床决策

在急诊情况下，临床医生拥有优先决策权。当一位患者急诊就医时，临床医生必须对患者进行紧急处理，因没有时间交流和沟通，患者的价值观与意愿可不融入临床决策。虽然患者拥有自主权、知情同意或拒绝治疗等权利，而临床医生同样拥有自主和医疗权，并要信守仁爱、不伤害、公益等伦理原则。其中，仁爱原则是指医疗人员应怀有仁爱之心，以最大限度地增进患者福祉，减少伤害的基本操守。基于此原则，急救医生会一心为了医学仁爱而违背患者意愿去执行其认为对患者有利的医疗活动，在这里患者被动接受的前提是生命受到威胁，需要及时保护，即使有部分患者反对，在这样的紧急情况下，抢救生命是第一位的，临床医生拥有优先决策权。

总之，循证临床决策的核心就是体现个体化原则。循证医学较之传统的医疗决策方法更加有效地针对个体患者开展个体化治疗，尤其注重个体患者的价值观和意愿。在将患者价值观及意愿融入临床决策的过程中，临床医生需要依次回答如下问题：①医生认为合理的治疗方案，患者是否完全认可？②对医生提出的方案患者有无自己的看法或其他选择？③最符合患者价值观和意愿的治疗方案是什么？④患者期望值如何？候选方案能达到患者期望值吗？这些问题对正确运用循证方法将患者价值观/意愿融入临床决策是大有帮助的。

（黄亚玲　康德英）

主要参考文献

1. Devereaux PJ, Anderson DR, Gardner MJ, et al. Differences between perspectives of physicians and patients on anticoagulation in patients with atrial fibrillation: observational study. BMJ, 2001, 323: 1218-1222

2. Quill TE, Holloway RG. Evidence, preferences, recommendations-finding the right balance in patient care. N Engl J Med, 2012, 366: 1653-1655

3. Guyatt G. Evidence-based decision-making is individualized clinical decision-making. Chin J Evid-based Med, 2007, 7(2): 85-92

4. 魏来临, 张岩, 邢冰. 疾病诊疗决策中如何具体融合患者的价值观. 医学与哲学(临床决策论坛版), 2008, 29(8): 1-2, 12

5. 张鸣明, 刘雪梅, 何林, 等. 循证实践中病人的价值观及意愿初探. 中国循证医学杂志, 2004, 4(10): 707-709

6. 葛韵英. 循证医学的实践与患者的价值观. 卫生职业教育, 2006, 24(20): 108-109

Notes

第九章 循证医学实践的个体化原则与方法

　　循证医学所采信的最佳证据,都是源于临床或基础医学的研究成果,无论是来自单项研究还是多个研究的系统综述,都是从有限的研究对象中观察得到的平均效应(果),是总体效应的平均水平(共性)。但具体到每个个体,往往有不同的效应表现。即使接受同一治疗措施,有的患者疗效显著,而有的也许无效,造成这些个体间的疗效差异,原因是多方面的,有的可知,也许有些原因不明,这在临床医疗实践中往往是很常见的现象。应用最佳证据(共性规律)来指导具体的临床医疗实践时,除了注重它的总体效果之外,还要遵循个体化原则,针对患者的个性特点,有的放矢,方可达到循证临床实践的目的,这也是执行理论联系实际的根本原则。

第一节　循证医学实践的个体化原则及其要素

一、个体化实践原则

　　证据的产生是从实践到理论、从样本到总体、从个别到普遍的一个总结归纳(induction)的过程。这个过程任何环节出现问题,均可导致结论错误,得出不真实、歪曲的证据。而循证临床实践实际上就是遵循证据的个体化实践过程,是将证据应用于临床,即从总体到个体、从普遍到个别的一个推理演绎(deduction)的过程。要正确完成这个从证据到个体实施的过程(个体化过程),必须满足两个前提条件,一是要有真实可靠的证据,二是证据能被正确地应用于个体。若条件不具备,不但不能给患者提供最合适的诊疗方案,甚至还会给患者带来伤害,这与循证医学的宗旨背道而驰。在循证个体化实践过程中,一般存在两个误区,一个典型的误区是只关注是否有证据,而不关注证据本身的科学性和真实性;另一个则是只要证据满足科学性和真实性,就盲目地推荐或应用于临床实践,而不考虑证据的重要性、适用性,特别是患者的具体情况、自身条件是否适合,医疗环境和技术条件是否允许等。

　　因此,在循证个体化实践过程中,要充分考虑每个患者的个体特征、自身条件、需求和价值观,进而结合当地的医疗环境、技术条件等外部因素,并经正确推理、形成决策后,方能顺利完成个体化应用。

二、个体化实践的基本要素

(一)最佳临床证据

　　在循证医学实践中,无论是诊断、治疗还是预防,均要遵循当前的最佳证据(best evidence)。任何证据使用前,必须经过严格地评价。

　　最佳证据应符合如下几个特征:

　　1. 真实性　真实性(validity)的证据是对客观规律真实、无偏倚的反映。具有真实性的证据才有应用价值。研究设计的缺陷,研究过程和数据收集、分析过程中的问题和瑕疵,都可能会带来偏倚(bias),导致不正确的结果,得出错误的结论。不同领域和不同研究设计得出的证据在真实性评价方面,各有其特点和侧重点。

2. 重要性　重要性(importance)是指证据临床应用的价值,往往通过一些量化指标来表示。比如诊断试验中的敏感度和特异度;治疗性研究中的好转程度、治愈率、不良事件的发生率和非预期事件发生率等;预后研究中的生存率、复发率和中位生存时间等。这些效应值越大,而且其可信区间越窄或 P 值越小,一般来讲该结果单纯因机遇(chance)造成的可能性就越小,临床上的应用价值可能就更大。

3. 适用性　即使是真实而且重要的证据,在应用前也必须考虑其实(适)用性(applicability)。基于三级医院得出的研究证据未必适用于社区医疗服务中心,早中期患者的研究结果未必能适用于晚期患者。病情轻重、并发症和合并用药情况、种族和基因型、地域因素、医疗护理服务条件和水平、随访条件、社会经济状况和宗教信仰情况、患者的价值观和意愿等都会影响到证据的适用性。应该具体问题具体分析,证据的适用性应基于个体化的考虑。这是证据个体化应用的核心。

4. 经济性　经济性其实是适用性中的一部分,这里单独提出来是因为在很多情况下,特别是在中国当前社会发展阶段,经济因素成为制约证据应用的重要影响因素。临床实践应当考虑患者及其家庭、社会、医疗服务提供者、医疗费用支付者的能力。特别是一些需要长期治疗或观察的疾病,不但要考虑近期的成本 - 效果、成本 - 效用情况,还要考虑中长期的疾病治疗负担和预后情况,提供足够的各方面证据信息,与患者进行良好的沟通,以便共同做出临床决策。

(二)生物学依据

生物学是现代医学最主要的基础学科之一。在循证医学的个体化实践中,离不开对生物学因素的考虑。例如,当前在感染医学中一个突出的问题便是耐药菌,特别是多重耐药菌,如抗甲氧西林金黄色葡萄球菌(MRSA)的出现,严重威胁人类的健康。在面对这个问题时,一方面需要有更多的基础研究来认识和解决耐药性的问题,开发新的药物,另一方面在病原菌和药物敏感性试验结果出来前应参考特定的病原菌分布频率,当地近期的药物敏感性资料,结合某类病原菌感染的危险因素和最新指南推荐采用经验性抗菌治疗。在病原培养和药物敏感性结果出来后再根据试验结果针对性地调整用药。在这里,生物学依据是非常重要的。

此外,诸如种族、年龄、性别、基因型对疾病的发生、发展、预后,对药物(特别是一些靶向药物)的作用和影响等,也都是个体化循证实践中需要考虑的生物学因素。

(三)病理生理学依据

证据应用也要有病理生理学的依据。要考虑具体疾病阶段、并发症和合并用药,以及患者特征对病理生理学的影响。比如同样是单纯疱疹病毒性角膜炎,树枝状和地图状病变时以病毒复制和组织破坏为主,治疗应以抗病毒为主,一般忌用皮质激素,否则会抑制宿主免疫反应,加快病毒复制,同时还会加重组织损伤,妨碍修复。但如果角膜上皮未累及,仅仅是基质病变,其病理损害主要是病毒诱发的免疫损伤,激素能减轻炎症,减少免疫反应对组织的损伤和破坏,此时抗病毒联合皮质激素的使用则是常规治疗。

在研究证据中,一般认为随机对照试验(RCT)研究的证据级别很高,但由于 RCT 研究有严格的入选和排除标准,对受试者的年龄、疾病严重程度和病程、并发症等情况都有着严格的限制,导致受试者的同质性很高、但代表性差。尽管 RCT 研究的科学性很强,证据级别也很高,但该证据能否适用于临床上高龄或年幼患者,重症或有并发症、合并用药的患者,肝肾功能异常的患者等,都需要针对个体患者的病理生理学因素进行权衡考虑。

(四)社会 - 心理及经济特点

各国、各地区社会经济发展情况落差悬殊,即使是在国内的同一个地区、同一个城市也存在很大的差异。不同的经济社会发展水平,以及不同的价值观、社会现状、宗教信仰等都会对证据的产生和应用产生巨大的影响。比如肿瘤的靶向治疗,虽然有很好的证据提示其有效性和安全性。在一些发达国家和地区,尽管靶向治疗的费用昂贵,但医疗保险和补充保险能覆盖其

Notes

费用,所以实施靶向治疗时无需考虑费用问题。然而在国内,很多肿瘤患者面对高昂的治疗费用只能望而却步。再如,老年性黄斑变性的抗新生血管治疗也面临同样的问题和矛盾。

即使是在经济发达的欧美国家,由于医疗费用增长超出经济增长,应用某项医疗措施前往往也要反复进行临床经济学评价。例如有临床指南建议40岁或50岁起,每个妇女就应该每年或每2年一次乳腺钼靶摄片以筛查早期乳腺癌。随后就有成本效果分析研究(Ann Intern Med. 2011,155(1):10-20)提示对于每一个妇女采用同样的筛查计划可能并不经济。筛查计划应该根据妇女的年龄、乳腺密度、乳腺活检史和乳腺癌家族史等因素做个体化调整。此外,还应该考虑患者对筛查可能出现的假阳性、假阴性的理解和可接受程度,比如假阳性结果带来焦虑不安等精神负担,以及随后而来的"额外的"活检等。

三、证据的个体化应用要权衡利弊

利弊永远是一个事物的两个方面。要采纳一个真实可靠的证据,比如一种被研究证实了有效性的诊疗措施,不能只看它的有利方面,还要看到可能的弊端,权衡利弊关系后才能做出临床决策。要充分认识到证据利和弊的两方面,最好用量化的指标来考核。所谓"利"就是对患者有益的方面,其量化指标往往是有临床意义的。所谓"弊"就是对患者不利之处或带来的伤害。与"利"不同的是,对于一些新的治疗技术或手段,人们往往对其持有一定保留态度,即使当前未观察到,亦要考虑一些潜在的弊端。例如辅助生殖技术中,即使当前未观察到更高比例的异常发育的胎儿,人们亦要考虑这种潜在风险的可能。

权衡利弊时常根据利弊的量化指标进行评估和比较。比如治疗证据的相对危险度(relative risk,RR)、绝对危险度降低率(absolute risk reduction,ARR)、比值比(odds ratio,OR)、需要治疗/损害人数(number needed to treat/harm,NNT/NNH)等,诊断证据的敏感度、特异度、预测值、似然比(likelihood ratio,LR)、漏诊率、误诊率等,预后证据的n年生存率、中位生存时间、风险比(hazard ratio,HR)等。在权衡利弊时,不能仅仅看一两个指标,更要结合相关的生物学、病理生理学、社会 - 心理、经济学等背景知识和因素进行全面分析。比如肿瘤治疗性研究中,不能仅仅看组间的中位生存时间、无复发生存率、总生存率,还要关注不良事件的发生率和严重程度、患者的生存质量、潜在的长期副作用,以及疾病治疗的经济和躯体负担等。

在权衡利弊时还应进一步结合患者的价值观和意愿。因为每个人的社会经济地位和价值观不同,因此对利和弊就可能有各自独特的判断。比如患者对于"好死不如赖活着"就有各自不同的看法,即使在赞同"好死不如赖活着"的患者中,"好"和"赖"的程度也各有各的理解和尺度。

具体参见本书第七、第八章。

第二节　循证个体化实践的案例分析与评价

根据当前"最佳"证据,如何进行个体化的循证实践,可以给患者提供什么样的信息,可能会有什么样的结局呢?这些就涉及循证个体化实践的效果预测与后效评价问题。事实上,对于一些常见病、多发病,已经有一些整合了最佳证据的计算机决策支持系统(computer decision support system,CDSS)相继问世,能在一定程度上提供证据与信息帮助,以便指导临床医生完成循证个体化实践。现以一个老年性黄斑变性的病例举例说明。

例　一位72岁老年男性,无诱因下左眼视物变形、中心阴影2年余。未予积极治疗。既往有高血压史10年,药物控制良好。吸烟史40余年,每天一包。余既往病史无特殊。家族史不详。

查体:一般情况可。身高170cm,体重65kg。血压140/85mmHg,心率82次/分钟,心律齐。全身体检无特殊。最佳矫正视力右眼0.6,左眼CF/20cm,双眼睑、结膜、角膜、前房、瞳

Notes

孔正常，晶状体核心混，视神经盘正常。右眼黄斑区轻度色素紊乱，较多大小不一玻璃膜疣，部分融合，最大玻璃膜疣的大小接近视神经盘缘静脉直径；左眼黄斑区可见 2PD 大小的盘状瘢痕。

因为患者左眼视力差已经 2 年余，现在担心右眼是否会出现左眼类似的情况，他想知道现在应该怎么办？

（一）患者个体化特征

根据该患者典型的病史和体征，左眼老年性黄斑变性（瘢痕期）诊断明确。目前左眼处于瘢痕期，为不可逆盲；右眼黄斑色素紊乱伴有融合性玻璃膜疣，有进一步恶化的风险。

（二）最佳证据及其计算机决策辅助支持系统

根据近 10 余年的大量研究，老年性黄斑变性的疾病风险包括：年龄、吸烟、家族史和心血管疾病等全身因素，以及后极部玻璃膜疣和黄斑区色素紊乱等局部因素。还有一些大型的研究提示膳食补充抗氧化剂有助于部分患者延缓发病。但如何根据这些研究证据来给患者以个体化的预测和建议呢？

利用 Klein 等人基于老年性眼病研究（AREDS）大型的、长期随访的研究所建立的模型，再结合患者的一些全身情况和眼部表现确定其右眼存在进展为晚期（即地图样萎缩，以及脉络膜新生血管）老年性黄斑变性的风险。该风险预测模型包括了基因类型、人口学特征、环境因素，以及表现情况，根据各项得分可以计算患者的疾病进展风险，帮助医生评估病情并将相关信息提供给医生。很多软件都提供了相关的计算功能，一些网站也提供了在线计算服务。例如美国 Casey 眼科研究所就提供了该类服务。在 IE 等浏览器地址栏键入 http://caseyamdcalc.ohsu.edu 后，可看到图 9-1 内容。

根据患者情况，分别在各可选框内填入相应数值或选项，最终可以得出患者右眼未来若干年内发展为晚期老年黄斑变性的风险（表 9-1、图 9-2）。该名患者目前尚未进行基因型检测，同时我们在计算时假设患者无老年性黄斑变性家族史，如果有进一步检测结果或更新信息，也可重新进行计算，得到调整后的发病风险。该发病风险预测是基于美国白人的大型研究，尚缺乏国人或东亚人群的研究数据，因此，做个体化预测时还应考虑种族差异性问题。

至于如何降低右眼进展到晚期病变的发病风险，目前最佳的循证依据是膳食补充抗氧化剂，有两种配方：

AREDS1 配方：维生素 C 500mg，维生素 E 400IU，β- 胡萝卜素 15mg，锌（氧化锌）80mg 以及铜（氧化铜）2mg；

AREDS2 配方：维生素 C 500mg，维生素 E 400IU，叶黄素 10mg，花青素 2mg，锌（氧化锌）80mg 以及铜（氧化铜）2mg。

（三）证据个体化应用

上述两种配方中，AREDS1 配方较 AREDS2 配方便宜（经济性），然而有文献报道 β- 胡萝卜素与肺癌的发生有关，特别是在吸烟人群中（弊端）。此外，还有证据建议戒烟以预防老年性黄斑变性的发展。因而对于本例的患者来讲，他已经有 40 余年的吸烟史，目前仍然每天 20 支（1 包 / 天）。要降低右眼老年性黄斑变性进展的风险，首先可以建议患者戒烟，然后选择不含 β- 胡萝卜素的 AREDS2 配方（权衡利弊）。

患者戒烟后，可以利用之前的在线风险计算工具重新计算其发病风险。如果患者戒烟后再使用 AREDS2 配方，或能将其疾病进展风险进一步下降 30% 左右。然而，正如之前提到的，所有这些风险预测均是基于白人的研究，在应用于自己的患者时，要有所保留。如果有国内的研究，也许能做更为准确的风险预测和疾病预防建议。

可见，医学研究证据是循证医学实践的基础，由于我国基于人群的临床流行病学研究落后于西方国家较多，导致在一定程度上阻碍了更为精确的个体化循证医学实践。

Notes

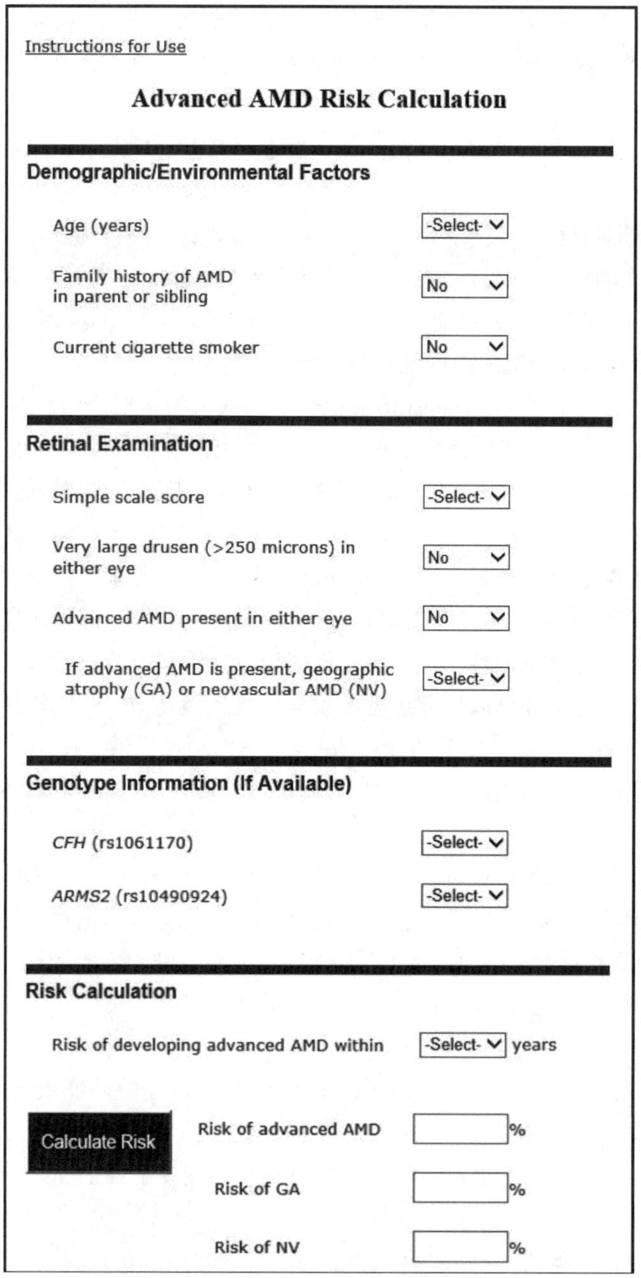

图 9-1　老年性黄斑变性疾病进展风险预测

表 9-1　个体化的晚期老年性黄斑变性及其亚型的逐年发病风险预测

年数	老年性黄斑变性总风险（%）	地图样萎缩风险（%）	脉络膜新生血管风险（%）
—	—	—	—
2	29	5	24
3	43	9	34
4	53	11	42
5	62	13	49
6	68	15	53
7	74	16	58
8	79	18	61
9	84	19	65
10	86	20	67

Notes

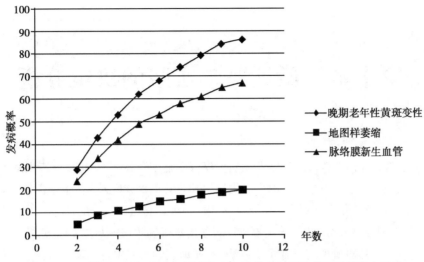

图 9-2　个体化预测随年龄增长的晚期老年性黄斑变性及其亚型的发病风险

　　总之，临床医学的研究工作，就是要获得对防病治病有价值的成果（证据），是一个归纳总结的过程。循证医学的工作是一个推理演绎的过程，即将这些证据应用于具体的临床实践之中，从而达到有效的防病治病、保障人民健康的最终目的。最佳证据的临床应用一定要联系患者的具体实际，必须执行个体化的原则与方法，做到"对号入座"，方能达到防病治病的最佳目的。

（陈世耀　袁源智　王家良）

主要参考文献

1. 王家良. 循证医学. 2 版. 北京：人民卫生出版社，2010

2. Jackson. R. Estimating cardiovascular risk and treatment benefit - appendix I in Clinical Evidence. BMJ，2，3 ISSUE，1999，2000

3. Sackett DL，Richard WS，Rosberg W，et al. Evidence-based Medicine. 2nd ed. London：Churchill Livingston，2000

第十章　循证医学实践的决策分析

循证医学强调任何临床诊疗决策的制定仅仅依靠临床经验是不够的，还应当基于当前最佳的科学研究成果（证据），并充分考虑患者的意愿和具体的医疗环境、技术条件等，只有几者有机结合、制定的诊疗决策才真正为循证临床决策。但如何将循证决策的理念融入具体的临床实践，保证决策的科学性和合理性，还需要借助科学的思维和手段，其中，决策分析就是分析比较不同候选决策方案相对价值的一种量化方法，在循证医学实践中可以发挥重要的作用，尤其当面对的临床问题比较复杂或者不确定时更为有用。

第一节　概　　述

一、决策及其分类

决策（decision making）是指为实现某一目的而制订的多个备选解决方案，并从中选择一个"最优的"或"最有利的"或"最满意的"或"最合理的"行动方案的过程，其本质是利用知识预测行动的可能后果。在实际决策中，知识有各种来源，既有经验性的、也有理论性的，因此决策可以分为经验决策和科学决策，前者基于个人或群体的经验和直觉判断做出决策，相对比较主观；后者则强调在科学理论和知识的指导下，使用科学的方法或技术进行分析，从众多备选方案中选定最优方案的过程。毫无疑问，循证医学实践尽管不排斥经验决策，但更倡导科学决策。

决策从不同的角度可以有多种分类方法，其中，按照决策问题具备的条件和决策结果的确定性程度可将决策分为以下三种类型：

1. **确定型决策**　是指供决策者选择的各种备选方案所需的条件都已知并能准确知晓决策的必然结果。

2. **风险型决策**　是指对决策者期望达到的目标，存在着两个或两个以上的不以决策者的主观意志为转移的自然状态，但每种自然状态发生的可能性可以预先估计或利用文献资料得到，进行这类决策时要承担一定的风险。

3. **不确定型决策**　是指决策者对各种可能出现的结果的概率无法知晓，只能凭决策者的主观倾向进行决策。

二、决策分析及其在临床实践中的应用

决策分析就是定量比较各种备选决策方案可能产生的后果和效应，从而使决策更为科学和合理的过程。决策分析包含决策主体、决策目标和一系列备选方案这三个基本要素。在临床诊疗决策制定的过程中，决策主体可以是患者，也可以是医生，但循证医学提倡医患双方共同决策的模式；决策主体对于决策问题所希望实现的目标，可以是单个目标，也可以是多个目标；备选方案要基于已有的知识做到尽可能全覆盖而没有遗漏。

临床决策分析（clinical decision analysis，CDA）是采用定量分析方法在充分评价不同备选

方案的风险和获益之后,选取最佳方案以减少临床不确定性、实现有限资源取得最大效益的一种思维方式,包括诊断决策、治疗(康复)决策等。早在1959年,Ledley与Lusted等提出可将决策分析应用于医学领域,到1967年,第一篇应用决策分析的学术论文发表,当时研究的内容是应用决策分析解决是否应对患有口腔癌而无明显颈部淋巴结转移的患者施行颈部根治术的问题。随后,Lusted和Kasirer对于在医学领域中运用决策分析进行了更多的探讨。近些年来,决策分析在医学领域得到了越来越广泛的应用和推广,不仅可帮助临床医生选择针对单个患者的治疗措施,也逐渐用于针对群体的医疗政策的制定,是一种最大限度地减少临床实践差错和决策失误的科学方法,也是实践循证医学不可或缺的工具之一。

三、临床决策分析的基本流程与常用方法

临床决策分析一般分4~5个步骤:①形成临床决策问题,包括提出方案和确定目标及效果量度;②用概率来定量地描述每个方案所产生的各种结局的可能性;③决策者对各种结局的价值定量化,一般用效用来表示,有了效用就能给出偏好;④综合分析和评价各方面信息,以最后决定方案的取舍;⑤必要时对所取方案作敏感性分析。

与上述的决策分型相仿,对于不同的情况有着不同的决策方法。①确定性情况:每一个方案引起一个,而且只有一个结局,这时使用确定型决策。当方案个数较少时可以用穷举法,当方案个数较多时可以用一般最优化方法。如果决策以收益为目的,那么取收益最大值的方案为最优方案;如果决策以减少损失为目的,那么取损失最小值的方案为最优方案。②风险性情况:由一个方案可能引起几个结局中的一个,但各种结局以一定的概率发生。通常能用某种方法估算概率时,就可使用风险型决策,例如决策树的方法。在风险型决策中,一般均按收益取最大值,损失取最小值的原则进行决策。③不确定性情况:一个方案可能引起几个结局中的某一个结局,但各种结局的发生概率未知。这时可使用不确定型决策,例如拉普拉斯准则、乐观准则、悲观准则、遗憾准则等来取舍方案。

第二节 决策分析的实施

决策分析的基本思想是将问题系统地分成几部分,确认每个部分之中的不确定因素,然后通过复习医学文献或者咨询专家意见得到各不确定因素的估计值,进而得到采取不同决策选项后,估计各种可能结局出现的概率。具体实施时,决策分析先要确认决策的问题并界定问题的范围;进而采用决策树的方法,将问题结构化;随后要系统搜集相关信息,明确各种事件出现的概率;同时对最终结局用适宜的效用值完成赋值;最后进行决策树分析,计算每种备选方案的期望值。鉴于临床实践中各种医学现象的复杂多变性,有时需要对结论进行敏感性分析。具体实施步骤阐述如下:

一、决策问题的确认

决策分析的第一步是对所研究的问题给出精确的定义,并且根据问题的定义通常将其拆分为三个组成部分,第一部分通常是不同的决策备选方案,随之是不同决策方案实施后所有可能发生的事件,而最后一部分则是决策所关心的结局。

例10-1　男性患者,50岁,体检发现左颈动脉硬化,但目前没有任何临床症状。现有证据表明,颈动脉硬化者发生脑卒中的危险性升高。因此,对于该患者是否需要治疗,就面临一个决策问题,临床上可以有两种方案选择,一是暂时临床观察,二是行颈动脉内膜切除术。但出于临床实际的考虑,有如下事件可能发生,临床观察虽然避免了手术相关的短期危险因素(围术期死亡,手术中发生脑卒中),从而维持无症状性颈动脉硬化状态(在一段特定时间内未发生脑

Notes

卒中),但不可避免面临着将来更高的脑卒中发生风险。如果选择进行手术,虽然有益于解决问题,减少发生脑卒中的可能性,但却有围术期间发生脑卒中和死亡的风险。

二、决策问题的结构化

绝大多数决策分析都采用决策树(decision tree)的方法对问题进行结构化处理。决策树是一种能够有效表达复杂决策问题的数学模型,按逻辑、时序把决策问题中的备选方案及结局有机组合并用图标罗列出来,形似一棵从左到右不断分支的树,包括一系列节点与分支。节点又可分为决策节点(decision nodes)与机会节点(chance nodes),前者以小方框"□"表示,后者以圆圈"○"表示。决策节点处又可分为决策者能控制的几个决策选项,而机会节点处则分成决策者所不能控制的一个或几个相应事件。在决策树末梢,为各方案的最后结局(outcome),各种结局必须定量描述。在每一个机会节点,其后相应事件的概率之和必须为1,也就是说,每个机会节点之后的事件必须涵盖所有可能的情况,只有这样才能保证分析的有效性。对于结局而言,结局可以是生存或死亡,也可以是其他治疗可能带来的任何收益或风险。

基于上述原则和对临床问题的分析,例10-1可以绘制如图10-1的决策树。

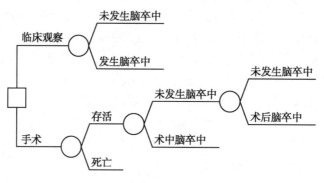

图 10-1　动脉硬化处理的决策树

三、相关证据及信息的检索与搜集

上图仅是决策树的一个雏形,还要通过检索、收集相关证据或信息,进一步地加以完善。在决策分析中,最重要的证据或信息是每一种可能的事件在相应条件下出现的概率。相关证据或信息可以来自以下几方面:

1. **借助文献估计概率**　应用文献估计概率时,首先应当评估所用文献的有效性,来自大样本的临床试验或随访研究的概率最为可靠,但即使是大样本的研究也会存在抽样误差,因此在确定基线概率时,应根据情况确定概率的可信区间,绘制一个包括最佳概率估计值(称为基线概率)、概率的上限和下限以及资料来源的表格。

信息来源情况可不尽相同,信息可以从一篇文献获取,也可以根据多篇文献的综合结果得到。信息单一来源大致有如下几种情况:所应用的文献是该方面唯一可以获得的数据资料;该文献是权威性的研究结果;研究的质量较高或者样本量很大或者该文献所代表的人群即为此次决策分析结果所要应用的人群。因此,在把单一文献估计的概率用于决策时,如果文献与我们决策问题的处理背景、场合不同,或者患者情况有差异等,要尽量引用文献中分层分析提供的结果,然后根据经验、知识或专家的意见,参考其他研究资料,修改概率使之更符合临床实际情况。

倘若关于某个问题有多篇文献的数据结果,可以根据情况对文献结果进行综合。推荐使用meta分析从多篇文献中获取信息并进行综合,但纳入综合分析的文献必须真实可靠,才可以提供比较接近真实情况的分析结果。具体参见本书第六章。

Notes

2. 咨询专家意见以获取所需的信息　制定政策时,通过专家和专家小组讨论可以获取所需的信息。在决策分析中也可通过这种方式获取所需概率的估计值。但这种方法只能在其他获取信息的方法都不可行时使用,而且任何通过这种方法获得的决策分析结果都必须进行敏感性分析。

咨询专家小组的意见可以通过德尔菲法进行,由专家们先提出对所需数据的估计值,然后再通过讨论和反馈对该值进行修订。

3. 概率估计中不确定性的估算　大多数决策分析都需要估计很多事件发生的概率,当决策模型很复杂时,某个估计中很小的偏差都有可能引起最后结果很大的改变,因此,估算概率估计中的不确定性对分析结果的影响是很重要的。

敏感性分析是估计这种不确定性最常用的方法,它可以评价概率估计的不确定性对分析结果的影响。然而通过敏感性分析同时进行多个变量的不确定性估计很困难,结果也难以理解。因此,学者们提出几种统计方法来评估同时考虑所有变量时的不确定性,例如完全贝叶斯分析以及归因分析等。

上述获取信息的方法中,通过文献估计概率最为常用。有些时候在相关的文献中无法得到所需概率,这时就常常需要依赖于专家的概率估计结果。当然也可以通过调查研究直接获得相关问题的原始资料,这样得到的结果可能很准确,但人力物力花费可能较大。另外,也有学者提出在临床应用中,可以根据个人经验"猜测"有关的概率。

对于决策分析概率的估计,要求做到以下几点:首先,用于估计概率的信息来源应该有详细的记录,估算概率的方法要有详尽的描述;其次,对于任何一个需要估计的概率,都要求尽可能采用最可靠的概率估计值;最后,在有多种途径获得所需信息时,需要在不同来源之间做出合理的选择。

获取所需要的信息后,将其填入决策树中,就可以进入下一步的分析工作。

例 10-1 中的决策相关信息的基线估计值如下:选择临床观察的患者有 11% 可能会发生脑卒中,而选择做手术会有 1% 的患者死亡,而术后存活的患者中有 2% 会在围术期间发生脑卒中,术后"未发生脑卒中"者在以后会有 5% 的患者再次发生脑卒中的可能,这些估计值在决策树中各概率分支下方标出(图 10-2)。

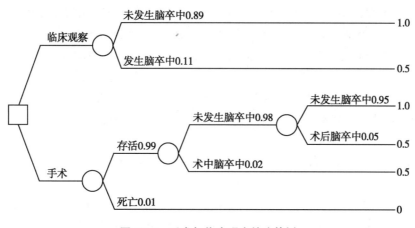

图 10-2　手术与临床观察的决策树

四、确定最终结局的效用值

决策过程中对结局的量化处理也是决策分析的重要环节。因为备选决策方案有多种,每种方案对应的临床结局又不相同,可以是简单的二分类结局,如生存与死亡;也可以是单一属性的多项结局,如完全缓解、部分缓解、稳定、恶化等;还可能是复杂的多种属性的多种结局,如一方面是生存时间的不同,另一方面生存质量也各异。因此,为了达到比较目的,需要预先将各种结局转换成同一度量衡单位的变量,这个变量就是效用(utility)。而效用值是一种表述结局相对优劣的数量化指标,通过对患者或公众进行调查获得,可测量出人们对不同健康状态的喜好程度,它是个体在不确定情况下的优先选择,表现出他们对某种健康状况的倾向和偏爱,反映了个体的主观感受,并受年龄、经济收入、教育程度等多种因素的影响。效用值通常用 $0\sim1$ 的数值来表示,1 代表完全健康,0 代表死亡,也可以为负数,表示比死亡更糟糕的疾病状态,如无意识或长期卧床伴严重疼痛等。

效用值有直接、间接两种测量方法,其中直接测量方法又分为等级尺度法、标准博弈法和时间权衡法;间接测量方法主要是使用生存质量量表来获取效用值。

(一)效用值的直接测量方法

1. **等级尺度法**(rating scale)　是测量效用值最直观的方法,通常由一段直线构成,两端分别标注 0 和 1,并有简短的描述性短语,0 表示最差的健康状态比如死亡,1 表示完全健康,线段上标有等间距的刻度。患者可以在线段上最能说明自己健康状态的地方做一标记,测量标记处距 0 端的长短,由此获得的数值即为该健康状态的效用值。例如多发性硬化是一种渐进性进展性疾病,日常生活和行为处于较差的状况,被测试者在接近 0 端的 0.4 处做标记,则该健康状况的效用值为 0.4。假设死亡并不认为是最差的状态,而是在量表上的某一点,比如 d,那么其他状态的效用值可以用公式 $(x-d)/(1-d)$ 来换算($0<d<1$,x 是其他状态的值)。等级尺度法测量效用值直观,易操作,在临床上应用广泛,但该方法重测信度不高。

2. **标准博弈法**(standard gamble)　是测量效用值的经典方法,已经广泛用于不同领域的决策分析,其基于效用理论的基本原理,即面对疾病被调查者有两种选择,一种选择是治疗,但治疗的结局有两种可能性:①患者完全康复,再健康生存 t 年(概率为 p);②当即死亡(概率为 $1-p$);另一种选择是某种慢性疾病状态 i,生存 x 年($x<t$)后死亡。通过对比提问法,来确定 p 值。例如某种疾病手术的最好结果是手术成功再生存 10 年(t),最坏结果是手术失败后立即死亡,如果不手术则可以维持目前的疾病状态生存 5 年(x)。当手术成功的概率为 30%(p)时,患者宁愿选择不手术而生存 5 年,当成功的概率升至 50% 时,患者仍然不愿意冒险选择手术,随着手术成功概率逐步上升,假设当成功的概率为 75% 时,患者愿意改变主意选择手术,此时患者就在手术和不手术两种选择中保持中立,该疾病状态的效用值即为 0.75。因为概率是一种比较抽象的概念,调查对象对概率的比较和动态变化常难以理解,因此在实际操作中可以使用一种叫做概率轮(chance board)的工具。这是一种由两个可以调节的部分组成的盘,采用两种不同的颜色区分,两部分的相对大小可以改变,两种颜色的比例和相应结局的概率相当。先将各种选择结果写在卡片上告诉调查对象,然后转动概率轮,两种不同颜色的比例随之改变,对应各种结局的概率也相应变化,借此可以帮助调查对象理解概率的变化并选择所偏好的结局。

3. **时间权衡法**(time trade-off)　是直接对两种不同的状态作等量估计,让患者在"好的健康状态但活的时间短些"与"处于目前的疾病状态但活的时间长些"间作出选择,其要点在于患者愿意出让多少时间的寿命以换取更好的健康状态。比如一种是在慢性疾病状态 i 下生存 t 年(t 为慢性疾病的期望寿命)之后死亡,另一种是接受某种治疗从而健康生存 x 年($x<t$)之后死亡,时间 x 是变化的,直至患者在两种选择中保持中立,此时 i 状态的效用值即为 x/t。例如心绞痛患者如果不治疗可在疾病的状况下生存 25 年(t),有一种治疗方法可使心绞痛完全缓解但要减少生存年数,当生存年数缩短到 14 年(x)时患者选择不治疗,但如果缩短到 15 年患者就愿意治疗,此时没有心绞痛的 15 年就相当于有心绞痛的 25 年,心绞痛的效用值(x/t)计算为 $15/25=0.6$。

Notes

（二）效用值的间接测量方法

除了上述直接法测量效用值外，还可以用间接法进行测量。所谓间接法是通过间接方式测得某种疾病状态的效用值，如利用生存质量量表，如 SF36 量表等，计算量表得分，再将量表得分转换为效用值，即效用值 =（量表实际得分 − 量表的最低得分值）/ 量表的得分范围。此外，还可以计算质量调整寿命年（quality-adjusted life years, QALYs），用 QALYs 来测量各种各样结局，使之有通约性，简化复杂的临床决策问题。

例 10-1 中应用质量调整寿命年（QALYs）来衡量结局，设定患者无论是保持未发生脑卒中的"无症状性颈动脉硬化状态"还是有病生存（伴脑卒中状态），他们的期望寿命都是 15 年，效用值（或生存质量）分别为：未发生脑卒中状态效用值 =1，生存（伴脑卒中）效用值 =0.5，死亡效用值 =0，相应数据标在图 10-2 的最右侧。进一步计算他们的 QALYs 分别为 15 年、7.5 年和 0 年，获得这些资料后就可以进行决策树分析了。

五、决策树分析

所谓决策树分析又称为决策树的折叠与平均，即指通过以上步骤所形成的决策树，计算每一种决策选项所对应的不同结局出现的情况。

在掌握了以上各种基本信息后，就可对例 10-1 计算各机遇节点和各种方案的期望值（expected value, EV）。各机遇节点的期望值为该节点各分支概率与结局 QALYs 值的乘积之和。根据上面的决策树可以计算临床观察分枝的期望值和手术分枝的期望值如下：

临床观察的期望值：$EV_C=(15×1×0.89)+(15×0.5×0.11)=14.18$ QALYs。

手术的期望值：$EV_S=(15×1×0.95×0.98×0.99)+(15×0.5×0.05×0.98×0.99)+(15×0.5×0.02×0.99)+(0×0×0.01)=14.34$ QALYs。

比较两者的期望值，手术治疗的期望值稍高，提示应该选择手术治疗，但是应该看到，两个方案的期望值相差不大，而手术治疗还有致死的可能性，虽然死亡的概率很低，但是在生与死的可能选择的情况下，医生或患者难以仅凭 14.34 QALYs > 14.18 QALYs 的结果，就要承担那 1% 的死亡风险！因此，与患者及时沟通，在知情的情况下做出决策是十分必要的。

六、敏感性分析

鉴于临床实践中的医学现象是千差万别的，一个模型建立后，可能会出现某些条件又发生改变的情况，该模型是否实用、模型结论是否可靠又成为临床医生所要回答的问题。例 10-1 中，如果认为选择做手术的病死率（1%）太高或是太低；或者 1% 这个概率是大概估计的，还不够准确；抑或是一个区间值，不能肯定就是 1%，因此，手术病死率不同，将影响到最终的决策。此时就需要进行敏感性分析（sensitivity analysis），考察结论的稳定性。

当模型假设或条件改变时，决策分析的结果变化不大，就说明决策分析结论具有良好的稳定性和可靠性。同时敏感性分析也可以通过观察发现那些对结果影响最大、即对该分析最重要的假设，从而为问题的深入研究和解决问题提供线索。如果一个变量在合理范围内变动对结论无明显影响，可以说结论对这个变量"不敏感"，反之，就说明结论对此变量"敏感"。

这里就对例 10-1 进行敏感性分析，当取不同的手术病死率时，可分别计算出不同的手术治疗方案的期望值，下图显示的就是当手术病死率在一定范围内变动所对应的期望值。从图 10-3 中可看出，当手术病死率为 2.1% 时，两种方案的期望值相当，此时的 2.1% 称为阈值，表明这一数值是两种方案选择的分界点。当手术病死率在小于 2.1% 的区间内，选择手术这一方案是合适的。

如果对伴有脑卒中生存状态的效用值也存在疑惑，同样可以对其进行阈值分析和敏感性分析（图 10-4）。

Notes

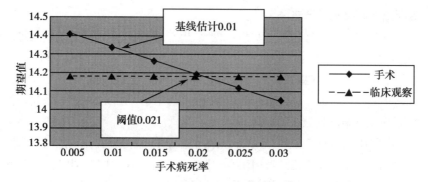

图 10-3   对手术病死率的敏感性分析

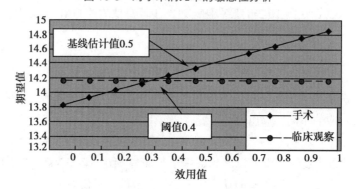

图 10-4   对伴脑卒中生存效用值的敏感性分析

敏感性分析在决策分析中占有重要地位,它可以验证决策分析结果的可靠性,因此决策分析应该常规进行敏感性分析。

第三节   复杂决策问题和 Markov 模型

一、复杂决策问题

例 10-1 只是一个简单的决策分析例子,仅有两个决策选项,而且在整个分析中需要估计事件的发生概率也只有几个。实际的临床问题可能复杂得多。在循证临床决策中,可供选择的决策选项可能很多,同时可能会出现多种结局,并且从干预措施到结局出现又会经过许多过程(状态),这些过程又有可能受众多因素的影响。在这些情况下,决策分析就变得比较复杂。在例 10-1 中,如果要考虑事件发生的时间因素,比如各种干预措施的远期效果,就成了复杂的决策问题。如手术存活的患者在接下来的生命历程中,不可避免的有部分患者会发生脑卒中、死亡;随后存活的患者仍然有再次发生脑卒中、死亡的可能;对于临床观察方案同样存在类似的问题;而且相关概率也随着研究人群年龄的改变而发生了改变,如 50 岁年龄段人群与 60 岁年龄段人群的死亡率就不一样,那么如何评价这两种方案的远期效果呢?本节将介绍一种有助于解决此类问题的决策模型:Markov 模型。

二、Markov 模型及方法

疾病的预后可以描述为一系列变化的事件,患者在这一系列的事件中具有不同的危险度。例如,无症状胆结石患者可能会在任何时间出现急性胆囊炎发作,而如果胆囊炎发作时患者需要进行手术,那么手术的风险随患者年龄的增加而增加。如果要对无症状胆结石患者是否立即进行胆囊切除术进行决策,对于不进行胆囊手术的选项,同样需要按照前述决策树原理,建立一系列选择节点分析患者的可能情况(正常、发生急性胆囊炎、手术死亡以及死于其他原因),

Notes

即使仅仅分析患者从当前至以后 30 年的情况（这是一个合理的时间区间），也需要建立非常庞大的决策树，对这样的决策树几乎不可能进行分析。

可以想象，这种树形结构的很大一部分都是重复的。近十余年来，针对这种问题的决策分析，人们越来越倾向于使用 Markov 模型。该模型能够更精确而且非常简洁的表示在不同健康状态间多次的或者时间不确定的转换，从而对这类复杂决策树进行决策分析。

在决策分析中，应用 Markov 模型需要四个步骤：

第一步：定义不同的健康状态，描述在不同的健康状态之间转换的方式。

例如，对上述无症状胆结石的例子，可以认为有四种状态：无症状胆结石、急性胆囊炎、急性胆囊炎术后和死亡。这几种状态之间的转换可以用图 10-5 来表示。

图中用椭圆或圆形表示不同的状态，用箭头表示不同状态之间的转换。

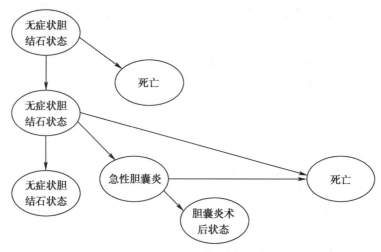

图 10-5　对无症状胆结石患者不进行胆囊手术的 Markov 模型

第二步：选择适宜的周期长度。

选择计算的周期长度要根据实际情况决定。从计算量上来说，周期较长者，计算的负荷较小，反之亦然。

第三步：估计转换的概率。

估计转换概率的大多数信息来源于文献。但是文献中的信息大多是用转换率（r）而非概率（P）表示。率通常是用人时为单位的，可以用率来计算在所确定的时间长度内转换发生的概率，计算公式为：$P=1-e^{-rt}$，此处 e 为自然对数。

第四步：估算结局。

Markov 模型的结局通常使用预期寿命表示。估计 Markov 模型预期寿命的方法有三种，蒙特卡罗模拟法（Monte Carlo simulation）、Markov 队列模拟法（Markov cohort simulation）和矩阵代数法（matrix algebra）。其中 Markov 队列模拟法比较简单，它建立一定数目的虚拟队列人群，根据转换的概率，估算在每个周期内发生转换的人数，直至整个队列的所有人"死亡"，进而通过寿命表的方法估计其预期寿命。表 10-1 即为上例的 Markov 队列模拟法估计过程：

表 10-1　用 Markov 队列模拟法估算预期寿命

年数	患者年龄	无症状胆结石者	患急性胆囊炎者	急性胆囊炎术后者	死亡人数
0	30	100 000	0	0	0
1	31	98 838	984	0	168
2	32	97 676	982	992	349
3	33	96 516	970	1971	544

Notes

续表

年数	患者年龄	无症状胆结石者	患急性胆囊炎者	急性胆囊炎术后者	死亡人数
4	34	95 536	958	2934	752
5	35	94 198	945	3883	974
10	40	90 698	452	6600	2251
20	50	83 936	206	8582	7277
30	60	71 403	171	9264	19 180
40	70	50 509	114	7906	41 472
50	80	27 785	53	5061	67 100
60	90	867	1	178	98 954
70	100	0	0	0	100 000
总计	—	3 788 787	13 571	380 022	—

　　整个队列人年数为：3 788 787＋13 571＋380 022＝4 182 380 人年。平均预期寿命为 41.82 年。

　　鉴于 Markov 模型方法比较复杂，在此不作过多介绍。感兴趣的读者可以阅读 Beck 和 Pauker 以及 Sonnenberg 与 Beck 等人出版的专著。

三、Markov 模型的应用实例

　　例 10-1 如果考虑远期效果时，可以采用 Markov 模型进行决策分析。图 10-6 显示了观察或手术治疗后患者出现的三种结局：维持无症状性颈动脉硬化状态，发生脑卒中和死亡。这是短期结局，那么随着时间的推移，无症状性颈动脉硬化状态的患者在接下来的时间里，会有一部分人死亡，一部分人生存，生存的人中间不可避免的会有人发生脑卒中，余下的人维持无症状性颈动脉硬化状态；生存但是伴有脑卒中的人，其结局也是随着时间的进程部分人会死亡而部分人仍生存，生存的人继续这种循环，直至所有人群都到达一种结局：死亡。

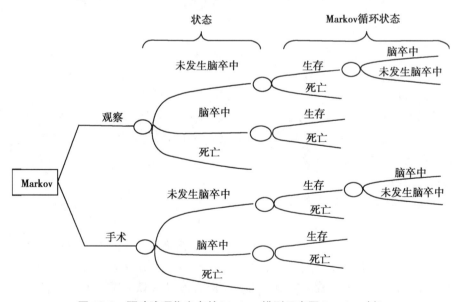

图 10-6　颈动脉硬化患者的 Markov 模型示意图（Markov 树）

　　用 Markov 模型来模拟他们的结局，计算结局的增益，同其他的方案进行比较从而做出选择。可上述可以看出有三个 Markov 状态：无症状性颈动脉硬化（状态 1），伴有脑卒中生存（状态 2），死亡（状态 3）。其中状态 1 到状态 3 之病死率（5%）并不完全表示为颈动脉硬化这一疾病所致（要尽可能模拟实际情况，考虑有其他死亡原因）。它们之间的转换关系及转移概率见表 10-2 和图 10-7。

Notes

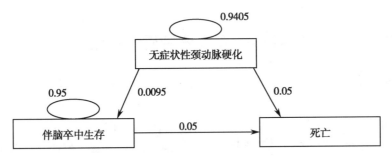

图 10-7 颈动脉硬化患者各状态间的转移关系

假如将 Markov 循环周期设为 1 年,那么每一个周期,"无症状性颈动脉硬化状态"为 1 个 QALYs,伴脑卒中生存则为 0.5 个 QALYs,死亡则为 0。假设从手术开始当年起,根据相关文献数据估计选择手术治疗的相关数据为:维持无症状性颈动脉硬化状态占 97%,伴脑卒中生存的占 2%,死亡为 1%。此后人群在这 3 个状态的转移概率见表 10-2。

表 10-2 手术治疗后 3 种自然状态每年的转移概率

	无症状性颈动脉硬化	生存(伴脑卒中)	死亡
无症状性颈动脉硬化	0.9405	0.0095	0.05
生存(伴脑卒中)	0	0.95	0.05

计算原理同例 10-1,由于该过程的计算比较繁琐,可借助相关软件进行,如 decision maker,treeage,比较简单的则运用 Excel 计算。以选择手术治疗为例,假设 10 万病例纳入分析,其最终结果是人均获得 16 个 QALYs(计算的结果见表 10-3)。用同样的方法可以计算选择"临床观察"方案的人均 QALYs,然后可以比较两个方案的 QALYs 大小,进行决策。

表 10-3 10 万例无症状性颈动脉硬化手术治疗的 Markov 模型分析

周期数	无症状性颈动脉硬化		生存(伴脑卒中)		死亡		总 QALYs	累计 QALYs
	例数	QALYs	例数	QALYs	例数	QALYs		
1	97 000		2000		1000			
2	91 228	91 228	2822	1411	5950	0	92 639	92 639
3	85 800	85 800	3548	1774	10 652	0	87 574	180 213
4	80 695	80 695	4186	2093	15 119	0	82 788	263 001
5	75 893	75 893	4744	2372	19 363	0	78 265	341 266
6	71 377	71 377	5228	2614	23 395	0	73 991	415 257
7	67 130	67 130	5645	2822.5	27 225	0	69 953	485 210
8	63 136	63 136	6001	3000.5	30 863	0	99 137	551 347
9	59 379	59 397	6301	3150.5	34 320	0	62 530	613 887
10	55 846	55 846	6550	3275	37 604	0	59 121	672 998
11	55 523	52 523	6754	3377	40 723	0	55 900	728 898
...	...	...	...	...	...	...	...	...
50	0	0	0	0	10 000	0	0	1 599 600
总计:								1 599 600
人均:								16.00

无症状性颈动脉硬化状态效用值=1,生存(伴脑卒中)效用值=0.5,死亡效用值=0;QALY:质量调整生存年(引自 Birkmeyer JD,2003)

Notes

第四节　决策分析质量评估

评估决策分析的质量实质上是评估决策分析中所使用的各种原始参数的准确性和可靠性，主要标准如下：

1. 决策树各分支所用的参数是否来源于高质量的研究结果？

如果使用了效用指标，效用的赋值是基于相关患者群体的调查、健康人群的调查，还是研究者个人的粗略估计？

2. 是否进行了敏感性分析，即通过改变以下四个方面的估计值，评估最终结论的稳定性？这四方面估计值依次为：①各种干预的效果；②不良反应发生率；③估计的费用；④效用的赋值等。

3. 是否考虑了所有可能涉及的花费？

总之，决策分析作为循证临床决策的辅助工具，其应用价值已经得到大多数学者的肯定。但临床决策是复杂的过程，有些问题很难结构化成决策树；获取真实可用的临床信息也不容易；同时，简便直观的效用值估计方法也有待改进。相信随着决策分析理论和方法学研究的进步，尤其是计算机辅助决策系统的开发和利用，决策分析必将在循证临床实践中发挥其应有的作用。

（张丽帆　詹思延　洪明晃）

主要参考文献

1. Henschke UK，Flehinger BJ. Decision theory in cancer therapy. Cancer，1967，20（11）：1819-1826
2. Petitti DB. Meta-analysis，decision analysis and cost-effect analysis：methods for quantitative synthesis in medicine. 2nd ed. Oxford University Press，2000
3. Stephen G，Jerome. Decision analysis. New Engl J Med，1987，316（5）：250-259
4. MILTON C. 临床决策分析. 曹建文，译. 上海：复旦大学出版社，2005
5. 王家良. 循证医学. 北京：人民卫生出版社，2005，145-157
6. 詹思延. 循证医学与循证保健. 北京：北京医科大学出版社，2002
7. 唐金陵. Muir Gray. 循证医学：循证医疗卫生决策. 北京：北京医科大学出版社，2004，148-154
8. 顾杰，姜林娣. 健康状况的效用值和测量方法. 中华行为医学与脑科学杂志，2009，18（1）：84-85
9. 王家良. 循证医学. 第2版. 北京：人民卫生出版社，2010

Notes

第十一章 疾病病因／危险因素证据的循证评价与应用

第一节 概 述

任何疾病的发生、发展均有其原因。只有明确病因／危险因素，才能有针对性地开展疾病防治，从而有效改善预后。例如，研究显示高血压是脑血管意外发生的重要危险因素，通过对高血压人群进行高血压病的健康教育和药物控制，可有效预防脑血管意外的发生，降低脑血管意外的发生率。另外，了解病因，还有助于临床医生对疾病进行准确地诊断。例如对于一个上腹部疼痛2个月伴有消瘦的50岁患者与同样症状的20岁青年相比，临床医生更有可能将前者诊断为胃癌，原因在于年龄是胃癌发生的危险因素。

患者前来就医时，第一个接触的就是临床医生，医生能最先了解患者的病情和疾病发生、发展情况，对于病因或危险因素不明者，临床医生可以查找相关研究证据，寻求答案，或者由此提出病因假设并开展病因与疾病危险因素的研究。更为重要的是，尽管随着科技的进步和发展，有关疾病病因及危险因素的研究证据日益增加，但由于研究本身存在这样或那样的问题，加之研究对象自身原因及研究条件不易控制等复杂性问题，使得已有或发表的有关病因及危险因素的研究证据并不完全正确，作为临床医生，应学会分析评价有关病因／危险因素的研究证据，以去伪存真、去粗存精，将最新最佳的研究成果（证据）用于指导临床实践。

一、病因／危险因素的概念

（一）病因及其历史演变

人们对病因的理解随着科技的进步而不断地发展与升华。最初人们处于迷信时期，古人常将疾病的发生归因于鬼神、上帝及天意，这些对病因的认识是唯心的。后来，我国古代医学大家从大量的实例入手，通过观察和总结，对病因的认识不断深入。如饮用不洁的水引起腹泻、土壤里散发出来的污浊之气（瘴气）也会致人发病，开始将疾病的发生与外界的金、木、水、火、土联系起来，创建了阴阳五行学说。西方医学之父 Hippocrates 在他所著 *Airs, Water And Place* 一书中也阐述了空气、水、居住地与疾病发生有关。这些使得人们对疾病发生原因的认识开始走向朴素唯物主义。1676年荷兰人列文虎克（Antony van Leeuwenhoek，1632-1723）制造了第一架显微镜，并从井水、人及动物粪便等中看到了球形、杆形、螺旋形的微生物。人们对病因的关注开始转到特定的病原体上，建立了特异病因学说（单一病因学说），并提出了 Koch 法则。后来随着社会卫生条件的改善和抗生素的使用，特别是疾病谱的改变，流行病学病因研究逐渐扩展到非传染性疾病，病因也突破了病原体的范畴。

目前有关病因（causation of disease）的定义是由来自美国 John Hopkins 大学的著名流行病学家 Lilienfeld AM 提出：那些能使人群发病概率升高的因素，就可认为是病因，当其中某个或多个因素不存在时，人群疾病频率就会下降。流行病学层次的病因一般称为危险因素（risk factor），是指那些使人群疾病发生概率即风险（risk）升高的因素。

（二）病因模型

病因也是一种因果关系。用简洁的概念关系来表达病因因果关系的模型称为病因模型。

对病因因果关系的不同理解或侧重,则形成了多个病因模型。

1. 疾病发生的三角模型　又称流行病学三角(epidemiology triangle)。该模型认为疾病的发生要有病因(病原体)、机体(或宿主)及环境三个要素。疾病是否发生取决于这三要素协同作用的结果。三者之间保持平衡状态,疾病就不会发生;如三者中的一个发生变化,失去平衡,则疾病就会发生(图 11-1)。

2. 轮状模式　又称车轮模型(wheel model)。此模型强调病因来自于宿主及环境两方面。宿主处于环境包围之中,类似轮状。环境包括生物的、理化的和社会的环境,宿主包括遗传作用的内核(图 11-2)。各部分的大小是有伸缩性的,因不同疾病而异。若环境因素作用大,则图中的外环可变大。若是遗传病,则表示遗传作用的内核要变大些,环境"环"相应缩小。

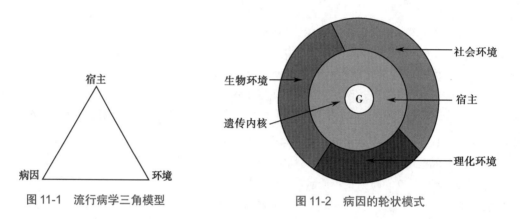

图 11-1　流行病学三角模型　　　　图 11-2　病因的轮状模式

3. 病因网模型(web of causation)　将多种病因按相互作用的顺序连接起来,形成一个病因链;多个病因链交错连接起来形成网状,因此称病因网络模型。该模型可以提供完整的病因因果关系路径。例如,肝癌的病因网可以看成有 3 条病因链交错形成(图 11-3),3 条链起始端分别为乙型肝炎病毒感染、黄曲霉素污染食品和饮水中的藻类毒素。3 条链与多个因素相互交错、相互作用最终导致肝癌的发生。该模型的特点是表达具体、清晰、系统,能很好地揭示复杂的病因因果关系。

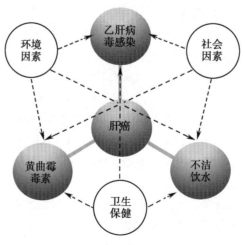

图 11-3　病因网模型

(三)病因因果联系的方式

病因因果联系的方式包括单因单果、单因多果、多因单果和多因多果等 4 种类型。①单因单果是指一种病因仅可引起一种疾病的发生,而且该病或结局只由该病因引起的。这是传统的简单病因观。在现实中,这种情况几乎不存在。②单因多果,亦即一种病因可以引起多种疾病。

Notes

是从病因作用的多效应性方面解释病因的作用方式。③多因单果为多个病因引起一种疾病,可以有几种方式:多种因素独立作用,多种因素协同作用,多种因素相互连接作用。多因单果是从疾病发生的复杂性方面解释病因的致病作用。例如,高胆固醇血症、高血压、吸烟、糖尿病等为冠心病的发病危险因素,经人群流行病学调查证实,没有这些危险因素的人群冠心病的患病率仅为 1.2%;仅有一种或两种者,其患病率则升至 2% 和 6%;当存在 3 种或以上者,其患病率竟高达 31%。④多因多果是单因多果和多因单果的结合,全面揭示疾病因果关系的本质。例如,高脂膳食、吸烟饮酒、缺乏体力活动是高血压、大肠癌、乳腺癌等疾病的病因。

二、病因与疾病危险因素研究的主要步骤

对病因不明的疾病研究与探讨其病因,或者对病因已知疾病的流行状况发生改变的影响因素的探索是一个循序渐进的过程,也是一项十分复杂的任务,需要多学科和专业的研究者共同努力。一般来说,首先要先建立假设,然后通过深入研究来验证假设。

(一)建立假设

通过描述疾病分布(三间分布)的特点,比较分析高发人群(时间或地区)与低发人群(时间或地区)的差异,再进一步应用 Mill 逻辑推理法来提出和建立假设。

1. 假设的提出　对于原因不明的疾病或已知原因但发病忽高忽低,患者本人不会知道自己患的是什么疾病、是什么原因导致的疾病,只是会随着病情的加重而到医院就诊。因此,往往是临床医生首先接触原因不明疾病或疾病分布改变的患者。如果临床医生持有病因学研究的意识,就会更早地发现问题与提出假设。

(1)从临床特殊病例发现疾病分布改变,进行病例报告:医生一旦接触到原因不明疾病或已知病因疾病分布改变,结合临床流行病学知识如(罕见)病例集中出现、临床常规治疗方法无效(无明显效果)等而发现原因不明疾病或原因已知但疾病增多的现象或线索,即可进行报告。例如艾滋病的发现,在美国洛杉矶同时期内发现有 5 例肺孢子虫病(pneumocystis carinii pneumonia,PCP)患者,均为男性同性恋者,既往身体健康,但发病后不久 5 位患者先后死亡,现有的治疗手段几乎对他们毫无帮助。通常肺孢子虫病极其罕见,而且一般发生在先天免疫缺陷或免疫力低下的肿瘤放疗患者,面对这一情况,该医生及时报告给美国疾病控制中心。又如 1999 年 8 月 23 美国纽约 Queen 医院一位传染科医生意识到在一个比较小的临近街区内(Whitehurst)同一时间内出现 2 例脑炎是不寻常的现象,因此报告给纽约市卫生部门,后被证实为西半球首次发现的西尼罗病毒感染。

(2)临床医生也可将临床观察与描述流行病学分析结合起来提出病因假设:例如 20 世纪 60 年代早期临床医生观察到健康妇女患静脉栓塞者较以前明显增多,而且大部分患者有长期口服避孕药史。从描述流行病学资料分析来看,静脉栓塞死亡率和住院率随着口服避孕药广泛使用而增加。据上述事实,提出口服避孕药与静脉栓塞之间可能存在因果联系的假设。

(3)根据临床观察病例与某些因素关系的事实提出病因假设:例如澳大利亚眼科医生 Gregg 在医疗实践中观察到大部分患先天性白内障婴儿的母亲在怀孕期间有风疹病毒感染史,根据上述现象 Gregg 提出了婴儿母亲怀孕期间感染风疹病毒引起先天性白内障的假设。

(4)用描述流行病学方法从人群、时间、地区三个方面描述疾病分布特点,取得疾病在人群中发生的信息,在此基础上提出病因假设:例如 20 世纪上半叶,各发达国家男性肺癌死亡率迅速增加,同时也观察到各国烟草消耗量也大量增加。根据这种情况提出关于吸烟可致肺癌的病因假设。

另外,还可通过查阅有关疾病的临床医学、流行病学等方面的文献资料提出病因假设。

2. Mill 逻辑推理法　在提出假设的过程中往往直接或间接地将疾病分布与逻辑推理相结合,这里以 Mill 逻辑推理法最为常用,有如下四种类型。

Notes

（1）求异法：也叫差异法，也就是在相似的事件中找不同。如果两组人群发病率有明显不同，而两组人群在某种因素上也有差异，则这种因素很可能成为该病的原因。例如地方性甲状腺肿在内地比沿海多，内地人群饮水中碘含量较低，而沿海人群饮水中碘含量较高，因而可提出碘摄入量低与甲状腺肿有关的假设。

（2）求同法：是指在不同场合的事物，尽可能找它们的相同点。如果不同情况下或不同的场合的患者均具有雷同的因素时，则这种因素有可能是该病的病因。例如艾滋病在静脉吸毒和接受血液制品者均易发生，由此可推断血液污染可能是艾滋病的危险因素的假设。

（3）共变法：某病发病率的动态变化与某一个因素的出现消长相应，则可提出该因素与某疾病有关联的假设。例如肺癌死亡率的逐年增加与烟草销售量的逐年上升呈平行关系，但大约间隔30年左右，因此人们提出吸烟时间与肺癌发生有关的假设。

（4）排除法：在提出假设时，列举出已知的几种可能的危险因素，然后逐一排除。

在逻辑推理的过程中，研究者还应具备有关的生物学、医学及其他相关科学的知识与经验，这样有利于形成正确的病因假设。

（二）检验假设

假设提出后常用分析流行病学方法包括队列研究和病例对照研究来检验假设。病例对照研究方法比较容易实现，故而较为常用。该方法可以一次回顾性调查多个因素，对于发病率较低的疾病来说，这种方法可能是唯一可行的，由于这种方法是回顾性的由果追因，因此一般不能证明因果关系，但可为进一步研究或证明病因提供了有力的线索。检验病因假设常用的另一个方法是队列研究，这种方法是由因到果的前瞻性研究、可观察自然暴露因素对人群的影响。由于这种方法是先观察自然暴露因素、再跟踪观察暴露队列的发病情况，所以能证明因果关系。但如果人群现场发病率很低，难以开展队列研究，可反复进行病例对照研究，求得结论的可重复性。

通过分析流行病学对病因假设初步检验后，一般还需进一步开展实验流行病研究以进一步验证假设。通常采用随机化分组，然后对实验组人群进行干预，对照组人群采用空白或常规对照等。该研究方法不仅能控制已知的重要混杂因素，而且还能控制未知的混杂因素，同时研究是前瞻的，可减少回忆偏倚，因此所得结果可靠。例如，根据分析流行病学的前期研究结果，Wong 等于 1994～2002 年间在中国福建开展幽门螺杆菌根除治疗预防胃癌的随机、安慰剂对照、人群为基础的实验流行病学研究，以验证幽门螺杆菌感染与胃癌的关系。

三、疾病病因 / 危险因素研究证据的论证强度与分级

在探索病因、研究已知病因疾病发生消长的原因过程中，流行病学形成了一系列的研究方法，这些方法不仅适用于病因与疾病危险因素这一因果关系，也适用于临床治疗疗效、药物的不良反应研究乃至于超越医学以外的因果关系研究。这些常用的研究方法依次是：①个案调查、病例报告及病例分析；②现况调查或横断面研究；③病例对照研究；④队列研究；⑤随机对照试验。其中个案调查、病例报告属于最初的描述性研究，只能为病因研究提供线索和假设。现况调查由于暴露（因）与疾病（果）资料同时收集，不能区分暴露与疾病的时序关系，因此，只能提出病因假设，一般也不能进行因果推论。病例对照研究和队列研究作为观察性研究，是否暴露及其程度并非主动施加，研究者只能被动观察自然分组或研究对象自主"选择"的情况下暴露对健康与疾病的影响，由于无法实现随机分组，组间的可比性难以保证。另外，混杂的存在也是观察性研究的一个重要缺陷。理论上，病因学研究也可采用随机对照试验，此时的"暴露"因素就是施加的干预措施，研究者将研究对象随机分成两组或多组，使得各组间可比好，解决了观察性研究中的混杂问题，成为病因学等因果关系研究的金标准方案。上述研究方案均可为病因研究所用，在实际工作中，研究者可根据疾病本身的特点、病因特点以及是否涉及伦理道德、病因推断标准等进行综合考虑，恰当选用其中一种、几种乃至所有研究方法（表11-1）。

Notes

表 11-1　各种病因学研究的论证强度

研究设计类型	时间性	可行性	论证强度
随机对照试验	前瞻性	差	++++
队列研究	前瞻性	较好	+++
病例对照研究	回顾性	好	++
横断面研究	断面	好	+
个案调查、病例报告、病例分析	现在,回顾	好	+/-

另外,1998 年 Bob Phillips、Chris Ball、David Sackett 等临床流行病学和循证医学专家共同制定了新的证据分级标准,并于 2001 年 5 月正式发表在英国牛津循证医学中心的网站上(牛津分级标准),具体论证强度及证据分级,详见本书第四章。

四、因果关系的判断标准

通过分析性研究乃至实验性研究发现某种暴露因素与研究疾病存在有统计学意义的联系后,还要进一步确认、以排除这种联系是否由各种偏倚等引起的。如果排除了偏倚后联系依然存在,进一步需进行病因推断,也就是确认二者之间是否存在因果联系必须符合一定的标准。20 世纪,美国"吸烟与健康报告"委员会提出了吸烟与肺癌联系的 5 条标准(1964 年):①联系的时间顺序;②联系强度;③联系的特异性;④联系的可重复性;⑤联系的合理性。以后一些学者又加以发展,目前除上述 5 条之外,还包括:①病因与疾病分布一致;②剂量效应关系;③去除可疑病因可使疾病发生频率下降或疾病不再发生。

若判断为病因,必须要达到第 1、2 条标准。一般来说,满足条件越多,则因果关系成立的可能性越大。

第二节　描述性研究类证据的循证分析与评价

描述性研究是病因探索的第一步,也是提出病因假设的主要方法。临床医生往往是患者的第一个接触者,因而掌握病因研究的思路和方法,及时描述不明原因疾病的病因或病因已知疾病发生消长变化的原因,将有利于患者的早诊早治、改善预后,同时有利于保护易感人群,使更多人获益。如艾滋病在 20 世纪 80 年报告后,有临床医生就提出早在 70 年代中期就接触过类似的病例,据估计世界首例艾滋病报告时全球已有 100 万人感染了艾滋病病毒。在临床实践中,遇到此类问题,临床医生即使本人不做描述性研究,也可利用所掌握的研究方法查找证据,以指导临床实践。

如果临床医生欲了解疾病或事件发生的分布状况,诸如患病率、发病率等,那么可以进行现况调查或横断面研究,或者检索相关的描述性研究文献,进而通过真实性、重要性、适用性评价,找出相关证据。

一、描述性研究类证据的真实性评价

1. **样本是否具有代表性**　描述性研究的病例报告、病例系列分析对样本量不作要求。但现况调查,尤其是抽样调查必须考虑样本量的大小和样本的代表性。要保证样本的代表性,除了必须保证足够的样本量外,在抽样时应保证随机原则,即每个个体均有同等的机会被抽到作为样本。样本若在一些重要因素方面与一般人群或待研究的总体人群存在差异,则其代表性差,也就是存在选择偏倚。因此,评价描述性研究的样本代表性时,应考虑以下几个方面:①研究者是否主观选择研究对象,即随意抽样当作随机抽样;②研究者是否随意变换抽样方法,抽样

Notes

之前应充分考虑到实际抽样中遇到的各种因素,如调查对象出差等,做好备选方案;③研究是否考虑到幸存者偏倚,因为患该病的一部分人已经死亡,无法调查,导致调查不能全面反映实际情况;④研究中的应答率如何,调查对象不合作或因各种原因不能参加或不愿意参加调查从而降低了应答率。应答率低于70%时,就难以用调查结果来估计目标人群的情况。

2. 对研究事件是否有明确公认的定义　对于个案调查、病例报告及病例系列分析,鉴于有的是特殊病例或是新发疾病的首次报道,尚无公认的定义,应详实描述。对需要鉴别诊断的疾病也应明确定义。对于现况调查或横断面研究,如调查某病的患病率,或某事件在人群中的流行率,应对疾病或该事件的发生率给出明确的定义,最好是国际公认的定义。倘若没有国际公认定义或国际公认定义与我国实际情况不符,可召集专家自行制订。

3. 偏倚及其影响如何　描述性研究中选择偏倚、信息偏倚和混杂偏倚均可发生。有关选择偏倚已在样本的代表性中叙述。信息偏倚包括调查对象对过去暴露史回忆不清而导致的回忆偏倚;调查员有意识地重点调查有预期阳性结果者、忽视对照或预期出现阴性者而导致的调查偏倚;另外,由于检测仪器、工具校正不准确,检测方法的标准或程序不统一,检测技术较差等可导致测量偏倚。对于回忆偏倚、测量偏倚、调查偏倚可采用重测信度或结果一致性检验进行分析判断。

二、描述性研究类证据的重要性评价

对于描述性研究证据的重要性评价,常用指标包括发病率、患病率、死亡率、病死率等,用以从不同角度说明疾病对人群的危害程度。

需要注意的是,由于发病率的水平受很多因素的影响,所以在对比不同资料时,应考虑年龄、性别等的构成,进行发病率的标化或使用发病专率。有关发病率、患病率的分母是暴露人口数,注意不要将临床门诊、住院病例构成比等与发病率、患病率相混淆。对不同地区的人口死亡率进行比较时,需注意不同地区人口构成的不同对比较结果可能存在的影响,为消除年龄构成不同所造成的影响,需将死亡率进行调整(标化)后才可进行比较。在比较不同医院的病死率时,须慎重,因为医疗设备好,规模较大的医院接受危重型患者比例一般比小的医院要大,导致大医院有些疾病的病死率可能虚高于小医院。另外,应注意区别病死率与死亡率的区别,不要将二者相混淆。

在点估计的基础上,上述描述性研究结果还需要进行区间估计,具体方法请参见相关流行病学与卫生统计学书籍。

三、描述性研究类证据的适用性评价

1. 描述性研究类证据是否适用于公共卫生决策　描述性研究类证据可以提供疾病或事件发生的三间分布情况,具体指标包括发病率、患病率、死亡率、病死率等。其中,发病率说明疾病对人群健康的影响,比较不同特征人群某病的发病率可帮助提出病因假说,探索可能的病因;对于群体和个体也可以根据具有某因素而发病率高的人群采取有针对性的预防措施。例如对高血压、高脂血症的人群予以有效治疗则可降低心脑血管病的发病率。患病率通常用来表示病程较长的慢性病的流行情况,如冠心病、肺结核等。患病率可反映疾病对人群健康影响的程度,也可为医疗设施规划、估计医院床位周转、卫生设施及人力的需要量、医疗费用的投入等提供科学依据。死亡率是用于衡量某一时期,一个地区人口死亡危险性大小的一个常用指标。死亡率可反映一个地区不同时期人群的健康状况和卫生保健工作的水平,也可为该地区卫生保健工作的需求和规划提供科学依据。某些病死率高的恶性肿瘤,死亡率与发病率十分接近,其死亡率基本上可以代表该病的发病率,而且死亡率准确性高于发病率,因此常用作病因探讨的指标。死亡专率可提供某病死亡在人群、时间、地区上变化的信息,可用于探讨病因和评价防治措施。

Notes

病死率表明疾病的严重程度，也可以说是反映疾病预后的一个指标。从群体的角度该指标可反映诊治能力等医疗水平。通过比较同一疾病在不同地区病死率的差别，可以提出改进诊治能力提高医疗水平的策略和措施。

2. 描述性研究类证据对患者是否有重要价值　在临床方面，描述性研究所得患病率资料在临床实践中能够指导医生对患者进行诊断，患病率的高低也影响疾病诊断预测值，患病率高的疾病的阳性预测值高。对于个体治疗，通过了解该病病死率的高低及不同治疗方法的病死率的差异，能够帮助医生和家属进行医疗决策，提高治愈率。

第三节　分析性研究类证据的循证分析与评价

围绕病因/危险因素问题进行循证检索，除上述描述性研究类证据外，还可能检出分析性研究类证据，如队列研究、病例-对照研究，以及试（实）验性研究证据等。相关证据的分析与评价方法如下：

一、真实性评价

1. 是否采用了论证强度高的研究设计方法　在病因和危险因素研究方法中，描述性研究的论证强度最弱，病例对照研究次之，队列研究论证强度较强，而随机对照研究最强，因为其结果来源于真正的人群试验。

2. 因果效应的先后顺序是否合理　在评价某一病因或危险因素与疾病的关系时，如果能明确危险因素的暴露在前、疾病发生在后，则研究结果的真实性高。以"吸烟是否增加患肺癌的危险"为例，吸烟暴露应早于肺癌的发生。又如高血压患者往往同时有较高的血清胆固醇水平，糖尿病患者往往有心血管疾病，对孰先孰后不能草率下结论。

因果效应时序的确定主要有赖于研究设计类型和正确的研究设计。前瞻性研究如随机对照试验和队列研究能够明确因果的时序，论证强度高；而回顾性、横断面调查在因果效应时序难以确定，论证强度低。

3. 随访时间是否足够长，是否随访了所有纳入的研究对象　研究某些疾病特别是慢性非传染性疾病危险因素的致病效应时，由于疾病的潜伏期长，往往需要足够长的时间才能观察到结果的发生，观察期过短易导致假阴性结果。因此，要根据疾病自然史来判断随访期是否足够。以"吸烟是否增加患肺癌的危险"为例，如果受试者仅被随访了几周或几个月，就无法判断阴性结果的真实性，是吸烟确实没有增加肺癌的危险？还是随访期过短、肺癌还没有表现出来？另外，失访率不应超过10%，一旦失访率超过20%，失访者可能在某些重要特征上比较集中，结果将变得不可靠。

4. 样本是否具有代表性　分析性研究的样本量一定要足够，同时还要满足样本代表性。具体参见上述描述性研究类证据的相关内容。这里需要强调的是，病例对照研究是病例和对照的代表性，队列研究是暴露组和非暴露组的代表性，而随机对照研究的样本代表性，可参见本书第十三章。

5. 危险因素和疾病之间有否剂量效应关系　若致病效应与危险因素的暴露剂量或暴露时间具有显著的相关性，即随着危险因素暴露程度的变化，疾病在人群的发病率也随之发生改变，将这种关系绘成曲线，称剂量效应曲线。例如：Doll 和 Hill 按每日吸烟支数将人群分组，进行队列研究，将肺癌死亡率与吸烟量的关系绘成图，发现随着吸烟量的增加，肺癌的死亡率在增高。在医疗实践中，治疗措施的疗效和不良反应在一定范围内往往也存在剂量效应关系。当病因和危险因素研究呈现剂量效应关系时则其因果关系结论的真实性较高。

6. 病因致病的因果关系是否在不同的研究中反映出一致性　对某危险因素与某种疾病关

Notes

系的研究，如果在不同地区和时间、不同研究者和不同设计方案的研究中都获得一致结论，则这种病因学的因果效应真实性高。例如吸烟与肺癌的病因学研究，世界上至少有 7 次以上的队列研究、30 次的病例对照研究得出相似的结论，说明吸烟与肺癌的因果关系较为真实。倘若能全面收集性质相同的、高质量的研究结果，进行系统综述，则得出的结论真实性更高。

7. 病因致病效应的生物学依据是否充分　如果病因和危险因素研究揭示的因果关系可以用现代生物学和医学知识加以解释，则可增加因果联系的证据，结果的真实性高。但要注意，由于受医学发展水平的限制，有时生物学上的合理解释可能要等待若干年之后，因此，要否定因果关系时也要慎重。例如 1747 年 Lind 发现海员的坏血病与食用水果蔬菜有关，百年后才分离出维生素 C，最终确定是维生素 C 缺乏所致。

随着当代生命科学的飞速发展，把临床流行病学的宏观研究结果与分子生物学、基因工程等微观研究结果相结合，也将促进病因学研究水平与质量的共同提高。

8. 偏倚及其影响如何　分析性研究中选择偏倚、信息偏倚和混杂偏倚均可发生。有关选择偏倚，分析性研究与描述性研究类似。需要强调的是，在病例对照研究中还应注意病例为新发病例还是现患病例，如果是现患病例，尤其是患病时间长的病例，所得到的很多信息与发病时相比发生了改变，可能只与存活有关而未必与发病有关，这种情况称为现患病例 - 新发病例偏倚。另外病例对照研究中回忆偏倚更为严重。失访偏倚是队列研究应注意的问题，如果暴露组和对照组的失访人数相等，而且各组中失访者和未失访者结局发生率相同，失访对研究结果没有影响，否则暴露与结局之间的关系可能因为失访而被歪曲。研究者或文献使用者应根据论文的描述，如失访率等对偏倚及其对结果的影响进行估计。混杂因素是观察性研究所共有的，在证据评价时，首先看研究或文献是否考虑到所涉及的混杂因素，设计阶段有无严格的纳入和排除标准、是否对重要的混杂因素进行配比或限制，分析时是否对已知的混杂因素进行分层分析、多因素分析等来评价是否存在混杂偏倚以及混杂因素影响的程度，从而正确认识研究结果。

二、重要性评价

（一）常用重要性评价的指标

1. 相对危险度　在队列研究中，表示因果相关性的指标是相对危险度（relative risk，RR）。相对危险度是指暴露组的发病率与未暴露组发病率的比值。以"吸烟是否增加患肺癌的危险"为例，将队列研究的结果总结于下列四格表（表 11-2）。

表 11-2　吸烟与肺癌关系

	肺癌	非肺癌	合计
吸烟组	a	b	a+b
不吸烟组	c	d	c+d

暴露组的肺癌发病率为 a/(a+b)，非暴露组的肺癌发病率为 c/(c+d)，相对危险度即为：RR＝[a/(a+b)]/[c/(c+d)]。一般而言，RR 值越大，因果效应的强度越大。表 11-3 列出了一个常用的判断标准。

表 11-3　相对危险度与关联的强度

相对危险度<1	相对危险度>1	关联的强度
0.9～1.0	1.0～1.1	无
0.7～0.8	1.2～1.4	弱
0.4～0.6	1.5～2.9	中等
0.1～0.3	3.0～9.9	强
<0.1	10～	很强

Notes

2. **比值比**　病例对照研究由于无法计算发病率和死亡率，只能应用比值比（odds ratio，OR）作为关联强度测量指标。以"吸烟是否增加患肺癌的危险"的问题为例模拟一个病例对照研究，结果总结于下列四格表（表11-4）。

表11-4　吸烟与肺癌关系分析

		癌症组	对照组
吸烟史	有	a	b
	无	c	d

OR＝ad/bc。OR即比值比，其意义表示病例组中暴露于该因素者与未暴露者之间的比值为对照组中该项比值的倍数。病例对照研究除非选择全人群或其随机抽样样本，不能计算发病率或发生率，因此病例对照研究反映因果关系强度指标只能选用OR，而不能采用前瞻性研究的RR。

3. **绝对危险增加率**　也称作归因危险度（attributable risk，AR），是指与非暴露组相比，暴露组发病率的增加。AR＝（暴露组发病率或死亡率－非暴露组发病率或死亡率）

4. **相对危险增加率**（relative risk increase，RRI）　也称为归因危险度百分比AR%，病因分值（attributive fraction）。其意义是暴露人群中全部发病或死亡归因于暴露部分所占的百分比。RRI＝（暴露组发病率或死亡率－非暴露组发病率或死亡率）÷暴露组发病率或死亡率。

5. **导致一例疾病的发生需要暴露在可疑危险因素中易感个体的人数**（number needed to harm，NNH）　NNH为AR的倒数，即：NNH＝1/AR

在队列研究结果的四格表中，可以直接计算NNH，即：

$$NNH＝1/[a/(a+b)-c/(c+d)]$$

而病例对照研究不能直接计算发病率，NNH的计算如下：

$$NNH＝[1-PEER×(1-OR)]/[(1-PEER)×PEER×(1-OR)]$$

公式中的PEER（patient expected event rate）或称CER（control event rate），是指未接受治疗措施患者不良反应的发生率（或非暴露人群的疾病发生率），在相同OR的情况下，不同的PEER可使NNH产生很大的波动，PEER越小，NNH值越大。

（二）因果关系强度指标的精确度估计

除了评价因果关系的强度外，还需评价相关强度的精确度，方法是计算RR或OR的95%可信区间（confidence interval，CI），如果范围越窄则其精确度越高。95% CI不包含1.0时有统计学意义。

三、适用性评价

1. **证据是否适用于公共卫生决策**　有关病因影响因素的分析性研究文献结论如果与当地情况符合，并且根据研究结果采取公共卫生措施切实可行，则证据适用。如吸烟与肺癌等疾病的关系在20世纪70年代确定后，很多发达国家采取了各种戒烟、健康教育等公共卫生措施。

2. **证据对患者是否有重要价值**　同时也应考虑研究结果（证据）是否适用于当前临床患者，需要从人口学特征、社会学特征、病理生理学特征、对暴露因素的反应等方面来评估研究中的对象和当前临床患者是否相似，尤其需要关注当前临床患者接触到的暴露因素和研究中的暴露因素是否相似。

另外，相对于描述性研究类和分析性研究类证据，试验性研究类证据的因果论证强度最高。但由于以下两方面原因限制了随机对照试验研究的实际应用。一方面，在健康人群中施加的干预措施一定要保证对人群是有益而无害的，倘若已经知晓某暴露因素可能有害时，不能将有害因素直接作为干预措施施加于人群，如研究吸烟与肺癌的关系，强行要求不吸烟的人吸烟显然

Notes

存在伦理问题而不可行。另一方面,在研究某些暴露因素的致病效应时,常常需要大样本和长期随访观察,可行性较差。因此基于上述伦理学和可行性考虑,随机对照试验在病因学研究中很难实现,仅在病因学研究的特殊类型——药物不良反应研究中有所应用,此方面证据参见本书第十四章。

第四节　疾病病因/危险因素证据的临床应用

在临床研究与临床实践中,对未知病因的疾病探索和研究,一般从病例报告或病例分析开始,在此基础上提出病因假设;进而针对所提出的假设病因,收集历史资料,作回顾性的病例对照研究以及回顾性的队列研究以验证可能的病因;如获得较为可靠病因的结论,则进一步进行前瞻性的队列研究或随机对照研究以证实有关的病因假设。本节以幽门螺杆菌(*helicobacter pylori*, *H.pylori*)与胃癌发病之间的关系为例,从临床发现开始并进一步地深入探索、升华认识、直至获得真实的结论,用以展示病因证据的研究与评价过程。

一、提出问题与检索证据

自 1983 年 *H.pylori* 首次被发现以来,人们一直在致力于研究其与胃癌发病之间的关系。通过检索我们发现,各国学者发表了大量的、不同类型的流行病学研究证据。经过以此阅读这些文献的题目、摘要和全文,最后找到 2 篇队列研究与本例问题密切相关:① Shikata K, Doi Y, Yonemoto K, et al. Population-based prospective study of the combined influence of cigarette smoking and *Helicobacter pylori* infection on gastric cancer incidence. Am J Epidemiol, 2008, 168 (12): 1409-1415; ② Uemura N, Okamoto S, Yamamoto S, et al. *Helicobacter pylori* infection and the development of gastric cancer. N Engl J Med, 2001, 345 (11): 784-789。两项研究结果均显示 *H.pylori* 感染是胃癌的危险因素。

二、证据评价与应用

(一)真实性评价

1. 是否采用了论证强度高的研究设计方法　在本例中,我们找到的证据是队列研究文章,其论证强度高于病例对照研究。

2. 病因/危险因素研究因果效应的先后顺序是否合理　本例中我们检出的文章是队列研究。两篇文献中均表明,研究对象在进入队列观察时均未患胃癌,在进入队列之时即采集血液样本并进行了 *H.pylori* 感染情况的血清学检测。因此两项研究中 *H.pylori* 感染和胃癌发生的因果效应的先后顺序是确定的。

3. 随访时间是否足够长,是否随访了所有纳入的研究对象　Shikata 的队列研究随访期为 4 年(1998—2002 年),全部研究对象均完成了随访。Uemura 的研究的平均随访期为 7.8 年,文章中未提及失访情况。两项研究通过专业知识分析随访期是合理的。

4. 样本是否具有代表性　Shikata 的队列共纳入研究对象 1071 人,Uemura 的队列则纳入了 1526 人。两项研究的样本量足够大。

5. 危险因素和疾病之间有否剂量反应关系　两项队列研究均采用定性方法检测 *H.pylori* 感染情况,因此不能确定 *H.pylori* 感染与胃癌之间是否有剂量效应关系。

6. 病因致病的因果关系是否在不同的研究中反映出一致性　我们的检索发现,来自不同国家及不同研究者的多项研究都提示相似的研究结果,包括几项 meta 分析也得到了相似的结论。

7. 病因致病效应的生物学依据是否充分　虽然目前关于感染性因子与肿瘤关系的研究呈指数增长,但是 *H.pylori* 感染导致胃癌的机制仍未可知。

Notes

8. 偏倚及其影响如何 在分析时采用了多因素分析的方法,对可能的混杂因素包括年龄、吸烟、消化性溃疡史、肿瘤家族史、体重指数、血清总胆固醇、体力活动、饮酒、饮食因素等进行了调整,在一定程度上控制了混杂偏倚的影响。

(二)证据的重要性

1. 证据的关联强度 使用的统计学指标是风险比(hazard ratio,HR)。一般认为 HR 和 RR 的意义一样。调整混杂因素后的 HR 为 2.68。Uemura 的研究中,1246 个 *H.pylori* 阳性的人有36 人(2.9%)在随访期间发生了胃癌,280 个阴性的人中无胃癌病例发生。

2. 证据的精确度估计 Shikata 的研究中,HR 的 95% CI 在 1.21~5.93 之间。由此可见,95% CI 不包含 1.0,有统计学意义。

(三)证据的适用性

本例中我们检出的两项研究均在日本人群中进行,Shikata 的研究对象为健康筛检人群,均为 40 岁以上男性,平均年龄 58 岁。Uemura 的研究对象为活动性十二指肠溃疡、活动性胃溃疡、胃增生性息肉、非溃疡性消化不良患者,平均年龄 52 岁(20~76 岁)。在临床实践中,可通过评估当前临床患者与研究中的对象是否相似,来判断是否适用于当前临床患者。

另外,有些学者提出通过根除 *H.pylori* 来预防胃癌,但目前有些证据表明,此项干预措施仅在部分人中有作用,因此 *H.pylor* 感染导致胃癌这一病因证据是否适用于采取公共卫生措施尚需进一步研究考证。

(赵亚双　田文静)

■ 主要参考文献

1. 王家良. 循证医学. 第2版. 北京:人民卫生出版社,2010
2. 王家良. 循证医学. 北京:人民卫生出版社,2001
3. 李立明. 流行病学. 第6版. 北京:人民卫生出版社,2007
4. Straus Se,Richardson Ws,Glasziou P,et al. 循证医学实践和教学. 第3版. 詹思延,译. 北京:北京大学医学出版社,2006
5. 王吉耀. 循证医学与临床实践. 北京:科学出版社,2004
6. 王滨有. 临床实用流行病学. 哈尔滨:黑龙江科学技术出版社,2002
7. 黄民主. 临床流行病学. 北京:高等教育出版社,2008
8. 李幼平. 循证医学. 北京:人民卫生出版社,2014

Notes

第十二章 疾病诊断证据的循证评价与应用

临床工作中对疾病正确诊断甚为重要,任何一位临床医生在分析病例时得出的结论都可能包括错误信息。为提高临床医生的诊断水平,不仅需要研究高水平的诊断方法,而且需要对诊断性试验证据的临床价值进行科学的分析和评价。循证医学最为关注的是具有真实性、重要性和适用性的诊断证据,这有利于临床推广应用,早诊早治,可以改善患者的预后。

第一节 诊断性试验证据在临床医学实践中的作用及价值

诊断性试验(diagnostic test)是对疾病进行诊断的一类评价或试验方法,包括:①病史和体检所获得的信息资料;②各种实验室检查,如生化、血液学、病原学、免疫学、病理学检查等;③影像学检查,如 X 线、超声检查、CT、磁共振成像(MRI)及放射性核素等;④其他辅助检查,如心电图、内镜、肺功能、电生理等;⑤临床公认的诊断标准,如许多自身免疫性疾病往往是通过一些复合诊断指标进行疾病诊断的。可以说所有获取临床信息的方法都可称之为诊断试验,临床医生应正确认识诊断试验的诊断价值与适用性,对诊断证据进行科学性和适用性的评价,避免凭经验选择的盲目性或者过分相信文献资料中作者所推荐检测仪器的片面性等。

一、诊断性试验证据的临床意义

医生对任何疾病进行临床观察或研究时,首先要尽可能对研究对象做出正确的诊断,一般需要收集病史、体格检查、实验室检查和(或)特殊检验,然后将所有获得的信息和数据,加以综合分析确定诊断,这其中诊断性研究证据有着重要的话语权。一方面随着医学发展日新月异,人们对各种疾病的认识也不断深入,更加简便无创的诊断方法不断涌现,但开始在临床推广应用前必须首先接受评价。在各项诊断性试验中,有些具有很高的诊断价值,譬如,血培养分离出特殊的病原菌、外科的手术发现、病理组织切片的诊断。另一方面,循证临床实践中,新的疾病类型也层出不穷,更需要对诊断性试验进行创新与深入的研究,由此提出新的诊断标准,国际公认的诊断方法都经过了具有极高肯定价值的诊断性试验验证,临床上将目前公认的确定诊断方法称为"金标准(gold standard)"或参考标准。在临床医学中,金标准诊断是最重要的诊断性试验,是衡量其他诊断试验的依据,任何一个新的诊断试验都必须与之相比较。因而诊断性试验证据在临床医学发展中的地位举足轻重。

在临床实践中,医生应有正确的疾病诊断步骤和策略,合理地安排各种检查项目的先后次序。一方面要避免漏检关键性检查项目;另一方面尽可能简化诊断步骤,缩短确诊时间,减少有创检查可能带来的并发症,降低医疗费用,最终达到提高诊断水平,降低漏诊率和(或)误诊率的目的。因此,很好地掌握与应用循证医学的诊断策略和方法,是成为称职的临床医生的重要条件。

二、诊断性试验证据的研究现状与发展方向

与治疗、病因或者预后方面的研究证据相比,尽管诊断性研究相对较少,但近年来诊断试验相关的研究仍呈逐年增加的趋势。如在 PubMed 检索平台以"diagnostic test"为关键词搜索,

截至 2013 年底，共有 10 780 篇相关文献；其中 63% 发表于 2000 年至 2013 年的 13 年间，共计 6751 篇。随着循证医学理念的推广和相关知识的普及，越来越多医生开始了解、接触、评价诊断试验证据，并逐步应用于自己的临床实践，但在临床实践中，真正能够理解各种诊断试验的价值和各种联合试验的意义，以及能对诊断试验进行真实性、重要性和适用性评价的临床医生却不多，这方面的培训工作亟待加强。特别是随着科技的迅速发展，各个学科领域中新的诊断技术、方法不断涌现，任何一种疾病诊断的方法都会有创新和发展，但新的诊断性试验是否一定优于原来的诊断方法，必须要学会对诊断性试验证据进行评估。例如，对眼底黄斑水肿的诊断，既往的金标准是眼底立体拍照或裂隙灯下眼底检查，但该检查较为费时费力。人们希望一些新的检查设备如光学相干断层扫描（OCT）能更便捷可靠地诊断黄斑水肿。为此全球范围内的一些研究者开展了相关的诊断试验研究，随后有研究者全面检索已有证据，进行了系统综述，从而最终确定了 OCT 作为黄斑水肿诊断的新的金标准。

循证医学本身是遵循证据的临床医学，要求将最好的诊断、治疗方法提供临床应用。医生应借助临床流行病学的方法，充分利用现代信息工具，从各个方面评价各种诊断试验证据，从而能更快、更好地将最合适可靠的诊断性试验证据应用于临床，使患者能及早得到正确的诊断，及时接受合理的治疗，这是循证医学时代研究人员和医生的共同努力方向。

第二节　诊断性试验证据评估的核心要素

在循证临床实践过程中，往往会面临一个问题，即通过文献检索我们可以获得一些研究证据，可能包括临床实践指南、专家共识、系统综述，以及各种原始研究文献，这些研究证据往往存在一些差异，有时证据之间的差异还颇为显著。如何处理证据间的不一致性，证据能否应用。首先要对各研究证据进行严格评价，估计证据的科学性和适用性，分析证据差异产生的原因：是研究人群不一样，还是试验条件、方法不一样；或是金标准、诊断临界值等不一样；又或是纯粹机遇的因素造成这些差异等。

对诊断性试验证据进行评价的要素包括证据的真实性、重要性和适用性。其中，真实性是证据评估的最基本要求。诊断性试验研究设计和实施存在缺陷或问题，可能会扭曲研究结果，偏离真实。没有真实性的诊断证据，其重要性和适用性就无从谈起。对诊断性试验证据的真实性评价中，最基本的包括如下 3 点。

一、确定金标准

金标准，又称参考标准，是当前临床医学界公认的诊断该病最可靠的诊断方法。常用的金标准有：病理学标准、外科手术发现、特殊的影像学诊断、长期临床随访结果、公认的综合临床诊断标准等。在评价诊断试验证据时，首先要检查该研究是否采用了合理、公认的"金标准"用来和待评估的诊断方法进行对比。在评价金标准时要注意金标准的选择应结合临床实际决定，例如肿瘤诊断应选用病理学诊断；胆石症应以术中所见为标准。如果要判断肌酸激酶（CPK）诊断心肌梗死的价值，应选用冠状动脉造影或者 CT 冠脉造影（CTA）显示主干狭窄程度≥75% 作为金标准，而非动态心电图。对金标准诊断试验清晰、明确的定义非常重要，是确保试验数据真实性的关键所在。

其次，要判断是否对每一位受试者都采用了合适的金标准诊断。有些情况下，如金标准是有创性的检查，或是费用昂贵、费时费力，可能并不是所有的患者都作了金标准项目的检测。研究者常常将所研究试验结果阳性者，都送去做金标准试验，而阴性者只抽一部分人去做金标准试验，这样就可能会带来所谓的证实偏倚（verification bias）。如一项评价心电图运动试验对冠心病诊断价值的研究中，将冠状动脉狭窄≥75% 作为金标准。凡是运动试验阳性者，都被送

Notes

去做冠状动脉造影。因为冠状动脉造影是有创性检查,运动试验阴性者只选择了 1/10 去做冠状动脉造影。而事实上有些运动试验阴性者也可能是冠心病患者,这样的研究结果必然影响运动试验的敏感度估计,造成偏倚。

二、合理选择研究对象

诊断性试验的研究对象应该包括临床上可能用到该试验的各类患者。因此研究应该纳入那些临床实践中可能遇到、将来要应用这种试验的各种患者。例如,评价头部创伤急诊中 CT 头部扫描的诊断价值,应将一定时空范围内所有符合入选条件的急诊外伤者连续纳入、逐一进行检查和评价。按照金标准检测结果,研究对象可以分为两组:一组是用金标准确诊"有病"的病例组,另一组是用金标准证实为"无病"的对照组。病例组的病谱(spectrum)中应包括各型病例:如典型和不典型,早、中与晚期病例,有无并发症,经治和未治,初发与复发等病例,以便使诊断试验的结果更具临床推广应用的价值。对照组则是金标准证实没有目标疾病的其他病例,特别是与该病易混淆的病例,以明确鉴别诊断的价值;完全健康者一般不宜纳入对照组,否则会夸大其敏感度和特异度。

诊断性试验最有价值的实际上是区分有病变的早期患者和易与该病混淆(症状、体征相同或相似)的其他病种。众所周知,终末期患者检查时,试验结果常有明显的异常;而健康状况良好的志愿者往往试验结果完全正常。因此诊断试验可能会很容易地将晚期患者与正常人区分开来。典型案例就是癌胚抗原(CEA)在结肠癌诊断中的价值研究。最初研究的病例组是晚期结肠、直肠癌患者(CEA 升高者比例高达 97.2%),对照组是没有患结肠癌的其他患者,他们大多数的 CEA 水平较低,因此研究者认为检测 CEA 是一项结肠癌筛查的有用试验。随后又将试验对象范围扩大,纳入了包括早期结肠癌以及有其他胃肠道疾病对象,结果发现很多早期结肠癌患者的 CEA 并未升高,罹患其他胃肠道疾病的多数患者 CEA 反而升高,CEA 检查结果并不能将早期结肠癌患者与其他胃肠疾病患者区别开来。因为最初的评价对象没有包括早期结肠癌患者和其他胃肠疾病患者,病例谱不够广,与临床需要应用的目标人群不一致。可见诊断试验的研究人群与其临床应用的目标人群不一致时,其结果会明显误导临床诊断。

三、盲法对比试验结果

所研究的诊断性试验应与金标准进行独立盲法比较。利用诊断试验判断某人为"阳性"还是"阴性"时,不能受金标准检查结果的影响;同理,在金标准检查及判断结果时,亦不可受该诊断试验结果的影响。有时,当金标准检查结果模棱两可时,如果评定者知晓新诊断试验的结果可能会有倾向性结果,从而引起偏倚。例如,当研究者在老年性黄斑变性患者的 OCT 图像上发现视网膜下高信号灶,就容易在眼底荧光血管造影中发现新生血管的荧光渗漏。虽然临床医生在使用几个诊断手段时可能会相互印证,但在评价一个诊断试验时若不采用盲法即可造成两者之间的一致性增高,从而导致偏倚。因此,诊断试验与金标准试验的结果应该互相独立进行判定。

以上是证据科学性评价中的最重要的真实性评价。在本章第四节会介绍科学性评价的其他方面,以及证据的重要性和适用性评价。只有通过对证据的严格评价,才能充分认识并考虑证据间的差异情况及其可能的来源,这是诊断证据临床应用的最基本、最重要的前提。

第三节　诊断性试验证据的常用描述指标

当选择的诊断试验证据具备了上述三大核心要素时,可以考虑用来指导临床实践。但能否协助临床确定或者排除某种疾病,还需要进一步明确该项诊断试验的诊断效能如何,即通过

Notes

诊断试验的评价指标来具体指导临床诊断。当然,在评价诊断试验证据时,也要通过这些诊断效能指标大小来判断证据的重要性。这些指标包括诊断试验的敏感度与特异度、阳性结果预测值与阴性结果预测值、准确度、阳性结果似然比与阴性结果似然比以及受试者工作特征曲线(receiver operator characteristic curve,ROC 曲线)等。借助下面的诊断试验四格表可以说明诊断评价指标及其作用和价值(表 12-1)。

表 12-1　诊断试验评价四格表

诊断性试验	金标准诊断方法		
	病例组	对照组	合计
+	a 真阳性	b 假阳性	a+b
−	c 假阴性	d 真阴性	c+d
合计	a+c	b+d	N

　　a:真阳性,为病例组内试验阳性的例数;b:假阳性,为对照组内试验阳性的例数;c:假阴性,为病例组内试验阴性的例数;d:真阴性,为对照组内试验阴性的例数;N:总人数

一、敏 感 度

　　敏感度(sensitivity)指由金标准诊断方法确诊有病的人群(病例组)中经诊断试验查出阳性结果人数的比例[a/(a+c)],即真阳性率。病例组中诊断试验未能查出(结果阴性)的人数的比例[c/(a+c)]称假阴性率,又称漏诊率,等于 1−敏感度。敏感度高的诊断试验,漏诊率低。若某一患者该试验结果为阴性,则其患病概率低,即敏感度高的试验阴性结果有利于排除疾病诊断。

二、特 异 度

　　特异度(specificity)是指由金标准诊断方法确诊无病的人群(对照组)中经诊断试验检出阴性结果人数的比例[d/(b+d)],即真阴性率。对照组中查出阳性的结果人数的比例[b/(b+d)]称假阳性率,又称误诊率,等于 1−特异度。特异度高的试验,误诊率低。若某一患者该试验结果为阳性,则其患病概率高,即特异度高的试验阳性结果有助于肯定疾病诊断。

　　敏感度和特异度都是百分比,其可信区间可按标准统计方法进行估计。当试验方法和阳性结果标准固定时,每个诊断试验的敏感度和特异度是恒定的,是该诊断试验固有特性。区分诊断试验正常和异常的临界点会影响敏感度和特异度;此时敏感度和特异度呈反向变化,即敏感度越高,特异度越低;敏感度越低,特异度越高。如图 12-1 和表 12-2 所示,当以不同的视神经

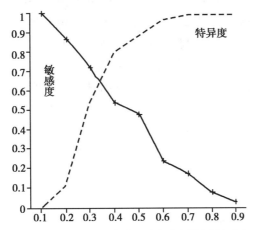

图 12-1　视神经盘垂直杯盘比作为青光眼诊断临界值时敏感度、特异度的变化

(来源 Tielsch JM et al. Am J Epidemiol. 1991;134(10):1102-10)

Notes

盘垂直杯盘比作为判断青光眼与否的临界值时,随着特异度的提高,青光眼诊断试验的敏感度将逐步降低。眼压临界值同样如此变化。

表 12-2　老年人眼压和视神经盘垂直杯盘比作为青光眼诊断的不同临界值时敏感度和特异度

诊断指标及临界值	敏感度(%)	特异度(%)
眼压临界值(mmHg)		
>16	83	40
>18	67	63
>20	52	81
>21	47	91
>22	40	92
>24	26	96
视神经盘垂直杯盘比		
≥0.3	60	61
≥0.4	38	85
≥0.5	33	91
≥0.6	17	98
≥0.7	12	99

引自 Tielsch JM,1991

三、准　确　度

敏感度和特异度这两个指标分别从两个不同方面说明某个诊断试验的特点。准确度(accuracy)则试图用一个指标来说明某诊断试验与金标准相比的准确程度,即在所有受检者中,真阳性和真阴性结果所占的比例,在四格表中为(a+d)/(a+b+c+d)。即准确度 = 敏感度 × 患病率 + 特异度 × (1 − 患病率)。显然,准确度指标在实际应用中多少会受到患病率的影响。

四、阳性结果预测值与阴性结果预测值

敏感度和特异度是诊断试验本身的特性,只考虑到病例组或对照组中诊断试验结果的阳性率与阴性率的情况。然而在临床工作中,医生关心的是拿到某个诊断试验结果时,患者的患病可能性有多大。如检查结果为阳性时,患者患有某病的可能性有多少;阴性结果时有多大可能排除诊断。这种根据试验结果来预测检查对象患病概率的比值就是预测值(predictive value,PV)。其中,阳性预测值(positive PV, +PV)是指试验阳性结果中真正患病的比例[a/(a+b)],而阴性预测值(negative PV, −PV)是指试验阴性结果中真正未患病的比例[d/(c+d)]。值得注意的是患病率[(a+c)/N]对预测值的影响要比敏感度和特异度更为明显。例如以眼压 >21mmHg 作为青光眼诊断界值,将其作为青光眼的诊断试验在青光眼专科门诊和社区筛查中应用(假设青光眼专科门诊中疾病患病率为 80%,社区中青光眼患病率为 8%),敏感度与特异度不变,预测值会发生很大变化(表 12-3):在高患病率时,阳性预测值高,而低患病率时阴性预测值高。

因此在引用文献报道的试验时,应考虑研究文献人群的患病率是否与本医院情况相同。一项在三级医院阳性预测值很高的试验,在一级医院可能就很低。用贝叶斯公式看出阳性预测值与敏感度(灵敏度)、特异度及患病率之间的关系:

$$阳性预测值 = \frac{患病率 \times 敏感度}{患病率 \times 敏感度 + (1 − 患病率)(1 − 特异度)}$$

患病率在不同临床情况下相差甚大。一项诊断试验在临床初评时,往往是在患病率很高的人群中检测,诊断价值较高,而普查时则应用于患病率很低的人群,诊断效果就不令人满意了。

Notes

一般人群普查时，即使试验的特异度很高，当用于患病率很低的人群时，仍会出现大量假阳性结果；同样，一种敏感度非常高的试验，用于患病率很高的人群，依然会出现较多假阴性结果。

表 12-3　通过眼压诊断青光眼在不同患病率下的预测值

	专科门诊（患病率80%）			社区筛查（患病率8%）		
	病例	非病例	总计	病例	非病例	总计
试验(+)	135(a)	6(b)	141(a+b)	14(a)	30(b)	44(a+b)
试验(−)	153(c)	66(d)	219(c+d)	15(c)	301(d)	316(c+d)
总计	288(a+c)	72(b+d)	360(N)	29(a+c)	331(b+d)	360(N)
+PV		96%			32%	
−PV		30%			95%	

以眼压 >21mmHg 作为青光眼诊断试验阳性，不高于 21mmHg 为阴性，敏感度47%，特异度91%
+PV：阳性预测值；−PV：阴性预测值

五、诊断比值比

诊断比值比（diagnostic odds ratio，DOR）与大家熟知的比值比（odds ratio，OR）的定义与计算一致，即诊断试验四格表中 ad/bc。DOR＝(敏感度×特异度)/((1−敏感度)×(1−特异度))。诊断比值比与准确度类似，都是用一个指标来显示诊断试验的诊断效能，但 DOR 不受患病率影响。DOR 越大，说明该诊断试验的区分患者和非患者的能力越大。DOR 广泛应用于诊断试验的 meta 分析中。

六、阳性似然比与阴性似然比

诊断试验的敏感度与特异度分别从两个方面反映了患病人群和不患该病的对照人群试验结果的信息，不能单独评价诊断试验及估计疾病概率，而且计量数据临界点的划分会影响敏感度与特异度结果。预测值尽管为临床诊断提供了很好的信息，但受患病率影响明显，因而也不能单独用于评价诊断试验。当疾病状态或诊断试验结果不是分类变量时（如疾病状态分为无病、及轻、中、重度，或检查结果分为阴性、弱阳性、阳性及强阳性等情况），敏感度和特异度并不太适用。而似然比（likelihood ratio，LR）是可以同时反映敏感度和特异度的复合指标，定义为有病者得出某一试验结果的概率与无病者得出这一结果的概率的比值。当试验结果只有阴性和阳性两种结果时，似然比分为阳性结果似然比和阴性结果似然比：

阳性似然比(+LR)＝(a/(a+c))/(b/(b+d))＝敏感度/(1−特异度)

阴性似然比(−LR)＝(c/(a+c))/(d/(b+d))＝(1−敏感度)/特异度

应用似然比还能很好地处理计量试验结果，如可以计算 −LR、+LR、++LR、+++LR 等，从而全面反映诊断试验的诊断价值。并且似然比比敏感度和特异度更加稳定，不易受患病率的影响。表 12-4 显示了 CPK 诊断心肌梗死的似然比。阳性结果的似然比为 7.6，也就是说 CPK 阳性则该患者心肌梗死的可能性为非心肌梗死的 7.6 倍；CPK 阴性结果的似然比为 0.07，也就是说 CPK 阴性时该患者心肌梗死的可能性不到非心肌梗死的 1/10。

表 12-4　CPK 以 80IU 为诊断界值时诊断试验的四格表及评价指标

	心肌梗死组	无心肌梗死组	总计	似然比
试验(+)	215(a)	16(b)	231	+LR＝(215/230)/(16/130)＝7.6
试验(−)	15(c)	114(d)	129	−LR＝(15/230)/(114/130)＝0.07
总计	230(a+c)	130(b+d)	360	

　　似然比不仅能更好地评价诊断试验，更重要的用途则是根据检查结果来估计患者的患病概率（详见下节）。其他诊断评价指标，如ROC曲线将在第五节介绍。

第四节　诊断性试验证据的评价

　　临床医生选择何种诊断试验来帮助诊断，应结合最佳诊断证据、患者意愿以及具体的医疗环境和技术条件等方面进行综合判定。其中，对诊断试验证据进行严格评价是循证临床实践中一个重要环节。证据评价包括3个要素：诊断证据的真实性、重要性和适用性。

一、诊断性试验证据的真实性

　　真实性是证据应用的先决条件。诊断性试验证据真实性的评价除了在本章第二节中提到的：①选择合适的金标准进行对比。②研究人群应纳入临床可能应用的所有患者（包括疾病的不同阶段和易混淆的其他疾病患者）。③独立盲法对比试验结果，这三个重要判断标准之外，还需要考虑以下几个方面。④试验设计最好采用前瞻性试验，对于疾病、诊断试验的具体条件、方法和阳性值等也可事先清楚定义。受试者的入选亦最好采用在一定时间、空间范围内连续招募入组的方法，减少数据缺失的情况，以避免选择偏倚。⑤试验报告应该对诊断试验方法有详细的描述，以便他人能够重复和验证。对于诊断阈值（阳性值或临界值）的确定及其依据亦应详细说明。⑥是否报告了所有的试验结果。例如有的试验结果中除了有阳性和阴性，还有一些是无法判断或可疑的病例，如果试验报告和分析中弃用了这些数据，则可能会带来偏倚。对于诊断性试验的证据（研究报告），现有一个国际通用的标准和报告规范，即STARD（诊断试验研究报告标准，standards for the reporting of diagnostic accuracy studies）。该标准不但可用于指导研究报告写作，亦可用作研究设计和文献评价的重要参考。详细内容可以在其官方网站获得，网址为http://www.stard-statement.org/。

　　真实性评价同样可借助一些现成的质量评价工具。诊断性试验独特的设计方式也决定了其质量评价工具不同于一般的临床干预性试验。现有诊断性试验证据的质量评价工具中，最常用的是Cochrane协作网推荐的QUADAS（quality assessment of diagnostic accuracy studies，QUADAS）。该工具包括11个条目，所有条目均用"是"、"否"或"不清楚"来评定（表12-5）。

表 12-5　QUADAS 评价条目（Cochrane 协作网推荐）

条目	评估内容
1. 研究对象代表性	纳入研究对象是否能代表医院接受该试验的患者情况？
2. 金标准的合理性	金标准是否能准确区分目标疾病？
3. 试验的间隔时间	金标准和诊断试验检测的间隔时间是否足够短，以避免病情明显变化？
4. 部分证实偏倚	是否所有研究对象或随机选择的研究对象均接受了金标准检查？
5. 不同证实偏倚	是否所有研究对象无论诊断试验结果如何，都接受了相同的金标准检测？
6. 嵌入偏倚	金标准试验是否独立于诊断性试验（即诊断试验不包含在金标准试验中）？
7. 金标准盲法评估	金标准的结果解释是否在不知晓诊断性试验结果的情况下进行的？
8. 诊断试验盲法评估	诊断试验结果解释是否在不知晓金标准试验结果的情况下进行的？
9. 临床信息	解释试验结果时可参考的临床信息是否与临床应用中相同？
10. 不确定结果	是否报道了难以解释／中间试验结果？
11. 失访情况	对退出研究的病例是否进行解释？

Notes

利用 QUADAS 可以计算得到诊断试验质量的总评分。评价结果一般用图表方式表达，如利用堆积条形图描述每个纳入研究的质量评价结果（包括偏倚风险大小）；另一种方法是使用列表，即用表格形式——展示 11 个条目的评价结果。目前最新的版本是 QUADAS-2。

二、诊断性试验证据的重要性

在判断诊断试验证据的真实性之后，还需要判断该证据的重要性。首先看研究报告是否给出了诊断试验的重要效能指标，如上节介绍的敏感度、特异度、似然比、ROC 曲线下面积以及预测值等。可以根据这些指标来了解该诊断试验区分有病和无病的能力。即使一个诊断试验的证据真实性很好，但诊断试验本身对疾病的甄别能力不佳，其临床重要性也大打折扣。诊断试验的这些重要指标，如敏感度、特异度及似然比等的大小，可作为临床医生选取合适诊断试验的重要参考依据。

上述指标的可信区间有助于判断结果的精确性。对于一些结果判断相对主观的诊断试验，应该描述其观察者间及观察者内变异，以了解其可重复性，方便对试验结果的变异性进行判断。除了单个研究报道之外，还要关注是否有其他验证研究，并提供了类似的研究结果。

有的诊断试验可能存在一定的不良事件，特别是一些有创的诊断试验，应该在研究报告中描述这些事件及其发生频率，以利于临床医生评估其优劣及进行决策。

三、诊断性试验证据的适用性

在确定诊断证据的真实性、重要性之后，接下来要考虑的就是该证据是否适用于当地机构或是临床上的某个具体患者了。证据的适用性可从以下几个方面进行考虑：

1. 该诊断试验是否能在本单位合理、正确地开展　能在 A 单位顺利开展的诊断性试验未必能在 B 单位顺利开展。即便能开展，诊断试验的具体条件、方法、仪器与试剂，以及结果的评判和解读也可能存在差别。同时，不同医疗单位所接待患者的疾病谱也存在很大的差别。这些都会影响证据的适用性。另外，诊断试验的费用也是一个需要考虑的问题。即使是一个非常好的诊断试验，如果费用非常昂贵，其适用性也会因此大打折扣。

2. 合理估计患者的验前概率，以考虑诊断试验的适用性　验前概率（pre-test probability）是指医生对就诊者在做某项诊断试验前估计该就诊者的患病可能性，又称疾病概率。验前概率往往是医生根据自己或同事的临床经验、国家或地区的流行病学调查结果、特定的数据库信息，或是经过评价的一些文献报道等来估计。如果对验前概率没有合理的估计，对于诊断试验结果的解释也可能会出现偏差，继而误导临床诊疗计划。因此，能合理地估计患者的验前概率，是选择诊断试验、确定验后概率的一个重要条件；同时也可以考虑可能的假阴性或假阳性结果带来的风险和后果。

3. 评估该诊断试验后的验后概率是否能改变医生后续的诊疗方案　这个问题虽然放在最后，但其实非常重要。因为无论一个诊断试验有多好，假如做与不做最后给患者的处理是一样的，临床上就没必要做。确定验后概率是否能改变医生的后续诊疗，常常涉及诸如利害权衡、费用以及患者意愿等众多决策因素。验后概率与诊断试验的特点和验前概率均有关。图 12-2 中，医生认为就诊者患病概率低于 0.2 则无需处理，高于 0.9 则无论如何都需要治疗，而准备开展的诊断试验阴性似然比为 0.35，阳性似然比为 3。如果医生判断就诊者患病概率（验前概率）低于 0.07 时，即使诊断试验结果为阳性，验后概率亦低于 0.2，故而无须开展该诊断试验。如果医生判断就诊者的验前概率高于 0.96，则即使诊断试验结果为阴性，就诊者的患病概率亦高于 0.9，亦无须开展该诊断试验。只有验前概率在 0.07～0.96 之间时，该诊断试验才有必要开展。

Notes

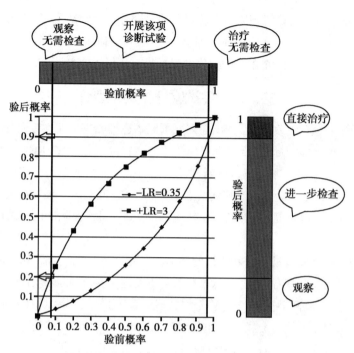

图 12-2　验前概率、似然比和验后概率与就诊者诊疗计划的关系

第五节　诊断性试验证据在循证临床实践中的具体应用

如果诊断性试验证据的真实性、重要性和适用性都符合科学要求和临床需要，可以考虑将诊断性试验证据应用于临床。诊断性试验证据的各种常用指标从不同的方面描述诊断性试验的性能，在实践中各有其应用价值。下面重点介绍其中 3 个重要的临床应用。

一、ROC 曲线的应用

鉴于不少诊断试验的结果是连续性计量数据，如上文提到的眼压值和 CPK 值，此时区分正常、异常（即阳性、阴性）的临界点（cut-off point）定在哪里，将会左右诊断试验的敏感度和特异度。敏感度和特异度一般呈反比关系。临床上如何合理划分临界点？如何比较两种或者两种以上诊断试验的临床价值？此时可采用受试者工作特征曲线（receiver operator characteristic curve，简称 ROC 曲线）。

ROC 曲线是用真阳性率（敏感度）和假阳性率（1 − 特异度）作图所得出的曲线，它可表示敏感度和特异度之间的相互关系。在以 CPK 水平诊断心肌梗死的案例中，将假阳性率作为横坐标，敏感度作为纵坐标，CPK = 240IU 作为临界点时诊断心肌梗死的敏感度为 42%，特异度为 99%，坐标上可以画出 A 点；以 CPK = 80IU 作为临界点时敏感度为 93%，特异度为 88%，坐标上可以画出 B 点；以 CPK = 40IU 作为临界点时敏感度为 99%，特异度为 68%，坐标上可以画出 C 点，连接 ABC 各点得到 ROC 曲线（图 12-3）。曲线上最接近左上角的一点，作为诊断标准的临界点时，其敏感度和特异度俱佳，假阳性和假阴性之和最少（B 点）。用来决定最佳临界点是 ROC 曲线的重要用途之一。

ROC 曲线下的面积（area under the ROC curve，AUC），反映了诊断试验的价值，曲线下面积越接近 1.0，其诊断的真实度越高，鉴别有病及无病的区分能力越强；而 ROC 曲线越接近对角线，其曲线下面积越小，则诊断的真实度越低，鉴别能力越差。因此，也可以利用 ROC 曲线来比较几种诊断试验的诊断效率。在图 12-4 中，研究者利用 ROC 曲线直观地比较 3 种青光眼诊

Notes

断的方法，根据 ROC 曲线下面积，Stratus OCT 和 GDx VCC 在青光眼的诊断区分能力相似，但均优于 HRT Ⅱ。

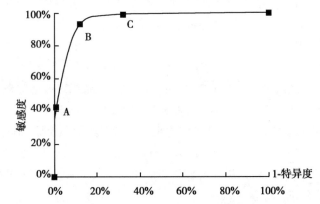

图 12-3　CPK 诊断心肌梗死按 ABC 三个水平制作的 ROC 曲线

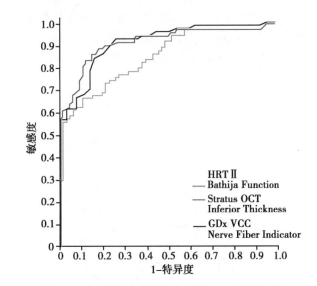

图 12-4　几种青光眼诊断试验的 ROC 曲线比较

（图片来源：Medeiros FA et al. Arch Ophthalmol. 2004；122：827-37）

二、似然比的临床应用

比较两种诊断试验的真实性，除了直接比较其敏感度和特异度，以及上述的 ROC 曲线下面积之外，还可以比较两者的似然比。利用似然比可以帮助医生判断患者的患病概率。疾病诊断与鉴别诊断的过程实质是肯定疾病与排除各种可能疾病的过程，也是对患病概率大小的判断。如果患病可能性为 100%（即患者肯定患有该病），除了进一步作出病因诊断、功能诊断、并发症诊断，或者为了随访其变化与治疗效果外，单从诊断角度无需进一步检查。如果患病可能性为 0%（即患者肯定不患有该病），也无需进行诊断试验。但临床上的患者其患病概率常常介于两者之间。

似然比是评价诊断试验价值的有效指标，诊断试验阳性或者阴性结果可以改变医生对就诊者患病概率的估计，或者提高，或者降低。重新估计的患病概率即为验后概率（post-test probability）。根据试验前患者的患病概率（验前概率）和做了某项试验后得出的结果似然比（结果为阳性或者阴性分别选择阳性结果似然比或者阴性结果似然比），应用下述公式可以得出验后概率。注意概率必须先化成比数（odds）后才能与似然比相乘，而相乘后得出的验后比，需要再转变为概率，即验后概率。

验前比＝验前概率/（1－验前概率）

Notes

$$验后比 = 验前比 × 似然比$$
$$验后概率 = 验后比 / (1 + 验后比)$$

例如，一名45岁的女性患者，有间歇性胸痛前来就诊，需要鉴别诊断的疾病有冠心病、食管或上消化道疾病及情绪紧张引起的胸痛等。医生根据文献估计45岁女性冠心病的患病率为1%，验前比则为0.01/(1-0.01)=0.01，(即1:99)。如患者症状符合典型的心绞痛表现(其似然比≈100)，可计算其验后比和验后的概率：验后比=验前比×似然比=0.01×100=1，验后概率=1/(1+1)=50%。故患者提供了典型心绞痛病史后，她患冠心病的概率就从1%升高到50%。随后医生给她做了心电图，发现心电图ST段压低2.2mm，根据文献资料查得ST段压低2.2mm时冠心病诊断的似然比=11。此前医生根据患者有典型心绞痛，估计患病概率为50%，更新后的验前概率=50%，验前比=0.5/(1-0.5)=1；验后比=验前比×似然比=1×11=11；验后概率=11/(1+11)=91%。根据患者的症状体征和心电图结果，医生可以认为该患者患有冠心病的概率从普通人群的1%增至91%。

已知验前概率和似然比，除了通过公式计算之外，还可以根据一些参考书上提供的列线图直接估算验后概率。如图12-5所示，可以将验前概率和相应诊断试验的似然比连线，其右侧延长线与右侧垂直线相交处即是验后概率，这样在临床上就可免去计算的麻烦，快速得到验后概率，有助于床旁快速循证决策。图12-6则给出似然比分别为0.2和10两种情况下验前概率和验后概率的曲线图。

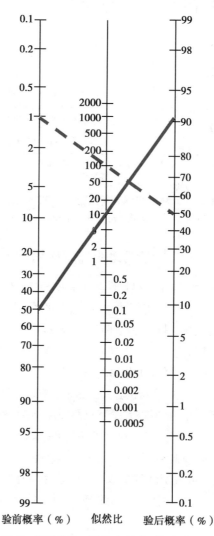

*(来源于 Fagan TJ. Nomogram for Bayes's theorem N Engl J Med Jul 31, 1975; 293(5): 257)
* 蓝色虚线：验前概率1%，似然比100，估计验后概率约50%。
蓝色实线：验前概率50%，似然比11，估计验后概率约91%。

验前概率（%）　似然比　验后概率（%）

图 12-5　验前概率、似然比和验后概率的列线图

Notes

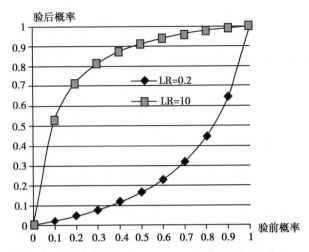

图 12-6　似然比（LR）分别为 0.2 和 10 时验前概率和验后概率的变化

以下介绍几种不同情况下似然比的计算方法：

（1）若诊断试验有多种试验结果时，可分别计算各种结果相应的诊断结果似然比。表 12-6 为 3 种结果（+，+−，−）时似然比的计算举例。

表 12-6　诊断试验包含三种试验结果时似然比计算

	病例	非病例	似然比计算举例
试验 +	a	b	$+LR=(a/n_1)/(b/n_2)$
试验 ±	c	d	$\pm LR=(c/n_1)/(d/n_2)$
试验 −	e	f	$-LR=(e/n_1)/(f/n_2)$
总人数	$n_1=a+c+e$	$n_2=b+d+f$	

（2）当试验测定结果是连续性变量时，应用似然比能够全面地描述诊断试验的特征。假如试验结果为连续性变量，范围从 0 到 10，则可分别计算不同区间值的似然比，如 LR（0～1）、LR（1～2）、…LR（9～10）。例如：LR（1～2）＝试验结果在 1～2 中的患者占所有患者的比例 / 试验结果在 1～2 范围内非患者占所有非患者的比例。

（3）当患者接受一个以上的诊断试验时，假如有两个独立试验，可用以下公式加以综合：验前比×LR_1×LR_2＝验后比。

（4）疾病分期、分型诊断试验时，亦可按似然比的定义分别计算某种检查结果对于某个疾病阶段的诊断似然比。表 12-7 为当疾病分为 3 期时，诊断试验对于早期诊断的阳性似然比和阴性似然比的计算示例。

表 12-7　疾病分为 3 期时诊断似然比的计算

	早期	进展期	晚期	疾病早期阶段似然比计算举例
试验 +	a	b	c	$+LR=(a/n_1)/[(b+c)/(n_2+n_3)]$
试验 −	d	e	f	$-LR=(d/n_1)/[(e+f)/(n_2+n_3)]$
总人数	$n_1=a+d$	$n_2=b+e$	$n_3=c+f$	

三、高敏感度或高特异度诊断试验证据的临床应用

敏感度和特异度是表达诊断效能的两方面。高敏感度的试验有利于排除诊断（可以记作 SnNout，即高敏感度试验阴性结果可排除诊断，highly sensitive test when negative rules out），而高特异度的试验有利于肯定诊断（可以记作 SpPin，即高特异度试验阳性结果可确立诊断，highly

Notes

specific when positive rules in）。需要排除或肯定诊断时，可以分别选用高敏感度或高特异度试验。虽然理想的诊断试验是同时具有高敏感度和高特异度的，但通常情况下两者难以兼得。高敏感度时常常有更多的假阳性，高特异度时常常有更多的假阴性。要根据临床具体需要权衡假阳性和假阴性可能造成的后果，再考虑高敏感度（如疾病漏诊可能带来很大的社会危害），或者高特异度（疾病误诊可能给患者或者家庭带来很大的经济或者精神负担）可能带来的利弊。

临床实践中，高敏感度试验适用于：①疾病严重但又是可治疗的，疾病的早期诊断将有益于患者，而疾病漏诊可能造成严重后果者，例如结核病/霍奇金淋巴瘤等；②有几个诊断假设，为了排除某病的诊断；③用于筛检无症状患者而该病的患病率又比较低，高敏感度试验的阴性结果临床价值最大。

高特异度试验适用于：①假阳性结果会导致患者精神和肉体上严重危害时，例如恶性肿瘤的诊断，并准备实施化疗；②要肯定诊断时，高特异度试验的阳性结果临床价值最大。总之，高敏感度诊断试验一般用于筛查或者排除疾病，高特异度诊断试验一般用来确诊疾病。

如果诊断试验结果为连续性变量数据，可通过选择不同的临界点来确定合适的敏感度和特异度。但此时，较高的敏感度往往其特异度较低，而较高的特异度则对应较低的敏感度。

四、联合诊断试验证据的临床应用

联合诊断试验方法是提高敏感度或者特异度的另一种有效而又经济的方法。联合试验包括平行试验（parallel tests）和系列试验（serial tests）。平行试验是同时做几个试验，只要有一个阳性，即判定为阳性（患病）。系列试验则是几个依次相继的试验序列，要所有试验皆阳性才能作出阳性（即患病）判定。如果联合试验中的几个试验是相互独立的，其联合试验的敏感度和特异度可由各自试验的敏感度和特异度计算而得。

1. 平行试验

联合敏感度 = 试验 A 敏感度 +[（1 - 试验 A 敏感度）× 试验 B 敏感度]

联合特异度 = 试验 A 特异度 × 试验 B 特异度

2. 系列试验

联合敏感度 = 试验 A 敏感度 × 试验 B 敏感度

联合特异度 = 试验 A 特异度 +[（1 - 试验 A 特异度）× 试验 B 特异度]

选择平行试验或者系列试验应依临床对敏感度或者特异度的需要而定。平行试验提高了敏感度，系列试验提高了特异度。而选择联合试验的顺序不仅取决于单个试验的特性（敏感度与特异度），还要考虑单个试验的安全性、可接受程度与成本等多方面因素。联合试验有助于合理安排不同检查手段的先后顺序，减少资源浪费，增加患者接受程度与安全性。

（陈世耀　袁源智）

■ 主要参考文献

1. 王家良主编. 循证医学（第二版 /8 年制及 7 年制）. 北京：人民卫生出版社；2010.

2. 王吉耀，Gluud C，主编. 循证医学与临床实践（第三版）. 北京：科学出版社；2012.

3. Guyatt G，Rennie D. Users Guides to the Medical Literature: A Manual for Evidence-Based Clinical Practice. Chicago，IL: American Medical Association；2002.

4. Straus SE，Glasziou P，Richardson WS，Haynes RB. Evidence-Based Medicine: How to Practice and Teach It，4e Churchill Livingstone；2010.

5. Mayer D. Essential Evidence-based Medicine. Cambridge University Press；2 edition 2009.

6. Schousboe JT，Kerlikowske K，Loh A，Cummings SR. Personalizing mammography by breast density and other risk factors for breast cancer: analysis of health benefits and cost-effectiveness. Annals of internal medicine. Jul 5 2011；155（1）：10-20.

Notes

7. Hunink MGM, Glasziou PP, Siegel JE, et al. Decision Making in Health and Medicine with CD-ROM: Integrating Evidence and Values. Cambridge University Press; 2001.

8. Virgili G, Menchini F, Murro V, Peluso E, Rosa F, Casazza G. Optical coherence tomography(OCT)for detection of macular oedema in patients with diabetic retinopathy. The Cochrane database of systematic reviews. 2011(7): CD008081.

9. Tielsch JM, Katz J, Singh K, et al. A population-based evaluation of glaucoma screening: the Baltimore Eye Survey. American journal of epidemiology. Nov 15 1991; 134(10): 1102-1110.

10. STARD: STAndards for the Reporting of Diagnostic accuracy studies. http://www.stard-statement.org.

11. Fagan TJ. Letter: Nomogram for Bayes theorem. The New England journal of medicine. Jul 31 1975; 293(5): 257.

12. Medeiros FA, Zangwill LM, Bowd C, Weinreb RN. Comparison of the GDx VCC scanning laser polarimeter, HRT II confocal scanning laser ophthalmoscope, and stratus OCT optical coherence tomograph for the detection of glaucoma. Archives of ophthalmology. Jun 2004; 122(6): 827-837.

13. Diagnostic Test Calculator. http://araw.mede.uic.edu/cgi-bin/testcalc.pl.

14. Whiting PF, Rutjes AW, Westwood ME, et al. QUADAS-2: a revised tool for the quality assessment of diagnostic accuracy studies. Annals of internal medicine. Oct 18 2011; 155(8): 529-536.

15. Quality Assessment of Diagnostic Accuracy Studies. http://www.bris.ac.uk/quadas/quadas-2/.

Notes

第十三章　疾病治疗证据的循证评价与应用

临床医学的核心任务是疾病的防治。因此，在临床实践中，最常见的问题无疑是疾病的治疗问题，患者在明确诊断后，最为关心的也是治疗性问题，如该病有哪些治疗方法，应用哪种治疗方法最好等。多年来，治疗性研究一直是临床研究和临床实践活动的重点领域，研究成果（证据）也十分丰硕，但质量与水平参差不齐。特别是一些已经发表的且标榜有应用价值的临床研究结果，实际上在研究设计、资料收集、统计分析等方面存在明显的缺陷。因此，在循证治疗实践中，如何选择与应用最新、最佳证据以形成对患者的最终治疗决策，将是未来临床工作的核心要务。

本章主要阐述疾病治疗证据的循证评价与应用的有关内容。

第一节　提出需要解决的治疗性问题

一、发现并提出需要解决问题的重要意义

一旦患者被确诊，首当其冲的就是围绕患者的治疗、提出关键的或者重要的问题，之后获取当前最佳的有效治疗证据，同时结合患者的实际和具体的医疗环境，作出科学的循证治疗决策，力求取得最佳效果。因此，提出恰当的、需要解决的问题，是实践循证治疗的第一步，更是关键的一步。

发现和提出一个架构良好的治疗性问题，能够帮助临床医生进一步认识证据的价值，有利于证据的查询和使用，以便进一步明确治疗的目的和目标，使治疗更具针对性；同时也可以帮助医生善于抓住临床诊治中的疑难、要点问题，并对临床问题的理解更加清晰，从而提高提出问题、分析问题和解决问题的能力，使临床质量及决策水平不断提升。

二、与疾病治疗相关问题的提出

涉及治疗性的问题很多，但从循证医学角度以及证据可及性进行分类，主要包括两种情况，一种是有关治疗性问题尚缺乏证据，需要重点解决"创证"问题，这类治疗性问题往往成为临床研究题目的候选。临床医生在解决这些临床问题时若发现证据缺乏，由此可构建研究问题，并采取科学的研究方法生产制作证据，以便在今后的临床工作中推广应用。证据制作既可通过原始研究，如开展随机双盲对照试验，也可通过二次研究，包括系统综述或者 meta 分析，如"溶栓前肝素治疗对急性心肌梗死溶栓疗效的系统综述"，"参麦注射液治疗肿瘤放化疗后白细胞减少症的 meta 分析"等。此外，还可以通过制定临床实践指南和（或）对指南进行系统综述，甚至进行临床经济学评价、卫生技术评估等，形式多样。具体方法介绍可参见本书的有关章节。

另一种是有关治疗性问题已有优质证据，需要关注的是如何"用证"问题。在临床实践中，医生经常会遇到一些未知的"难题"，依靠一般的方法和经验都无法解决，需要通过循证的方法寻找最新最好的治疗证据。这些"难题"可大可小，可以是一个具体的临床问题，也可以是问题的某一方面，例如：

*静脉溶栓疗法能否降低急性心肌梗死患者的病死率？

*冠状动脉内置支架术治疗冠心病患者的远期疗效，是否优于完善的内科药物治疗？

*颈内动脉内膜切除术是否可降低缺血性脑梗死和暂时性脑缺血发作的发生率？

*中小剂量丙种球蛋白治疗重症特发性血小板减少性紫癜是否会增加脑血栓发生率？

*α-干扰素联合拉米夫定治疗儿童乙型肝炎的效果是否优于干扰素独立作用效果？

*......

诸如上述问题的回答和解决，通常需要采用循证医学实践的方式和方法。

三、循证临床问题的构建

构建一个具体、可回答的循证临床问题时，可采用国际上通用的 PICO 模式。PICO 模式特别适合于治疗性问题的构建。其中，P 指特定的患病人群（population/problem），I 指干预（intervention/exposure），C 指对照组或另一种可用于比较的干预措施（comparison/control），O 为结局（outcome）。

例如问题"在老年患者中，血管紧张素转化酶抑制药（ACEI）是否会比 β 受体阻断药在控制血压方面更有效？"其中的 P- 患者 / 问题，指的是老年高血压患者；I- 干预，指的是 ACEI 抑制剂；C- 比较干预，指的是 β 受体阻断药；O- 临床结局，指的是血压降低值。在近几年的循证临床问题构建中，一些研究者在 PICO 基础上又增加了一些内容，如"问题类型 T（type of question being asked）"、"研究设计类型 T（type of study design）"等。

第二节 最佳治疗证据的检索与收集

带着自己拟期望解决的临床问题去查阅有关文献证据，一直是循证临床实践的重要工作。因此，临床医生应学会查阅证据的基本方法，具备一定的证据检索能力。

一、查阅证据的基本方法

1. **最佳证据的界定** 原始研究证据的论证强度按照研究质量和可靠性，从高到低依次为随机对照试验（RCT）、队列研究、病例对照研究、系列病例观察、专家意见等；而二次研究证据主要为系统综述和 meta 分析，特别是 Cochrane 系统综述。目前认为基于 RCT 的系统综述或者 meta 分析以及设计良好的 RCT 研究结果是最优质的证据（金标准）。查询治疗证据主要应以上述两类证据为主，倘若检索不到，则应按照证据级别由高到低顺序依次查询获得。

2. **合理选择运用数据库** 在检索治疗性研究证据时，在策略上可以根据"6S"原则，首先检索二次研究文献数据库，力争发现高质量的二次研究证据，如果未得到有关证据，则进行原始研究文献数据库的查询。

这里的二次研究文献数据库主要包括：Cochrane Library；UpToDate；Clinical Evidence；Best Evidence（包括 ACP Journal 和 Evidence Based Medicine）等。原始研究文献数据库主要包括：MEDLINE（从 PubMed 的 Clinical Queries 进入）；EMBASE；中国生物医学文献数据库；中国期刊全文数据库等。

3. **确定检索策略** 检索治疗性证据的关键词可以根据 PICO 的原则进行。并通过"AND"或者"OR"进行逻辑组配。具体方法可以参见本书第三章相关内容。

二、查阅证据时的关注重点

1. **关注治疗的目的** 治疗的目的，都是实现治疗获益的最大化，因此，检索到最有效且最

Notes

安全的治疗措施（或证据），是查阅证据的终极目标。然而，针对不同疾病的特点，通常会有不同的要求或目的。如某种急性疾病，像甲型 H1N1 流感或急性大叶性肺炎等治疗之目的乃是达到治愈；而大多数慢性非传染性疾病往往难以治愈，如心脑血管疾病，其治疗目的主要是期望能达到有效控制，缓解症状、减少并发症以改善生存质量、延长寿命等；又如恶性肿瘤，当早期诊断后，其病灶局限而无转移前予以手术根治，然后进行适当的化疗或放疗，其治疗目的是防止复发等。

因此，通常应在明确某一疾病最佳治疗目的的前提下，针对患者的某一特殊问题，检索与掌握相应的文献证据，方可做到有的放矢。

2. 关注患者的具体状况　应用最佳治疗措施是期望经治患者获得最佳治疗的效果。然而，在临床实践中，即使患者接受相同治疗，但效果不一。因此，要关注患者的具体状况，例如其病情与最佳治疗措施能否真正"对号"；即使能"对号"，那么患者的种族、年龄、体质、功能状况是否"合适"；即使"合适"，那么患者在经济条件、心理和主观意愿上又是否能接受，特别是那些伴有额外风险的治疗措施，表现得尤为突出。因此，在收集证据时除了要收集主要的证据结果外，还应注意收集证据的其他相关信息。

3. 关注证据文献的质量　治疗性研究文献数量尽管十分丰富，但质量往往差强人意。因此在查阅证据时，除了坚持收集设计良好的 RCT 及其系统综述或 meta 分析等优质证据外，还要进一步考虑如样本量大小、盲法实施的质量、随访过程及失访等因素可能带来的负面影响。

在应用证据时，要尽量选择那些经过了专家筛选和评价的最佳证据。例如，英国医学杂志（BMJ）、美国内科学院杂志俱乐部（ACPJC）联合编辑的 Clinical Evidence 以及英国循证医学杂志（JEBM）发表的且附有专家点评的原始治疗文献的详细摘要（synopses），这些治疗性证据已通过严格的质量评价，并根据不同的应用价值向临床医生推荐，以供循证治疗实践之用。这些证据，尽管是来自单个研究，但却有着重要的参考价值，成为临床医生在有限的时间内寻求最佳证据的有效途径。

4. 关注文献的时效性　有的临床问题可能同时有几个或者多个证据存在，此时在证据质量相近的情况下，要注意证据产生的时间。特别要考虑当时产生证据的条件目前是否已经发生了改变。为了提高证据的适用性，要尽可能采用新近产生的优质证据。

第三节　治疗性原始研究证据的评价与应用

针对治疗性原始研究类证据的评价，同样从三个方面进行，即真实性评价、重要性评价以及适用性评价，每个方面都有一套较为严格的评价标准和指标。

一、治疗性研究证据的真实性评价

（一）证据是否源于真正的随机对照试验

治疗性措施最真实可靠的效应证据是来源于真正的随机对照试验（RCT）。众所周知，已知或未知的偏倚 / 混杂因素对 RCT 研究结果的影响程度最低，成为治疗性研究证据的首选。然而，有些 RCT 研究，由于在设计方法、统计分析以及结果报告中存在一些不足之处，导致研究质量下降、主要研究结果的真实性受到质疑，特别是在以下几个环节容易发生选择偏倚、测量偏倚以及混杂偏倚。在严格评价时，需要重点关注：

1. 纳入 RCT 的研究对象是随机抽样或非随机抽样的连续纳入？
2. 采用什么随机方法进行分组？
3. 随机分配方案是否采用隐藏措施（concealment）？即研究者在分组时，是否不知研究对象究竟是试验组还是对照组，在观测与分析试验结果时是否也采用"隐蔽"措施？

Notes

4. 试验各组间基线指标是否均衡可比,是否作了校正(重要的预后因素,如年龄、病情等)?

在待评的 RCT 研究文献中,上述几点如能得到满意的答案,那么说明该 RCT 的真实性是好的。倘若某个随机对照试验仅仅以简单的"采用随机化分组"表达叙述,而缺乏具体的随机化内容介绍,则该 RCT 的真实性值得商榷。

5. 如果收集的文献缺乏 RCT 结果,则应调整检索策略以防漏检。若最终确实没有 RCT 研究证据,则要考虑是否纳入非 RCT 研究文献。有关非 RCT 研究证据的质量分级可以参考本书有关章节。

在分析与评价非随机对照试验的研究证据时,宜注意以下几点:

(1)凡研究所获得的证据为阴性结果者,即无效或有害,或者弊大于利者,则可信度为高,因为绝大多数非随机对照试验往往是假阳性结果远较假阴性结果高,也就是说其报道的有效率往往高估。

(2)如果是对难治的且预后很差的疾病所作的非随机对照试验,其结果(证据)显示佳,经分析而不像假阳性结果,则当属可信。如像重症肝炎肝功能衰竭,选用中西医结合治疗降低了病死率;急性细菌感染 - 败血症,采用敏感有效的抗生素治疗而使患者痊愈。这种情况符合"全"或"无"的规律。

(3)有些疾病本身发病率很低,无法实施随机对照临床试验,其证据只可能源于临床系列报道或病例报道。有些慢性非根治性疾病患者,若同时接受多种药物治疗,需要进行弃弊保利的用药决策时,可以考虑单个患者的随机对照试验(an individual randomized trial, n-of-1)的研究证据。

(二)纳入的所有研究对象是否随访完整?对研究对象的随访时间是否足够?

随机分组后任何观察病例的丢失,都会直接影响最后的结果和证据的真实性。倘若疗效差的患者退出或者失访,可能会导致治疗效果高估;有的患者因为药物或者干预措施的副作用从治疗组中退出,可能会低估其危害性;若以死亡作为结局观察指标,且随访中的失访者多为与研究相关的死亡者,则可能会夸大治疗效果。理想的情况是所有纳入的研究对象在研究过程中都没有失访,但这一点在实际临床研究中是很难保证的。一般要求将失访率控制在 10% 以内,若失访率超过 20%,研究质量会变差,结果的真实性会降低。判断失访率对研究结果的影响程度,常用敏感性分析,即将试验组失访的全部病例,当作无效病例处理,而对照组丢失的病例,则全部计入有效病例内。若仍与原有结论一致,则可接受原来的结果;倘若不一致,则需要考虑失访对本研究结果的影响。

同时,应确保随访期足够长,能够观察到重要的临床效应结果。例如,采用他汀类降脂药治疗高胆固醇血症患者,若仅治疗并随访 1 个月,降脂的效果未能充分显现,也不可能观察到终点指标如心脑血管并发症。随访时间的长短取决于目标疾病的病程特点,通常临床观察的疗程至少数月,有的甚至需要 1 年以上方能充分显示防治措施的重要效果。

(三)是否对随机分组的所有研究对象进行了意向性治疗分析?

被随机分配入组的病例,随访期间可因各种原因出现退出、失访或不依从。例如,因发生治疗副作用而中途停药者,患者依从性差而未认真按医嘱服药者以及发生沾染或者干扰者,还有主动撤回知情同意书及因搬迁而无法联系者等。如果这部分研究对象不被纳入结果分析,必然会破坏随机化原则和基线的可比性,最终影响结果的真实性。为消除此类影响,要求采用意向性治疗分析(intention to treat analysis, ITT),即按最初随机分配入组的病例,无论其是否接受或未接受治疗药物,全部都纳入最后的结果分析。目前,ITT 分析在疗效分析中已被广泛采用,并且成为疗效真实性评价的一个重要方面。

(四)是否对研究对象、医生和研究人员采用盲法?

通过随机分组可以最大限度地控制选择性偏倚。但在资料收集过程中还会产生较大的测量性偏倚。如受试者知晓自己接受的是治疗措施还是对照措施，研究者或结果测量者知晓受试者的分组情况，这往往会高估疗效。实施盲法的宗旨在于减少测量性偏倚以确保观察结果的真实性。

当无法对患者和医生实施盲法时（如外科手术），可以请其他医生评价临床记录、检查结果或使用客观指标评价治疗效果。在评价时，应去除所有可能涉及破盲的信息，使盲法得以真正实施。

盲法可以是单盲、双盲或三盲，以双盲较为常用。鉴于在不同的研究中研究者对"盲"的理解有所不同，在严格评价时不能只关注作者是否提及采用盲法，还要关注其对盲法实施过程的具体描述，以判断其正确性。

（五）除试验方案不同外，各组患者接受的其他治疗措施是否相同？

如果受试者除了接受规定的治疗方案外，还有意或无意接受了其他类似的干预措施，必然影响结果的真实性。其中，沾染（contamination）和干扰（co-intervention）即为常见的两种情况。前者是指对照组的患者接受了试验组的防治措施，使得试验组和对照组间的疗效差异减小；后者是指试验组或对照组接受了类似试验措施的其他处理，人为扩大或减小组间疗效的真实差异。因此，除了研究因素之外，RCT 应保证其他任何治疗包括支持疗法在组间均衡一致，这样才可能排除各种偏倚的影响，以确保研究结果的真实性。

二、治疗性研究证据的重要性评价

当随机对照试验结果符合真实性的评价标准之后，就要对其临床价值即重要性予以评价，只有具备了一定的临床价值，方可用于临床实践。

治疗性研究证据的重要性评价应注重两个方面：正面的有效性和负面的不良反应，只有疗效佳、负效小者才具有临床应用价值。

（一）治疗性研究证据的效应强度大小

1. 疗效强度   对于疗效的强度通常用率表示，即有效率、治愈率、病死率、病残率等。即使有些计量的疗效指标，也多转换为"有效率"等计数资料。然而，这些"率"对临床重要程度的量化表达还不够全面，因此，在循证临床实践中，需进一步使用如下指标：

（1）相对危险度降低率（relative risk reduction，RRR）：是绝对危险降低率占对照组事件发生率的比值，表示某事件发生率下降的相对水平。

$$RRR = \frac{CER - EER}{CER}$$ （式 13-1）

注：CER = control event rate（对照组事件率）；EER = experiment event rate（试验组事件率）

例如：在一个应用他汀类药物治疗预防脑卒中的 RCT 中，随访观察 5 年，其中，他汀药物组的脑卒中发生率为 4.3%（EER），对照组的脑卒中发生率为 5.7%（CER），根据公式 13-1，计算为：

$$RRR = \frac{5.7\% - 4.3\%}{5.7\%} = 25\%$$

RRR 表示相对改变量，并不反映试验组疗效的实际值。如表 13-1，假如试验组和对照组脑卒中事件的发生率降低 1000 倍，RRR 保持不变，但 ARR 变小，NNT 变大。因此，不能单纯依据其大小判定治疗措施效果的水平，而应重点参照基础发生率，才能分析其临床价值。

（2）绝对危险降低率（absolute risk reduction，ARR）：是对照组事件发生率与试验组事件发生率之间的绝对差值。该值越大，说明治疗产生的临床效果越大。该指标较 RRR 更能真实反映疗效大小。

$$ARR = CER - EER$$ （式 13-2）

例如上例经计算的 ARR 为：ARR = 5.7% - 4.3% = 1.4%

Notes

表 13-1　他汀类药物治疗预防脑卒中 5 年追踪效果

组别		脑卒中事件率	RRR	ARR	NNT
A	试验组	4.3%	25%	1.4%	72
	对照组	5.7%			
B	（假设）				
	试验组	0.0043%	25%	0.0014%	71 429
	对照组	0.0057%			

（3）需要治疗的人数（number needed to treat，NNT）：与对照组比较，应用治疗措施需要治疗多少例患者，才可以预防 1 例不良结局事件的发生。

$$NNT = \frac{1}{ARR}$$（式 13-3）

如上例经计算的 ARR 为 1.4%：$NNT = \dfrac{1}{1.4\%} = 72$

NNT 在一定程度上反映了治疗措施的作用和效果。某疗法的 NNT 越小，说明其治疗效果越好，临床价值就大。但 NNT 是点估计值，因此，在临床决策时，最好同时计算 NNT 的 95% 可信区间。

NNT 计算方便，适用于各种疗法的评价。但 NNT 也有其局限性。NNT 不宜进行不同疾病间比较，特别是使用了不同的效应量表达。如用链激酶 + 口服阿司匹林治疗急性心肌梗死患者，防治其死亡的 NNT 等于 19，而预防脑卒中复发的 NNT 也为 19，但两者意义是不同的，不宜直接比较。一种干预措施的 NNT 不仅依赖治疗本身还取决基线危险度，即在基线时患者出现该结果的可能性。因此，在应用时要考虑基线的可比性。

NNT 与时间因素有关。由于 NNT 是在特定时间的研究结果，因此，只有在同一时间内检测时，比较才有意义。另外，如果 NNT 的获得与随访时间有关，在比较不同观察时间治疗措施的 NNT 时需要对时间进行调整。如表 13-2 为两种药物治疗舒张期高血压预防死亡、脑卒中、心肌梗死效果的 NNT 比较，A、B 两种药物随访时间分别为 3.5 年和 4.5 年，NNT 为 110 和 118，由于两者的随访时间不同，需用下述公式对 NNT 进行校正。

$$NNT_{校正观察期} = NNT_{原观察期} \times \frac{原观察期}{校正观察期}$$（式 13-4）

代入公式 $NNT_{3.5} = 118 \times \left(\dfrac{4.5}{3.5}\right) = 152$，经过时间调整后 B 药的 NNT 仍大于 A 药物的 NNT，提示 A 药物的疗效更好。

表 13-2　A、B 两种药物的 NNT

疾病名称	防治措施	预防的临床结局	观察期	NNT
舒张压（90～110）mmHg	A 降压药	死亡、脑卒中、心肌梗死	3.5 年	110
舒张压（90～110）mmHg	B 降压药	死亡、脑卒中、心肌梗死	4.5 年	118

2. 负效值的强度　通常某种新药的临床试验，特别是与安慰剂比较时，新药的不良反应往往较对照组明显，也许还可能发生较重的药物不良反应（adverse drug reaction，ADR）。因此，在评价治疗性研究证据时，要注意不良反应在各组的发生率及其强度，如正面疗效一样，需要评价。

（1）相对危险增加率（relative risk increase，RRI）：指与对照组比较，试验组不良反应事件增加的百分比。

$$RRI = \frac{EER - CER}{CER}$$（式 13-5）

Notes

（2）绝对危险增加率（absolute risk increase，ARI）：指试验组和对照组不良事件率的绝对差值。

$$ARI = EER - CER \qquad \text{（式 13-6）}$$

（3）需治多少病例才发生一例不良反应（the number needed to harm one more patient，NNH）：指与对照组比较，应用治疗措施多发生 1 例不良反应所需治疗的病例数。

$$NNH = \frac{1}{ARI} \qquad \text{（式 13-7）}$$

例如上述他汀 RCT 中，试验组不良反应率 0.05%，对照组 0.03%，则该研究：

$$RRI = \frac{0.05\% - 0.03\%}{0.03\%} = 66.7\%, \ ARI = 0.05\% - 0.03\% = 0.02\%$$

$$NNH = \frac{1}{0.02\%} = 5000$$

由此可以看出，他汀治疗的不良反应发生率是很低的，相对而言则是较为安全的。

（二）治疗性研究证据精确度的估计

上述有关疗效和负效的指标，仅表示效应强度的点估计值大小，需要进一步估计可信区间，反映研究结果的精确性。通常用 95% 可信区间（95% CI）表示效应强度的精确度或范围，可信区间越窄，研究结果的精确性越好。进而再根据可信限的上下限值判断研究结果是否有临床意义。如某药物治疗心肌梗死的 OR 值为 0.7，95% 可信区间为 0.35～0.85，上限小于 1，说明该药物对心肌梗死的治疗是有效的且有统计学意义。样本量对精确性的影响显著，样本量越大，可信区间越窄。

三、治疗性研究证据的适用性评价

在经过对证据的真实性与重要性评价并获得肯定结论后，还需要考虑这种有价值的证据是否可被应用于临床实践。即结合患者的实际情况和患者、家属的选择意愿，评估证据的适用性。

治疗性研究证据主要来自 RCT 及其系统综述结果，适用性评价时还要特别关注"实效研究"证据，如效果比较研究（comparative effectiveness research，CER），注册研究（registry study）等。这些来自"真实世界"的研究证据，在推广应用时，应首先考虑。证据的适用性评价通常考虑以下几点：

（一）被评价的证据是否与患者情况不符而不能应用？

1. **整体证据** 主要审查疾病的诊断标准是否可靠，证据中研究对象的纳入标准是否与拟引证的患者相符，其生理功能与病理学的依据、病情特点、年龄、性别以及社会经济状况是否存在显著差异等，假若以上特点一致或大体一致，则该治疗性证据基本适用，否则不可取。

2. **亚组证据** 在评价治疗性研究证据的总体情况时，也应注意该证据中是否作了亚组分析。有的证据在总体上可能缺乏适用性，但亚组分析结果却提示有实际价值，如果患者的病情与某亚组患者的病情相似，那么，这个亚组的治疗证据就有适用的价值。特别是符合以下条件者，则有着重要的适用价值：①确有生物学和临床依据者；②确有统计学意义和临床价值者；③亚组本身的研究假设是在研究前产生并进行设计，而非试验过程中添加；④证据不仅仅存在于少数亚组；⑤该证据在其他的研究中也被证实。

（二）当前的医疗环境对拟采用的治疗证据是否适合？

拟采用的有效治疗措施，可能需要在一定资质水平的医院及具体的医疗环境和条件下方可使用，如医生的技术水平，医院的管理机制及设备条件、患者的意愿以及经济的承受能力等。诸如肝肾联合移植、风湿性心脏瓣膜疾病的换瓣手术等，即使这类治疗证明对患者有利且效果颇佳，倘若不具备上述条件，在一些医院也是不可行的。

Notes

（三）治疗研究证据对患者的利、弊如何？

如果准备对患者施予某一可行性好的最佳治疗措施，那么，应进一步对该措施可能带来的益处以及风险进行全面估价，要求利大于弊，且具有利弊量化指标作为依据。

治疗措施利弊效应的量化指标，最直接的是 NNT（益处）及 NNH（害处），如果治疗证据中缺乏此两个指标，则可采用两种办法帮助解决。

方法一是确定患者预期事件发生率（patient's expected event rate，PEER），是指如果患者不予治疗，其最终结局事件的发生率，可用临床试验中安慰剂对照组的事件发生率（CER）估计；如无 CER 证据，也可根据临床积累的未进行治疗或者缺乏特效治疗患者的观察结果作为 PEER 参考值，如像急性心肌梗死患者 PEER 约 15%；或者以亚组资料分层分析中的 CER 作为 PEER 等。当获得 PEER、RRR 及 RRI 等指标值后，也可用下列公式推算：

$$NNT = \frac{1}{PEER \times RRR} \qquad\qquad （式13-8）$$

$$NNH = \frac{1}{PEER \times RRI} \qquad\qquad （式13-9）$$

方法二是应用列线图，用已知的 PEER 与 RRR 值固定两点，两点的连线与 NNT 线上的交叉点，即为 NNT 估计（图13-1）。

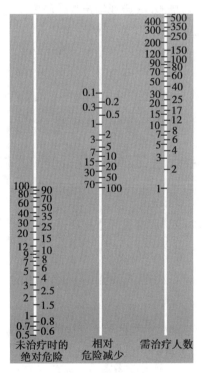

未治疗时的
绝对危险　相对危险减少　需治疗人数

图 13-1　估计 NNT 的列线图
（引自 Chatellier G，1996）

倘若我们的患者确与引用证据中的患者不同，例如发生不利结果的概率（CER）大 1 倍，可用校正值 $f_t = 2$ 表示；相反如不利结局发生率小 1 倍，则以 $f_t = 0.5$ 表示。f_t 值可根据自己的临床经验决定。用 NNT 值除以 f_t，即作为自己患者受益的例数。以干扰素治疗多发性硬化症为例，NNT 为 9，若对患者不予治疗，在相同观察期内，发生致残率比试验中患者大 2 倍，则 NNT/f_t 为 9/3 = 3。亦即用干扰素治疗危险性更高的多发性硬化患者，每治疗 3 个病例，就可避免 1 例致残的后果发生。

同理，也可利用不同的副作用发生概率对 NNH 进行校正。即用不同假设值 f_h 除 NNH，NNH/f_h

Notes

值愈大，则拟用的防治措施安全性愈高。反之，对自己患者的安全性就小。

（四）患者对于治疗措施的价值取向与期望如何？

在循证临床实践中，作为主导者的临床医生在拟采用措施（证据）做出决策时，一定要尊重患者对治疗的价值取向，即患者是否愿意接受或者不愿意接受，或愿意接受哪一种备选者（药物或有关治疗措施），而且要了解患者对治疗结局的预期。

1. **治疗利弊比的估计**　在注重疗效的同时，一定要把安全放在第一，即不良反应要最小化。估价治疗的利弊比十分重要。通常应用治疗措施（或药物）的 NNT 与 NNH 计算其利弊比（likelihood of being helped vs harmed，LHH）。

$$LHH = (1/NNT)/(1/NNH) \qquad （式 13-10）$$

例如：有关他汀药物治疗预防脑卒中的 NNT 为 72，NNH 为 5000，则：LHH = (1/72)/(1/5000) = 70，这意味着选择他汀药物治疗预防脑卒中收益是风险的 70 倍，药物是安全和有效的，显然 LHH 是越高越佳。

2. **合理选择药物种类**　如果有几种备选药物同时存在，且它们的疗效与不良反应相似或虽有差异但无统计学意义。对这些备选治疗措施（或药物），则应优先选择其成本（价格）低廉且疗效好和安全的药物，在保证安全有效的基础上，尽可能地降低医疗成本，这在一定的程度上还可以帮助解决百姓"看病贵"问题。参见本书第七章、第十六章。

3. **清晰告知**　对于任何治疗措施，一定要给患者作尽可能的解释，包括利弊两个方面以及价格问题，这样利于患者的积极配合治疗，保持良好的依从性。

4. **关心爱护患者**　医者应有仁爱之心，在治疗过程中务必要认真观察治疗反应，关心帮助患者，这有利于增进医患间互信和睦关系，避免不必要的误解或纠纷。参见本书第八章。

以上是从真实性、重要性以及适用性三个方面介绍对治疗性原始研究证据评价的方法。在临床实践中，学习掌握与应用这些标准和方法对循证临床实践是至关重要的。

第四节　治疗性二次研究证据的评价与应用

在 RCT 基础上的系统综述（systematic review，SR）及 meta 分析，通常被认为是临床治疗的最佳证据，但并非标注为"系统综述"的都是高质量证据，同样需要对其进行严格评价。同原始研究一样，评价依然围绕真实性、重要性和适用性展开。

一、系统综述的真实性评价

评价系统综述的真实性，需要从以下几个方面加以考虑。

1. **对所关注的问题是否做了清楚的描述**　主要包括是否明确提出了临床问题，并囊括干预措施、受试人群和结局指标等基本要素。

2. **纳入的研究类型是否合适**　首先应明确该系统综述是纳入随机对照试验还是非随机对照试验。如果是前者，则必须进一步确认所查找的每篇文献是否为真正的随机对照试验。如果还纳入了与研究问题相关的其他类型研究，则要看是否说明了纳入的理由以及收集文献的具体类型，如非随机对照试验、队列研究等。

3. **对文献的检索过程是否有详尽的描述？是否纳入相关的重要研究？**　评价时应仔细阅读总结报告中与检索有关的方法学部分，特别是检索策略制订的合理性。包括检索范围是否广泛，主要的医学文献数据库是否均被囊括，如 MEDLINE、EMBASE、Cochrane Library 等；关键词运用是否合理；除了计算机检索外，是否采用包括手工检索期刊、会议记录、各种论文、药企的数据库以及联系已发表文章的相关作者等多种检索手段；是否只局限于单一语种等。

4. **对纳入文献的研究质量是否做了严格的评价？**　对系统综述中纳入的每一篇文献都应进

Notes

行质量评价。因此,首先应明确文献质量的评价方法和标准。如 Cochrane 协作网提出的评估偏倚风险工具,内容包括:随机序列产生、分配方案隐藏、盲法实施、结果数据的完整性、选择性报道结果、其他偏倚来源。此外,还有其他一些评价工具,如 Jadad 量表评分等;其次还需明确文献纳入的方法及采用的质控措施,如是否由两人或多人独立进行评价。

5. 获得的效应估计值是否合理? 需要考虑是否有清楚的合并结果,合并过程是否合理,包括方法学和临床适用性;是否考虑研究结果间的异质性,对异质性是否进行了处理,采用什么方法处理,是否对存在的偏倚及其对结果的影响做了估计等。

总之,SR 应具有完整、明确的方法学内容,如研究的问题、文献收集的方法、纳入与排除标准、文献类型、对单个 RCT 评价的质量标准、数据的收集与整理、防止偏倚的措施、统计分析方法、结果的评价等。

二、系统综述的重要性评价

如果系统综述存在真实性时,接下来需要评价其结果的重要性。

1. 系统综述的结果是什么? 系统综述中是否清楚表述了合并效应结果,是否采用了明确的效应指标,如 NNT、RRR、OR、RR 等,对总体效应估计值是否做出了有效、无效或者尚无法确定的判断。

由于 NNT 更容易被临床医生理解,目前已有许多系统综述用 NNT 来表示结果,同时也有一些工具可将 RR、OR 转换为 NNT。部分常见的转换可参见表 13-3、表 13-4。

表 13-3　OR-NNT 转换表(OR<1)

患者预期事件发生率(PEER)	OR 值						
	0.9	0.8	0.7	0.6	0.5	0.4	0.3
0.05	209[a]	104	69	52	41	34	29[b]
0.10	110	54	36	27	21	18	15
0.20	61	30	20	14	11	10	8
0.30	46	22	14	10	8	7	5
0.40	40	19	12	9	7	6	4
0.50	38	18	11	8	6	5	4
0.70	44	20	13	9	6	5	4
0.90	101[c]	46	27	18	12	9	4[d]

(a):此处相对风险降低率(RRR)为 10%;(b):此处 RRR 为 49%;(c):此处 RRR 为 1%;(d):此处 RRR 为 9%

表 13-4　OR-NNT 转换表(OR>1)

患者预期事件发生率(PEER)	OR 值						
	1.1	1.25	1.5	1.75	2	2.25	2.5
0.05	212	86	44	30	23	18	16
0.10	113	46	24	16	13	10	9
0.20	64	27	14	10	8	7	6
0.30	50	21	11	8	7	6	5
0.40	44	19	10	8	6	5	5
0.50	42	18	10	8	6	6	5
0.70	51	23	13	10	9	8	7
0.90	121	55	33	25	22	19	18

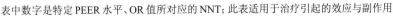

表中数字是特定 PEER 水平、OR 值所对应的 NNT;此表适用于治疗引起的效应与副作用

Notes

2. 证据效果的精确性如何？　与原始研究证据评价一样，仍需要采用 95% 可信区间来评价系统综述结果的精确性，以表述结果所在范围和效果强度。

三、系统综述证据的适用性评价

1. 研究结果对我的患者是否有用？　主要考虑系统综述的研究条件与当地情况是否存在明显差异？证据所纳入的患者与我们自己治疗的患者是否相似？根据此证据结果有无可能改变临床决策？患者对治疗结局和提供的治疗方案的态度和期望如何？

2. 是否考虑到其他重要的结局指标？　合并估计值是否包括重要的结局指标？这些结局指标是否能满足患者的决策需要？是否清楚地给出不同患者或不同情况下各亚组的证据结果？是否有其他重要问题尚未考虑到？

3. 是否考虑结果利弊大小？成本效果如何？　治疗对患者的潜在利益和损害有哪些？引入新的干预措施是否真的使患者受益？

四、系统综述的局限性及临床应用时的注意问题

目前，广泛认为系统综述是治疗性研究证据的首选。但从前述中可以看到，并非所有的 SR 结果都是完美的，如纳入的原始研究质量差，SR 制作者专业水平参差不齐，研究中的质量控制缺乏等。其次，在一些情况下，系统综述结果对临床决策的作用十分有限，有时甚至是没有作用的。例如，对一些罕见疾病，个案报道是结果主体，有时是唯一证据，此时，难以进行系统综述；对不良反应的评价，由于纳入的对象往往相对不足，较难发现一些罕见的不良反应，其结论也有一定的局限性。

在临床应用治疗性证据时，应首先掌握所用证据的特点和要素；将证据和实际情况进行有机的结合，包括医院条件和患者本身；医生要充分了解患者的实际情况和特点，选择合适的治疗时机；将证据要点和患者本身的特点充分告知患者，得到患者的愿望和期待；在治疗的过程中要始终考虑患者的依从性。这样才能真正发挥证据的作用。

有关治疗性研究证据循证实践的具体案例，参见本书的配套教材。

（时景璞）

主要参考文献

1. 王家良. 循证医学. 第 2 版. 北京：人民卫生出版社，2011
2. 王吉耀. 循证医学与临床实践. 第 3 版. 北京：科学出版社，2012
3. 李幼平. 循证医学. 第 2 版. 北京：高等教育出版社，2009
4. 唐金陵. 循证医学基础. 北京：北京大学医学出版社，2010
5. 詹思延. 循证医学和循证保健. 北京：北京医科大学出版社，2002
6. 李立明. 临床流行病学. 北京：人民卫生出版社，2011

Notes

第十四章 药物不良反应的循证分析与评价

药物作为治疗疾病的最重要手段之一，已被广泛用于临床日常工作，对疾病控制、治疗有着重要意义，同时药物带来的不良反应也可能给患者造成伤害，甚至威胁患者生命；随着医学科学发展，新药物不断涌现，科学、客观评价新药物的有效性、安全性，并合理应用于临床工作、为患者服务，是临床医生所应具备的基本能力。本章将针对药物不良反应的基本概念、分类、产生原因，以及循证分析与评价等进行介绍。

第一节 概　述

一、药物不良反应的概念与分类

（一）与药物反应有关的几个基本概念

药物反应是药物通过各种途径进入体内，机体对药物产生的生理、病理反应的自然过程，从严格的意义上讲，药物的治疗作用、有效性也属于药物反应范畴，而伴随药物对疾病起治疗作用的同时，药物可能引起人体的不适感，甚至机体功能的损害，这些就是药物反应研究的重点。与药物反应相关的几个概念有：

1. **药物副作用**（side effect）　药物副作用是指在正常剂量情况下出现的与用药目的无关的反应。副作用与正作用是相对的，其差异在于用药目的上的不同；如阿托品有解痉与抑制腺体分泌两种作用，当作为麻醉前用药时，用药目的是抑制腺体分泌，而术后肠胀气，尿潴留为副作用；当用于解除胆道痉挛时，口干则成为其副作用。从原有药物的副作用出发，寻找治疗疾病的新靶点，可节省大量人力、物力、财力及时间，成为药物研究的新途径；而副作用在药物不良反应的范畴中，特指那些引起人体的不适感比较轻微，多为可逆性的，停药后通常很快消失的反应。

2. **药物不良事件**（adverse drug event，ADE）　药物不良事件和药物不良反应含义不同。一般来说，药物不良反应是指因果关系已确定的反应，而药物不良事件是指那些因果关系尚未确定、在药物治疗过程中出现的不良临床事件。在国外的药品说明书中经常会出现，甚至大篇幅罗列，但不能肯定这些反应是由药品引起的，因果关系尚未确定，需要进一步评估。

不同国家或机构对"不良事件"（adverse event，AE）定义不尽相同。如国际协调会议（ICH）将 AE 定义为："患者在应用药物时出现的临床不利事件，该事件和治疗未必一定存在因果关系"。美国 FDA 的 AE 定义为："患者在应用任何剂量的药物、医疗器械、特殊营养品时，出现的可疑不良后果"。该损害可由药物不良反应、用药失误、手术不当、血液输注错误等诸多原因所致。

有学者认为 ADE 的含义与 AE 相同，且易与 ADR 混淆，故建议将药物不良事件改为"可疑药物不良反应"（suspected adverse drug reaction），这是因为在 ADR 报告的实际操作中，通常是按"可疑即报"的原则进行报告的。

3. **药物不良反应**（adverse drug reaction，ADR）　WHO 国际药物监测合作中心对药物不良反应的定义，指正常剂量的药物用于预防、诊断、治疗疾病或调节生理功能时，出现的有害的且与用药目的无关的反应。从定义可看出,药物不良反应的特点,第一是正常剂量,排除过量用药引起的中毒反应;第二对机体造成了伤害,伤害需要有表现形式;第三伤害是因为所用药物引起的,即伤害与用药之间有因果关系。我国《药品不良反应报告和监测管理办法》第二十九条,对药品不良反应的定义:"是指合格药品在正常用法用量下出现的、与用药目的无关的或意外的有害反应"。药品不良反应是药品的一种属性,往往是不可避免的,但是通过监测分析,可以采取一些措施,减少药品不良反应的危害。

（二）药物不良反应分类

任何药物都可能会引起不良反应,但是由于个体差异性,不同个体对同一种药物的不良反应表现可以有较大的差别。药物不良反应可从不同角度进行分类。

1. **根据发生机制分类**　在药物不良反应研究中,经典方法是按照反应是否与用药剂量有关进行分类:

（1）A 型药物不良反应:又称为剂量相关的不良反应（dose-related adverse reactions）,是因为药物的药理作用增强所致,与用药剂量呈正相关;如苯二氮䓬类药引起的瞌睡,抗凝血药所致的出血等;该类反应多可以预测,发生率高而死亡率低(表 14-1)。

（2）B 型药物不良反应:又称剂量不相关的不良反应（non-dose-related adverse reactions）。与正常药理作用及剂量无关,属于机体特异性反应,如青霉素过敏性休克,抗癫痫药的超敏反应等。虽然发生率很低,但难于预测,致死率高(表 14-1)。

表 14-1　A 型不良反应与 B 型不良反应鉴别要点

项目	A 型反应（剂量相关）	B 型反应（特异性）
可能机制	已知药理学作用	细胞毒或者免疫反应
可预测性	常可预测	大多数不可预测
发生频率	常见或相对常见	不常见,约占 6%～10%
量效关系	随剂量增加而增加	部分可能和剂量或者加量速度有关
发生时程	开始或剂量增加后发生	在服药的最初几周
严重性	罕见致死性	从轻度皮疹到致死性
处理方式	调整剂量	停药
预防	根据患者特点以及药物可能的副作用合理选择药物	在高危人群避免或非常小心的使用缓慢加量

Zaccara Idiosyncratic adverse reaction epilepsisa, 48（7）: 1223-1244, 2007

（3）C 型药物不良反应:是指 A 型和 B 型反应之外的异常反应。一般在长期用药后出现,潜伏期较长,没有明确的时间关系,难以预测。有些发病机制与致癌、致畸以及长期用药后心血管疾病、纤溶系统变化等有关,有些机制不清,尚在探讨之中。

2. **根据发生频率分类**　国际医学科学组织委员会（Council for International Organization of Medical Sciences, CIOMS）推荐用下列术语和百分率表示药物不良反应发生频率,需观察的病例数见表 14-2:

表 14-2　ADR 发生率与需要观察的病例数（95% 把握度）

发生率	需观察的病例数		
	1 例	2 例	3 例
1/100	300	480	650
1/1000	3000	4800	6500
1/2000	6000	9600	13 000
1/10 000	30 000	48 000	65 000

Notes

（1）十分常见：发生频率≥10%

（2）常见：发生频率 1%－10%

（3）偶见：发生频率 0.1%－1%

（4）罕见：发生频率 0.01%－0.1%

（5）十分罕见：发生频率＜0.01%

3. 根据严重程度分类　根据药物对人体伤害的程度分为六级：

1 级：轻微不良反应，停药后很快好转，无需治疗；2 级：造成患者短暂损害，需要治疗或干预，但不需要住院或延长住院时间，易恢复；3 级：造成患者短暂损害，需要住院或延长住院时间（超过 7 天）；4 级：造成患者永久性损害（系统和器官永久性损害、残疾）；5 级：对生命有危险（休克、窒息、昏迷、发绀等）需急救的症状；6 级：死亡。

其中，1 级为轻度，2 级为中度，3 级以上为重度。

二、药物研发与安全性研究

任何新药物的开发研究，其有效性及安全性都是同时研究的，当出现严重不良事件时，研究可能随时中断。严重不良事件（serious adverse events，SAE）的定义是指任何剂量的试验药物在观察期间出现的严重不良事件，包括：死亡、危及生命、需住院治疗或延长住院时间、造成终生或明显残疾、缺陷，先天性异常、生育障碍等。

在新药开发研究的基本生命周期中都要涉及安全性研究：

1. 动物实验阶段　探讨药物对动物各器官的毒性作用。

2. Ⅰ期临床试验　初步的人体安全性评价试验，观察人体对于新药的耐受程度和药物代谢动力学。

3. Ⅱ期临床试验　随机双盲对照临床试验，对新药有效性及安全性做出初步评价。

4. Ⅲ期临床试验　扩大的多中心临床试验，遵循随机对照原则，进一步评价有效性、安全性。

5. Ⅳ期临床研究　新药上市后进行的临床监测。在广泛使用条件下考察疗效和不良反应，因为上市前临床试验的样本量有限（500～3000 人），病种单一，多数情况下排除特殊人群（老人、孕妇和儿童），因此一些罕见不良反应、迟发型超敏反应、发生于特殊人群的不良反应难以发现。有些问题必须在大量人群使用后方能发现，所以药物上市后，使用的人群更广，暴露出的不良反应也会更多，有些少见的，甚至罕见的不良反应也会出现；同时长时间的监测，远期不良反应也会逐渐显现出来。

三、药物不良反应监测发展

虽然药物在上市前已经过动物实验和临床试验，但这些试验不足以保证药物的安全性，除了动物与人存在种属差异之外，Ⅰ期、Ⅱ期、Ⅲ期临床试验，病例数少，试验过程短，对 ADR 发生率低（＜1%）及在特殊人群中才能发生的不良反应不易被发现，所以药物上市后的安全性监测十分重要。上市后若发现严重不良反应，仍然可能采取停止使用、停产、召回等措施。历史上有多起严重药物不良反应载入史册。

1. 氯碘羟喹事件　氯碘羟喹是 1933 年上市用于治疗肠道感染的药物。在 20 世纪 50 年代末，日本出现不少人患上急性脊髓神经炎，表现为双足麻木，刺痛无力、瘫痪失明。1967 年日本曾成立专门委员会对该病病因进行调查，至 1971 年查清，该病的发生与使用氯碘羟喹有关，当时在日本因服用此药而引发急性脊髓神经炎病患者高达 11 000 多人，死亡数百人。

2. 碘胺脊剂事件　碘胺脊剂是一种消炎药，在 20 世纪的 30 年代在美国已是广泛使用，在 1937—1938 年间，发现该药物造成肾脏功能的严重损害，发生尿毒症，导致约 358 人肾衰，107 人死亡。

Notes

3. **反应停事件**　1956—1961 年，联邦德国格仑南苏药厂生产反应停（沙利度胺），用于治疗妊娠期呕吐，当时在 17 个国家应用，但短短的几年后，即发生了严重的畸胎事件，一些服用了该药的孕妇，所生婴儿四肢短小儿，形似海豹，被称之为"海豹婴儿"，当时受害婴儿达 1 万多人，死亡 5000 多人。

反应停事件（Thalidomide incident）后，世界卫生组织（WHO）于 1968 年制订了国际药物不良反应监察合作计划，最早参加国有德国、荷兰、瑞典、英国、丹麦、以色列、澳大利亚、新西兰。1970 年正式成立了 WHO 国际药物监察合作中心（WHO Drug Monitoring Centre）。1978 年迁至瑞典的东部城市乌普沙拉（Uppsala），称之为世界卫生组织国际药物监测合作中心（WHO Collaborating Centre for International Drug Monitoring）。1997 年 WHO 国际药物监测合作中心更名为乌普沙拉监测中心（Uppsala Monitoring Centre，UMC）并调整了内部组织机构。自 1968 年至 2009 年 6 月全世界共有 95 个国家先后正式加入了 WHO 国际药物监测合作计划，另外尚有准成员国 28 个，中国已于 1998 年成为该计划的正式成员国。UMC 先后收到来自各成员国的可疑药物不良反应（suspected adverse drug reactions）报告 460 余万份。这些病例报告已成为了解和评价药物安全性的重要依据之一。

第二节　药物不良反应诊断方法

一、药物不良反应诊断的意义

临床上在药物使用过程中所发生的一切不良事件，关系到医疗决策及患者的利益，严重不良事件甚至危及患者生命。尽管发生不良事件的原因很多，可能发生问题的环节也很复杂，但明确不良事件与药物有无因果关系，是不是药物不良反应，是哪种药物的不良反应，对机体会造成什么损伤，是否会出现严重后果等问题，涉及需不需要马上停药、换药以及停药后患者会出现什么问题，还有什么其他有效药物替代等医疗决策问题；同时还牵扯是否要追究药物制造者法律责任以及其他患者能否使用，将来能不能继续使用等问题。重大药物不良反应的诊断，除了能及时挽救现患者生命外，还可能中止所有临床使用、停产、召回，挽救更多患者生命等长远问题，所以药物不良反应的诊断具有重大意义。相反不合适的停药、换药也会给临床治疗带来困难，达不到良好的治疗效果。明确不良事件与药物的因果关系，进而确诊为药物不良反应，需要科学的诊断方法及循证医学证据。

二、药物不良反应相关因素

研究药物不良反应的目的是为了预防不良反应的发生，中断不良反应的进展、改善不良反应的后果，达到以上目的必须了解与药物不良反应有关的因素。药物进入人体后引起机体反应的表现及强度与药物本身以及患者个体差异等有关。

（一）药物因素

1. **药物化学结构**　化学结构相似的同类药物应用过程中常有类似的不良反应发生，如青霉素类药物能引起过敏反应，化学结构类似的氨苄西林、羧苄青霉素等同样能引起过敏反应；化学结构带有苯环的芳香族抗癫痫药物易引起皮疹以及交叉过敏。

2. **药物的剂量**　药物应用过程中随着药物剂量的增加，不良反应发生的概率及程度也有所增加。

3. **生产流程**　药物不良反应的产生除药物有效成分外，还与生产过程的杂质、添加剂含量，以及氧化、分解、降解、聚合产物的微小差异等有关。如不同批次药物，不良反应发生情况有所不同。

Notes

4. **疗程** 药物体内有累积效应,连续用药时间越长,发生不良反应可能性越大。

5. **药物间的相互作用** 临床治疗中常有几种药物同时或先后应用,称联合用药。所联合的药物之间存在相互作用,有些药物联合会增加治疗效果,减少不良反应的发生;有些药物联合则相反,甚至出现严重不良反应,联合用药之前应查"配伍禁忌表"。

(二)机体因素

1. **遗传因素** 药物不良反应在不同种族的患者身上存在差异。药物在体内的代谢受代谢酶的影响,不同种族由于基因多态性,酶活性的差异引起药物在体内代谢产生差异,药物不良反应在不同种族人群中的发生率及严重程度不同。

2. **性别** 女性处在月经期、妊娠期、哺乳期、绝经期等生理时期,激素水平波动较大,一般而言,女性对药物不良反应较男性更为敏感。

3. **年龄** 新生儿和婴幼儿各系统器官发育尚不成熟,肝脏对药物的解毒功能差,肾脏对药物的排泄能力差,对药物敏感性高,不良反应的发生率较高;老年人随着年龄的增加,各系统、器官功能衰退,药物不良反应发生率也有所增加。

4. **用药者的疾病状况** 某些疾病能改变药代动力学、药效动力学作用,从而影响药物不良反应的发生。肝脏是药物主要代谢器官,肾脏是药物及其代谢产物的主要排泄器官,肝、肾脏疾病使血药浓度增加,产生药物不良反应。

三、药物不良反应的诊断方法

药物不良反应的诊断是判断不良事件与所使用药物之间有无因果关系。有些治疗是多种药物联合应用,还需要判断是哪个药物引起的不良反应。不良事件与药物因果关系的判断是临床工作中十分常见又非常重要的,有时也是相当困难的事情。ADR 因果关系评价(causality assessment)是对药物使用过程中发生的不良事件进行因果关系确认的方法,是药物安全性监测管理中一项十分重要而复杂的步骤。目前,国际上对 ADR 因果关系评价有多种方法。

(一)Karach 和 Lasagna 方法

Karach 和 Lasagna 法是目前最常用的方法之一。

1. **因果关系判断的指标** 在遇到不良事件时可从以下几个方面判断其是否与药物有关:①用药与反应出现的时间顺序是否合理;②以往是否有该药反应的报道;③停药或降低用量,可疑不良反应能否减轻或消失;④反应症状清除后再次用药后是否再次出现同样反应;⑤有否其他原因或混杂因素:相关的病理状况、合并用药、现用疗法、曾用疗法来解释。

2. **因果关系判断的标准** 通过应用以上五项指标对不良事件的判断,可初步得出以下结论。

(1)肯定(definite):①用药以来的时间顺序是合理的;②该反应与已知的药物不良反应相符合;③停药后反应停止;④重新开始用药,反应再现。

(2)很可能(probable):①时间顺序合理;②该反应与已知的药物不良反应相符合;③停药后反应停止;④无法用患者疾病来合理地解释。

(3)可能(possible):①时间顺序合理;②与已知的药物不良反应符合;③患者疾病或其他治疗也可造成这样的结果。

(4)有先决条件的(conditional):①时间顺序合理;②与已知的药物不良反应不符合;③不能合理地以患者疾病来解释。

(5)可疑(doubtful):不符合上述各项标准。

(二)计分推算法

Naranjo 的计分推算法,又称 APS 评分法(Naranjo,1981 Adverse drug reaction Probability Scale)也是国际上比较常用的评价方法之一。评分法是对用药与反应出现的时间顺序、是否已有类似反应的资料等基本问题予以打分,最后按所记总分评定因果关系等级,详见表14-3。

Notes

表 14-3　APS 计分

问题	是	否	不详	记分
1. 该反应以前是否已有报告	+1	0	0	
2. 本例 ADR 是否在使用所疑药物后出现	+2	−1	0	
3. 当所疑药物停用、同时使用特异的对症治疗后不良反应是否改善	+1	0	0	
4. 再次使用所疑药物，ADR 是否再出现	+2	−1	0	
5. 是否有其他原因（药物之外）引起这种反应	−1	+2	0	
6. 当给安慰剂后这种反应是否能再出现	−1	+1	0	
7. 血（或其他体液）的药物浓度是否为已知的中毒浓度	+1	0	0	
8. 增大药物剂量，反应是否加重；减少药物剂量，反应是否减轻	+1	0	0	
9. 患者以前用过相同或类似的药物是否也有相似的反应	+1	0	0	
10. 该不良反应是否有客观检查予以确认	+1	0	0	

根据以上指标打分，计算总分，总分≥9 分，肯定有关（definite）；总分 5～8 分，很可能有关（probable）；总分 1～4 分，可能有关（possible）；总分≤0 分，可疑（doubtful）。

第三节　药物不良事件证据的查询与评价

一、带着问题查询

首先判断问题的真实性，所要查询的不良事件是什么？能否用客观指标检测？可能的归类？查询的这项不良事件有人遇到过吗？在哪里可能有记载？假若没有怎么办？所以需要了解所有可能的证据来源，从最简单、最容易获取的证据入手，制订全面的证据收集计划，并在收集过程中，对每项证据进行严格评价，决定是否采信、能否指导自己的决策。

二、证据来源

有关药物不良反应或不良事件记载、研究的证据很多，因记载目的不同，研究的深度不一样，有些仅是客观地记载了有人发现过的事件，有些是对某事件进行深入研究，证实因果关系的有无或因果关系的强弱等。合理地查询、评价、使用证据是临床医生的基本功。就临床医生而言，可以查询获取的药物不良反应证据有以下几种来源：

1. **药物说明书**　来源最方便，药物包装中均附带有药物说明书，看看是否有类似记载；当然作为医生在使用药物之前除了药物的治疗作用外，应充分了解药物的副作用、不良反应，甚至是不良事件等。

2. **专著**　药学专著中有药物不良反应的发生机制阐述，理论性较强。

3. **期刊**　对同一问题可能有广泛研究，信息量大，但每项研究因研究设计、研究方法等不同，其论证强度及可靠性存在差异，需认真评价。

4. **数据库**　信息量浩瀚，原则为"可疑即报"。国际权威数据库及其网址包括：

（1）世界卫生组织不良反应数据库（WHO adverse reaction database），网址：http://www.who-umc.org。

（2）FDA 药物批准和数据库（FDA Drug Approvals and Databases），网址：http://www.fda.gov/Drugs/InformationOnDrugs/default.htm。

（3）欧洲药物管理局药物警戒指导方针和文件（EMEA Pharmacovigilance guidelines and documents），网址：http://www.emea.europa.eu/htms/human/phv/communications.htm。

Notes

（4）英国药物和健康产品管理局安全信息（Safety information：MHRA），网址：http://www.mhra.gov.uk/Safetyinformation/index.htm。

（5）加拿大卫生部药物不良反应时事通讯（Canadian Adverse Reaction Newsletter），网址：http://www.hc-sc.gc.ca/dhp-mps/medeff/bulletin/index-eng.php。

（6）中国国家食品药品监督管理局药品评价（Center for Drug Reevaluation，SFDACDR），网址：http://www.cdr.gov.cn。

5. **其他**　如公共信息，由于我们所处的是信息时代，信息通过各种途径推送到我们面前，严重药物不良反应、药物致人死亡的事件常作为新闻报道出来，随后通过微信、微博、各网站头条迅速传播。信息时代最大的特点是信息爆炸，不需查询，直接推送，虽然不专业，但及时、快速，影响面大，循证医学同样应该关注这个领域。

三、证据评价要点

除了了解证据的来源外，还要对查询的证据，进行客观、科学地评价，评价要点如下：

（一）时效性与更新速度

药物不良反应随药物应用时间的延长、应用人群的扩大而不断发生改变，因此，证据的时效性是很重要的评价指标。例如药物说明书仅列举了已知不良反应，由于药品在上市前的安全性研究中的样本量有限、病种单一，多数情况下排除了特殊人群（老人、孕妇和儿童）。一些罕见不良反应、迟发型超敏反应、发生于特殊人群的不良反应难于发现，有些问题必须在大量人群使用后方能发现。说明书上列举的药品不良反应存在滞后现象，药品上市后研究发现新的安全性、有效性情况，说明书需要相应修改，不断完善，但更新仍有一定的滞后期。对于说明书上尚未记载的不良反应，还需要更进一步查询其他资料加以补充。药物学专著同样存在滞后问题。期刊更新速度较快，以月计算，数据库更新则以天计算，而信息最为快捷，推送以分、秒记。

（二）研究方法与论证强度

对所查询到的有记载的证据，首先要评价其有效性及论证强度，然后决定是否采信其结论；有效性及论证强度往往与研究方法有关：

1. **RCT**　随机双盲对照试验，由于设置了对照组，试验组与安慰剂组可进行统计学分析，有较高的论证强度。其中以Ⅳ期临床试验为主。

2. **meta 分析**　RCT 方案虽然设计较严格，但最大的缺陷是纳入的样本量有限，对于发生率较低的不良反应仍然存在机遇的问题，合并多个 RCT 研究，进行 meta 分析更有意义。

3. **队列研究**（cohort study）　为前瞻性研究，有较强的说服力。近年来，以前瞻性大型临床队列研究为特点的注册研究（registry study），除了评价药物的实际效果外，也提供了一些药物不良反应证据。

4. **病例对照研究**（case control study）　为回顾性研究，有一定论证强度，但需要在各种混杂因素中准确把握事件与药物的关系。

5. **描述性报道**　包括病例报告、病例系列分析。无对照组，论证强度不高，但往往是不良反应进一步探索的线索，如有较多类似的临床报道，可进一步研究。

6. **信息**　注意信息不是研究，仅提供一个消息而已，尽管缺乏论证强度，但其以无与伦比的时效性而不得不让人重视，特别是严重的、致人死亡等不良事件给人以警醒。当然信息也涉及真实性问题，甄别信息、采信信息、应用信息是临床医学生应学习掌握的能力。

（三）临床重要性

反映临床重要性的不良反应测量指标有：RR、OR、NNH 等。

1. **RR**（relative risk）　相对危险度可反映药物与不良事件之间的关联强度。指暴露组不良

Notes

事件发生率是非暴露组的多少倍,是前瞻性研究(RCT 或队列研究)及 meta 分析常用的指标,假设 1000 例接受 A 药物治疗的试验组中,有 20 例发生 X 不良事件,发生率为 2%,而未接受该药治疗的 1000 例对照组中,有 2 例发生,事件发生率为 0.2%,其相对危险度 RR 为 2%/0.2%＝10,意味着接受 A 药物治疗者发生 X 不良事件的危险是未接受治疗者的 10 倍。RR 越大表明药物与不良事件之间的关联度越大。

2. OR(odds ratio)　比值比为回顾性研究所采用的指标,假若发生 100 例 X 不良事件中,用 A 药物的患者为 80 例,未用 A 药物的 20 例;100 例无 X 不良事件的对照组中,20 例用了 A 药物,80 例未用 A 药物,OR＝(80×80)/(20×20)＝16,意味着出现不良反应的患者是因为接触了 A 药物的可能性为未接触 A 药物可能性的 16 倍。

3. NNH(number needed to harm)　与未使用药物的人群相比,在使用药物的人群中,发生 1 例不良反应所需要的病例数,反映发生药物不良反应的频率或风险。例如当 CI 为 95% 时,ADR 发生率为 1%,发生 1 例不良反应所需要的病例数为 300 例;发生率为 1/1000,需 3000 例;发生率为 1/2000;需 6000 例;发生率 1/10 000,需 30 000 例。

在上述点估计的基础上,继续计算可信区间,即按一定的概率估计总体参数所在的范围,常用 95% CI,是指从被估计的总体中随机抽取含量为 n 的样本,理论上 95% 的可能性将包含被估计的参数。可信区间可提供关于研究结果精确性的信息,即研究结果的论证强度的信息。

四、证据评价方法

对所查询的药物不良反应证据需要从以下几方面进行评价、分析、判断,最后决定是否采信,用于指导个体的临床实践。

(一)判断证据的真实性

对于所检索到的证据首先要判断其真实性,真实性评价原则:

1. 对各组患者是否有明确的定义,各组患者除了所研究的治疗措施之外,其他影响药物不良反应的重要因素是否相似?

2. 药物应用和不良反应在各组中的测量方式是否一致?药物不良反应有无客观指标测量?是否用盲法测量?

3. 对研究对象的随访是否完整?随访时间是否足够长,使得不良反应能够显现出来?

4. 研究的结果能否满足病因推断标准吗?

(二)判断证据的临床重要性

判断研究结果能否证实不良事件与药物应用的关联程度,能否确定是不良反应?

1. 药物与不良反应的联系强度,RR 或 OR 是多少?

2. 药物与不良反应联系强度估计的精确度,CI 是多少?

(三)判断证据的适用性

该研究证据是否适合自己的患者,能否帮助我们做出医疗决策,判断原则包括:

1. 研究中的患者和我们的患者差异是否很大,以至于研究结果无法应用?

2. 我们的患者受到该药物不良反应危害的危险性有多大?

3. 我们的患者对治疗有无偏好?他们关心的问题是什么?期望达到什么效果?

4. 有可选择的替代治疗方法吗?

五、临 床 应 用

临床医生每天都面临着各种不良临床事件,应用循证医学理论指导临床实践,正确、高效的决策十分重要,临床实践决策流程图(图 14-1)。

Notes

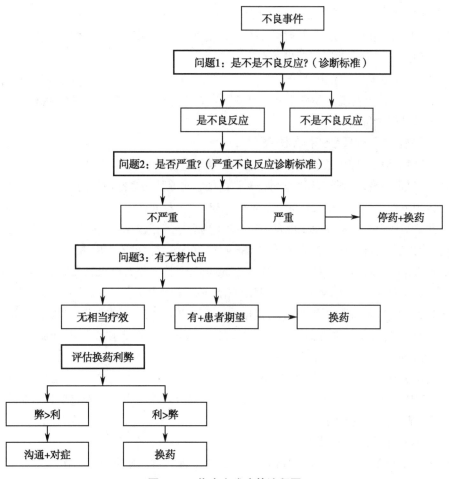

图 14-1　临床实践决策流程图

六、新的药物事件的发现与研究

药物研究与开发过程中，甚至上市后临床医生应用过程中，会出现各种各样的不良事件，包括新的副作用、新的不良事件、新的不良反应等，发现并研究新的药物事件是非常有意义的工作。伟哥（英文名：Viagra，中文名：万艾可）是由美国辉瑞研制开发的一种治疗勃起功能障碍以及早泄的药物，疗效非常显著；然而"伟哥"（主要成分枸橼酸西地那非片）是在研发治疗心血管疾病药物时，意外发现有治疗男性勃起功能障碍的副作用，从而改变研究方向，获得巨大成功。

（一）新的药物事件的发现

临床医生在药物治疗过程中，会通过患者反映、实验室检查数据，甚至偶然之间发现的某种现象，有些是患者的感觉，有些患者并未觉察到，只是在常规监测过程中发现新的异样，按照不良反应的诊断标准可能、可疑、很可能等级别判断是不是药物引起的不良反应。

（二）确定是否为药物不良反应

先查看药物说明书有无记载，说明书中未记载的不良反应称为新的药品不良反应；再通过各种途径进行针对性检索，若均未发现任何记载，或无人报道，也不能放弃，或许这是全球第一例。

首先判断"异样"的真实性，有无客观证据？有些证据需要反复验证，排除偶然性；如实验室检查数据，可以到其他医院、在不同实验室、由不同人员操作，获得同样结果，盲法验证真实性。然后证实与所用药物的相关性，即尽量排除其他可能因素；依照不良反应诊断标准收集资料；报道要客观、真实、全面，包括临床资料与实验室检查，详细描述患者年龄、性别等一般情

Notes

况,患病资料,如什么病?有什么症状、体征、相应的辅助检查?用的是什么药?药名、化学结构、生产批次批号、用药方法等;"异样"是什么?是患者异常感觉、客观体征、实验室检查?用药第几天出现的?有无合并用药?患者有无共患病等。

原始资料,特别是客观资料十分重要,如实验室数据、影像学资料、电生理资料等,要备份、留底,以备复查。首次发现的不良事件或许有可能带来进一步发现,对有些作用机制不明的药物也许有突破性研究价值。

(三)开展药物不良反应的机制研究

对已知药物不良反应的机制进行研究也是一项很有意义的工作,从临床、药理、遗传等方面多学科合作,纵深研究。近年来研究发现,人类白细胞抗原基因多态性与药物不良反应之间有着很强的遗传相关性。卡马西平(carbamazepine,CBZ)是一种有效的抗癫痫药物,其结构类似三环类抗抑郁药。其所引发不良反应表现有药疹,偶尔也会导致超敏综合征如发热、嗜酸性粒细胞增多,少数人会出现重症渗出性史-约综合征(Stevens-Johnson 综合征,SJS)和中毒性表皮坏死松解症(toxic epidermal necrolysis,TEN)。2004 年 Chung 等首次发现台湾汉族人群中 44 名卡马西平引起的 SJS 和 TEN 的患者中全部携带有 HLA-B*1502 等位基因,而对照组 101 名耐受卡马西平的患者中只有 3% 的人携带此等位基因,提出卡马西平引起 SJS 和 TEN 与 HLA-B*1502 有重要相关性。这一研究结果为学者们开辟了一条研究抗癫痫药物所致皮肤型不良反应(cutaneous adverse drug reaction,cADRs)的新思路,同时对 HLA-B*1502 基因展开了一系列研究。随后来自欧洲和香港的研究也表明卡马西平引起 SJS 和 TEN 严重不良反应与 HLA-B*1502 基因密切相关,且该基因在亚洲人群以及含有亚裔血统的人群中阳性率很高。经过对来自制药厂家信息、研究者发表文献以及药物上市后副作用报告的综合研究分析,2007 年美国食品药品监督管理局(FDA)修改卡马西平药品说明书时,加入警示,亚裔患者在服用卡马西平前需进行等位基因 HLA-B*1502 检测。近年来研究者们对亚洲及非亚洲人群的研究发现,HLA-B*1502 在日本和欧洲白种人中阳性率低,故 CBZ-SJS/TEN 的发生率也低,相反,在东南亚国家与地区(中国台湾省、中国香港,马来西亚,新加坡,泰国等)人群的 HLA-B*1502 携带率较高,因此其 CBZ-SJS/TEN 的发生率也高。这就更进一步证实了 CBZ-SJS/TEN 的发生与 HLA-B*1502 的强相关性。

总之,药物不良反应是和临床日常工作息息相关的重要问题,正确掌握诊断标准,同时带着问题检索所需文献,科学判断其真实性、重要性及适用性,指导自己的医疗决策,为广大患者服务,是每一个医疗工作者的责任和义务。在药物应用过程中不放过任何可疑,发现新的不良反应或不良事件要及时上报,这对创新药物学研究具有重要参考价值。

(黄亚玲)

主要参考文献

1. 王家良. 循证医学. 北京:人民卫生出版社,2010

2. Zaccara G,Franciotta D,Perucca E. Idiosyncratic adverse reaction to antiepileptic drugs. Epilepsisa,2007,48(7):1223-1244

3. Lim KS,Kwan P,Tan TC. Association of HLA-B*1502 allele and carbamazepine induced severe adverse cutaneous drug reaction among Asians,a review. Neurology Asia,2008,13(6):15-21

Notes

第十五章　疾病预后证据的循证评价与应用

在临床医疗实践中，无论患者罹患重症疾病（如冠心病、急性心肌梗死）或难治性疾病（如恶性肿瘤），还是通常可治易治的疾病，患者往往会向医生提出一些问题，需要临床医生解答，诸如"我患的这种病对我的健康损害严重吗？如果严重，我是否有生命危险？危险程度有多大？假如经过有效的临床救治，我还能活多久？"等。这一系列问题都涉及到预后，要正确回答这些问题，临床医生首先要掌握患者的病史、临床体征和病情以及相关病损的病理、生理依据，同时找出新近的研究成果（证据），对患者的预后进行科学的判断，进而结合当地的医疗环境与技术条件以及患者的意愿，将最新最佳的诊疗证据融入到自己的临床决策之中，在付诸实践后，力求改善患者的预后、取得预期效果。这些就属于疾病预后证据的循证评价与应用范畴。

第一节　预后证据在临床实践中的作用与价值

预后是指疾病发生后，对将来发展为各种不同后果与结局（痊愈、病残或死亡）的预测与判断。通常用概率值表示，如生存率等。预后研究就是针对疾病各种结局发生概率及其影响因素的研究，包括：①将发生什么结果（定性研究）；②发生不良结局的可能性有多大（定量研究）；③什么时候会发生（定时研究）；④哪些因素与预后结局有关（预后因素研究）等具体类型。

对于有关疾病预后事件概率值的获得，是建立在临床长期观测和科学研究的基础上的。因此，预后证据的正确与否，必然取决于预后研究的质量（参见临床流行病学中的相关章节）。由于影响预后的因素（包括有利与不利的）多与患者的病程相伴，故往往只能进行观察性与分析性研究，如队列研究（cohort study）及病例对照研究（case-control study）等，通常不能对疾病的自然预后进行试验性研究（如 RCT）。因而，预后的研究证据，受有关偏倚的影响就要多一些，分析与评价预后证据时应要特别注意。当然如通过干预性治疗来改善疾病预后则不在预后研究之列。

预后证据应从两方面加以分析与评价。一为有利于改善患者预后的因素，在循证临床实践中，应充分地应用；另为不利于患者预后的因素，应采取相关措施予以避免或预防。根据科学证据采取"扬长避短"的措施，显然有着改善疾病预后的重大意义。对预后证据的分析与评价的作用和价值主要体现为：

1. 掌握有关疾病预后结局事件的准确证据，有利于对有关疾病进行预后判断。

2. 预后证据质量取决于科学的研究设计与方法。因此，在分析和评价的时候，要用好临床流行病学的知识与方法。

3. 分析与评价预后证据的目的，在于指导医生针对患者的实际问题，应用有关影响预后的"证据"，进行改善患者预后的循证医疗决策。

第二节　疾病预后研究证据及其特征

一、预后及其时态特征

疾病的发生与发展及临床的最后结局有着各自的时态特点。通常在发病的早期病情为轻。若不及时治疗，则往往病情进展加快、临床病程缩短，预后变差。因此，在分析与评价预后证据时，要注意疾病本身的时态特点，特别是要熟悉疾病的自然病史（natural history）以及临床病程（clinical course）。

（一）疾病的自然病史

疾病自然史（natural history）是指在不给任何治疗或干预措施的情况下，疾病从发生、发展到结局的整个过程。疾病的自然史包括四个时期：①生物学发病期（biologic onset）指病原体或致病因素作用于人体引起有关脏器的生物学反应，造成复杂的病理生理学改变；②亚临床期（subclinical stage）是指病变的脏器损害有所加重，但患者没有明显症状，采用敏感度高的诊断手段，可以发现疾病已经存在；③临床期（clinical stage）指患者病变脏器的损伤更加严重，临床上出现了症状、体征和实验室检查的异常；④结局（outcome）指疾病经历了上述过程，发展到终末的结局，如痊愈、伤残或死亡等。研究疾病的自然病史对病因和预后研究、早期诊断和预防、判断治疗效果都有重要的意义。

（二）疾病的临床病程

临床病程（clinical course）是指疾病的临床期，即首次出现症状和体征，一直到最后结局所经历的全过程，其中临床医生可采取医疗干预措施来改变其疾病进程。

病程的概念和疾病自然史不同（图 15-1），病程可以因受到医疗干预（包括各种治疗措施）而发生病情改变，从而使预后发生改变。在病程早期就采取积极医疗干预措施，往往可以改善预后，在病程晚期进行医疗干预，效果就不那么明显，疾病预后也比较差。

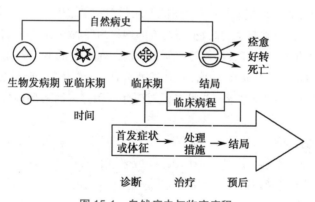

图 15-1　自然病史与临床病程

了解与掌握疾病在自然病史与临床病程中的不同特点，明确它们的病理损害与病情的差异，这在估价具体患者的预后情况有着非常重要的意义。

二、预后因素

凡影响疾病预后的因素都可称为预后因素。若患者具有这些因素，在疾病过程中，会影响某种结局的发生概率。在这里，应明确预后因素与危险因素的区别和联系。两者就区别而言：①含义上不同。危险因素指能增加发病危险性的因素，预后因素指对已患某病者的疾病结局产生影响的因素。②发生率不同。危险因素预测的是低概率事件。一个临床医生很难对暴露后的危

Notes

险性进行确切估计,这取决于专题研究的结果;预后描述的是相对频繁的事件,有经验的临床医生常可在一定程度上进行估计。③两者作用所产生的结果不同。危险和预后描述的是不同的现象,危险对应的事件是疾病的发作;预后对应的事件是疾病的不同结局,包括死亡、出现并发症、残疾和痛苦等。两者就联系而言:①某因素可以是某疾病的危险因素,但与该病的预后关系不大,如吸烟是肺癌的危险因素,但与其预后无关。②某因素只是某疾病的预后因素,而与该病的发生无关,不是该病的危险因素,如急性心肌梗死预后与梗死部位、血压、是否合并心力衰竭和 /或心律失常有关,而这些因素与心肌梗死的发生无关。③某些因素对危险和预后有相似作用,既可是某种疾病的危险因素,又可能与该疾病的预后有关,如中年男性较女性更易患冠心病,如果男女都患该病,男性更易死亡,而两性患急性心肌梗死的危险和死亡的危险都随年龄而增加。

在临床医疗实践中,常常见到罹患同一疾病且病情相似的患者,其预后的结局往往差异很大。这些差别,有的可能是真实存在的,有的也许受着若干偏倚的影响而导致的。因此,在分析与评价预后证据时,主要从以下六方面探讨其对患者预后的影响,同时要区分保护因素的正效以及不利因素的负效。

1. **人口学因素**　如年龄、性别等。

2. **体质与心理因素**　如体壮与体弱、营养状态、免疫功能、心理状态等不同。

3. **疾病特点**　如病情轻与重、病程早与迟等。

4. **与疾病发病、预后均有关的因素**　如高血压系心脑血管发病的危险因素,同时又是影响其预后的危险因素等。

5. **医疗环境**　如早诊与晚诊、诊治恰当与否等。

6. **社会经济因素**　如社会与家庭的关心照料、医疗保险、经济条件等。

三、预后证据的类型与分级

(一)证据的研究分类

疾病预后证据主要来源于观察性和分析性研究,其中又以分析性研究为主。如队列研究(cohort study)和病例对照研究(case-control study)。

1. **队列研究**　队列研究又称定群研究,是经典的前瞻性研究(prospective study),可比较两组或两组以上的预后研究因素。预后研究结果以前瞻性队列研究可靠性最高,它是将研究对象按自然分组,并有同期对照,进行长期随访,纵向调查获得研究资料。队列研究用于预后研究有以下特点:①可以观测一个或多个队列。比如一项关于北京市社区脑卒中后老年人生存率的研究,根据是否患有脑卒中,分为脑卒中队列和非脑卒中队列,随访近 5 年时间,研究表明社区脑卒中后老年人的生存率明显降低,脑卒中是老年人死亡的重要因素之一。②要有明确的疾病诊断标准、纳入标准和排除标准。研究要求患者样本具有一定的代表性,能够代表所研究的患者群。③要有明确的起始点即零点时间(zero time)。根据不同的研究目的,明确在病程的哪一点进行观察,如起病日、确诊日、手术日或治疗开始时间算起。如果研究对象选择的是疾病早期的病例,即集合时间接近疾病的初发日期的队列类型称为起始队列(inception cohort)。④研究对象入组时,尚未发生临床关注的结局事件和并发症。如研究冠状动脉粥样硬化性心脏病预后因素时,以心力衰竭、心房颤动为重点观察指标,患者在入组时不应该有心力衰竭、心房颤动或此类并发症的既往史。⑤研究采用客观明确的结果测试标准。统一判定标准,必要时采用盲法进行判定。⑥研究的随访时间(follow-up time)要足够长。以研究疾病的病情特征和临床预后的需求设置随访时间。如很多慢性疾病,如果随访时间不够长,很容易出现假阴性结果。

2. **病例对照研究**　病例对照研究是根据疾病的不同结局,分为病例组和对照组,进行回顾性分析(retrospective analysis),追溯产生该种结局的影响因素,属于由果到因的研究。病例对照研究仅能提供预后因素的研究证据,而不能对疾病预后进行评定,即无法提供生存率等研究

Notes

证据。它只适用于不良结局事件发生少,结局事件需要长时间观察才能发生的慢性疾病。病例对照研究发生偏倚的几率大,如选择病例和对照时可能存在选择性偏倚,收集资料时会发生回忆性偏倚。同时病例对照研究只能计算比值比(odds ratio, OR)。

(二)预后证据的分级

疾病预后研究类型除了上述队列研究、病例对照研究外,还有纵向描述性研究、病例分析、专家意见以及个案报道等。按照研究设计方案的论证强度以及偏倚风险的大小,疾病预后证据可以分为5个级别(表15-1)。

表 15-1 疾病预后证据的分级

级别	研究设计
I	队列研究
I_a	前瞻性队列研究
I_b	回顾性队列研究
II	病例对照研究
III	纵向描述性研究
IV	病例分析
V	专家意见,个案报道

由表15-1可以看出,高级别的疾病预后证据主要来源于队列研究和病例对照研究。证据级别最低的是专家意见以及个案报道等。

四、影响预后证据分级的主要因素

影响预后证据分级的因素实际就是那些影响预后证据质量的因素,即预后研究过程中常见的偏倚和混杂因素。主要包括:

1. **集中性偏倚**(assembly bias) 所谓集中性偏倚乃是对预后证据研究报道的医疗机构,由于级别不同,导致前来就诊的患者病情轻重各异。通常病情轻者多就诊于一般水平的医院,病情重且复杂的患者往往到高级别的如"三甲"医院就诊。于是如对同一疾患的患者进行预后总体评估,一般医院患者的预后指标(如治愈率)恐怕比"三甲"医院好得多!为什么?这就是纳入观察患者的"集中性偏倚"造成的。这种差异并不意味着前者的"高水平"或后者的"低水平",也并不意味着前者收治患者的预后较后者好!例如:A医院为基层医院、B医院为"三甲"医院。在地震中两院各收治脑外伤伤员100名。经手术和常规治疗,A医院病死率10%;而B医院收治重型脑外伤者达40%,轻中度伤者占60%;A医院病死者全为重型病例(10/10),B医院的重伤者(35/40)存活。如对脑外伤患者的预后估计,则不能得出A医院脑外伤患者的预后优于B医院的简单结论。

2. **存活队列偏倚**(survival cohort bias) 到医院救治的病例,无论病情的轻重,全部病例在就诊时尚存活,即使病逝于医院急诊室,仍有据可查。然而,当同一疾病未到医院即已死亡者,则无据可查,所以,在医院研究的预后证据中往往就没有院外死亡病例的信息,从而可能导致对预后证据的过好估计,这就是由存活队列偏倚所引起的。例如:对于入院就诊的急性心肌梗死患者,通常的病死率为15%左右,可是用这个概率估计整个急性心肌梗死群体的病死率可能偏低,因为有些病例未到医院就已过世。这种低估的预后乃是存活队列偏倚影响所致。

3. **回忆性偏倚**(recall bias) 鉴于回顾性队列研究或病例对照研究所获得的有关预后证据,除了依靠病例资料外,往往还会涉及患者或亲属的回忆。这种回忆也许涉及遥远的过去(例如过去是否接触某种危害因素),因此,受着回忆是否准确或是否完整的若干影响,难免有信息丢失的现象。这会直接影响证据的真实性。

Notes

4. 失访偏倚（lost to follow up bias）　对预后证据的分析与评价，要高度重视病例的失访偏倚，追踪率越高（即失访率越低），则预后评估的证据越可信。严格的标准至少追踪率达 90% 以上。但至少不应低于 80%，即失访率应低于 20%，否则证据的质量会受到严重的影响。

5. 测量偏倚（measurement bias）　预后证据资料的来源，无论是前瞻性的观测或回顾性从病历中收集信息，除了明确的死亡或存活的证据外，对于另外若干与预后相关的定性或定量的指标，如生化指标、影像资料，往往存在着研究者主观的测试或舍弃之可能，这类情况属于测量偏倚，可影响证据的真实性。

6. 零时不当偏倚　判断预后的患者，彼此不在同一病程或自然病史的同一时点，故造成的差异。

上述六种偏倚，常见于对预后证据质量的影响，在分析与评价时应予以高度注意。控制偏倚因素对预后证据影响的方法有随机化（randomization）、限制（restriction）、配比（matching）、分层（stratification）、标准化（standardization）和多因素分析方法，具体可参见临床流行病学的相关章节。临床预后因素的研究常比较复杂，可有多个预后因素相互作用，从而影响结局，应用单因素分析有时还不足以将各预后因素对结局的影响分析清楚，此时应借助于多因素分析方法，多因素分析可同时处理多个预后因素，以便从中筛选出与疾病结局有关的主要预后因素，及这些因素在决定预后中的相对比重。在预后因素研究中以 COX 风险比例模型方法最为常用。

第三节　疾病预后证据的严格评价

在循证临床实践中，针对患者的病情，为正确估价患者的预后和改善预后，应带着问题检索、收集相关文献与证据，随后必须进行严格评价（critical appraisal），以去伪存真，进而再结合患者特点和医疗环境，将最佳证据融入到改善预后的临床决策之中。

一、疾病预后证据的评价原则

要对有关证据进行严格评价，必须采用公认的质量评价标准。现在国际上均采用由 McMaster 大学国际临床流行病学资源和培训中心首先制定，并由 Sackett DL 等在 *Evidence Based Medicine* 第 1～3 版（2000—2005 年）逐步完善的预后证据分析与评价的原则为准。其中，首要的是评价证据的真实性（validity），共有四条原则；其次是评价证据的重要性（importance），有两条标准；最后就是评价证据的适用性（applicability），共有两条原则。这里称为原则，是因为每一条原则中，都会有具体的内容和条目，因此，这"三性"应予综合评价。其中真实性是基础，如证据不够真实，则无所谓重要和适用；反之，真实性好的证据，也不一定都是重要的和适用的。

（一）预后证据的真实性评价

1. 代表样本中所纳入的患者，是否在临床病程上都有共同起点？　从所研究的目标疾病患病群体中抽样或连续性收集的部分患者，组成代表样本，每个患者必然要符合预后研究设计的纳入和排除标准，同时要有明确一致的观察起始点，即全部观察预后的对象应处于临床病程的同一阶段（或起点）。这种情况如同 100 米赛跑，要求所有运动员应在同一起跑线上，不能让部分运动员位于 110 米处或有的处于 80 米的距离，否则其竞赛的成绩就有失公允。因此，当评价和分析有关预后证据时，首要的是明确其处于临床病程的什么阶段，是亚临床期、临床期或是临床结局期？显然处于不同临床阶段的患者的预后是各异的。例如恶性肿瘤的 I、II 期或 III 期患者，其预后结局的差异性肯定非常明显，不能混为一谈。

假设在预后证据中，若能反映整个患病群体的自然预后，则是十分理想的。例如：冠心病患者的预后，如能包括从动脉粥样硬化之初开始直至终末的心肌梗死等结局为止全过程的预后证据，当然最好。然而事实上却不大可能，这是因为该病的自然病史及临床病程太长和太复杂，

Notes

研究难以实现。因此，也只可能从患病群体中以一定方式分期、分阶段抽样观察并根据分期的临床特点，进行预后评价。如果预后研究的样本量很大，证据丰富，那么可根据实况进行临床分期的分层分析，以探讨不同病程期或病理损害的不同预后，对指导临床实践大有帮助，读者可以根据自己患者的情况，对照地考虑其价值。

对于疾病预后研究，宜始于临床的早期阶段，即入组观测的患者均处于临床早期，此为起始队列（inception cohort），然后根据研究设计要求进行不同时期连续追踪观测或针对性地予以干预，以探讨和分析预后，如生存率分析，这种预后证据是很有价值的。

2. 研究对象的追踪观测时间是否长、追踪是否完全？　对纳入预后观测的对象，应根据所探讨疾病的临床病程特点，设置相应的观测追踪时间，原则是尽可能地观测到绝大多数对象结局事件的时间为宜，不能过短，否则可导致假阴性的误导。因此，在分析与评价预后证据真实性方面，追踪的时间是否合适，要依具体的疾病以及自己的专业知识加以判定。

对预后观测患者的追踪证据，应高度重视它的追踪率，追踪率越高，则其证据的真实性会更好，因其失踪率低。然而，因种种原因（如意外死亡、迁移、交通或通讯等），必有一定的失访者，为确保证据的真实性，追踪率应≥90%，至少不低于80%，这里有个"5和20"的粗略规则供参考：如失访率≤5%，则预后证据很少受偏倚的影响，结论很可信；如失访率≥20%，则预后证据的真实性会受到严重影响。

此外，对失访的处理，较为严格的方法是进行敏感性分析，计算事件发生率的最低和最高值，为证据评估者提供参考。例如对100例患者进行5年追踪观测，结果有4人死亡，16例失访，假设仅计算追踪完全84例（100－16）的病死率为4.8%（4/84）；如以100例计算病死率最低值为4%，最高病死率为20%（假设16例失访全部死亡）。还可进一步估计最低和最高病死率的95%可信区间，最终结果是否可信，仍需结合专业、专病的特点而定。

3. 结果测试的标准是否采用了盲法？　对预后结果的测试应有明确的判断标准，以防有关偏倚的影响。如最终结局是死亡或痊愈，则属无争议的硬指标，或许死因判断不一。但介于两者之间的若干患者预后如何，是好转、好转的程度，缓解、缓解的程度，病残、病残的程度等，其准确分析与评价往往困难一些。用什么方法和标准进行评价、如何测试与评价，或许受患者与预后观测者的主观因素的影响，因此，为确保预后证据的真实性，应在研究设计之初为不同预后结果制订客观的标准，而且宜采用盲法评价。

4. 假如亚组的预后不同，对于重要的预后因素以及对独立的"测试组"患者是否进行了校正分析？　当评价疾病预后证据的真实性时，特别要注意那些影响预后的因素。如果存在影响预后的偏倚或混杂因素，就有可能出现虚假结果，因此，在原始资料分析中要加以鉴别，可以采用多因素logistic回归或COX风险比例模型进一步对预后因素进行校正分析，这对预后因素的判断有着重要价值。

当确定预后因素证据之后，为了探讨对不同类型患者的影响程度，往往根据亚组进行分层分析，以提供更确切的证据，方便读者使用。亚组分析是将所纳入的患者，按照影响预后最主要因素的不同水平进行分层，然后实施校正性分析，从而得出合理的结论。例如：拟探讨慢性持续性心房颤动患者引起脑血管意外的预后，则可将这些患者按心脏瓣膜病有无、年龄等进行分层，分为4个独立亚组（图15-2），最后追踪各亚组脑卒中发生率以评价心房颤动的危害度。

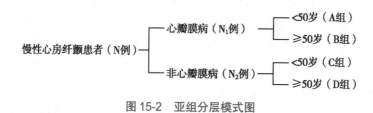

图15-2　亚组分层模式图

Notes

这里应强调的是，亚组分析评价预后因素，仅适用于大样本的研究，且分层因素不宜过多，应选最重要的1～3个预后因素为宜，否则研究对象离散度就大。各亚组病例过少，机遇因素干扰也会增大，从而影响证据的正确判断。此外，为排除混杂干扰时，还可以进行统计学的校正。例如：Framingham的一项有关风湿性心脏病（简称风心病）合并心房颤动与非风心病合并心房颤动患者发生脑卒中的预后研究中，初步结果显示，风心病合并房颤的脑栓塞率为41/1000人年，与非风心病合并心房颤动患者的脑栓塞率相似，但进一步比较两组资料时发现，有风心病患者偏年轻，同时两组在性别、血压等方面均不平衡，经过调整年龄、性别与高血压后，显示风心病合并心房颤动患者并发脑栓塞的危险性是非风心病心房颤动患者的6倍。

（二）真实预后证据的重要性评价

经过上述真实性分析与评价，被确定为真实的预后证据之后，将对它的重要意义进行分析，以示其对疾病预后评估及促进患者改善预后决策的价值。评价预后证据的重要性，要结合预后研究结果的具体表达方式，预后证据结果的展示可以使用频率指标，如病死率、治愈率、缓解率、复发率、致残率等；也可使用生存分析指标，如寿命表法、Kaplan-Meier法等可以计算生存率并绘制生存曲线，也可利用Log-rank检验、COX风险比例模型计算风险比（HR）及其95%可信区间。

1. **预后的结果能否合理表达全时效应？**　在获得上述真实的预后证据后，则要进一步审查效应所覆盖的时间范围有多大，是否系从始至终全时程的预后观测结果。用这种方式表达疾病的预后，为根据不同时点所发生事件发生率计算并绘制Kaplan Meier生存率曲线，甚有价值。根据不同的曲线，可以评价有关疾病的预后状况（参见有关统计学专著）。

模拟4种生存曲线，说明不同疾病在不同时点的生存率以及中位生存时间（图15-3）。

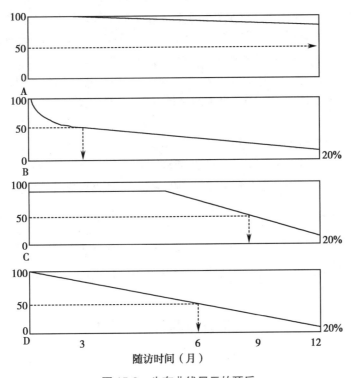

图15-3　生存曲线显示的预后

A生存曲线：从始到终没有不良事件发生，意味着该病预后良好；B生存曲线：中位生存时间为3个月，12个月生存率20%；C生存曲线：中位生存时间为9个月，12个月生存率20%；D生存曲线：中位生存时间为7.5个月，12个月生存率20%。

Notes

可见 B、C、D 三种疾病在不同时点的预后：第 12 个月的生存率（预后）均一样，但中位生存时间不同，表明 C 病预后要优于 B 和 D。这些可用作比较预后因素的重要性。

此外，还可以应用有关事件发生率来评价预后因素效应的重要性。

2. 预后估计的精确度如何？　预后结局的指标，通常用事件发生率表示，如痊愈率、病死率、致残率、生存率等。这些是率的点估计值，精度估计要用率的 95% 可信区间（95% confidence interval，95%CI）表示。95%CI 越窄，则精度越高，结果越可靠，反之，则估计精度差。

鉴于预后研究的证据，均来源于代表样本而非患者总体，抽样误差（机遇因素）在所难免，若抽样的样本量足够大，那么机遇因素的影响相应减小（如小于 5%），预后证据的可信度就越高，反之，可信度就大打折扣。

综上所述，在评价预后证据的精确度时，需要计算 95%CI 以明确结果的精确范围，进而探讨预后证据受来源样本量与机遇因素影响的程度。

（三）真实重要的预后证据的适用性评价

若预后证据是真实可靠且有重要价值，那么这种证据可否用于我们的临床实践、以对具体的患者作出正确的预后判断和改善患者预后的防治决策呢？这就要联系患者的实际进行个体化处理。

1. 是否我们的患者情况与被评价证据中的患者情况不同，而不宜采用？　对于真实、重要的预后证据肯定要与自己的患者"对号入座"，即人口学特征、患者病情、病程、医疗条件、医疗环境、经济状况等均为考虑范畴，能"对号"则用，不"对号"者则弃之。

2. 基于预后证据的循证临床决策应与患者交流　带着患者的预后问题所获的有关预测和改善患者预后的证据，无疑最后会结合患者的实际而进行相应的重要临床决策，其执行还需患者理解与合作，方能获得理想效果。因此，凡是有肯定意义的决策应与患者交流，说明改善预后决策的重要价值。其中有的可能涉及患者本身的行为或生活方式及不良的生活饮食习惯改善等。例如：急性心肌梗死患者经抢救复活，假设该患者合并高血压及高脂血症且患者又吸烟嗜酒。这些涉及预后的危险因素如不能很好控制，势必再梗死或意外事件发生率比没有这些危险因素者高。因此，为改善患者预后，就要针对影响预后的危险因素控制高血压及降血脂治疗，并嘱患者戒烟、忌酒。这些改善预后措施的执行，很重要的是要患者理解与合作，方可达到理想的目的。

此外，即使我们获得证据，对患者而言也许意义尚难肯定。但也可以提出相应的改善预后的建议或措施，力争取得良好效果。例如，晚期恶性肿瘤患者无论接受放化疗与否，据研究，中医或中西医联合治疗，可改善生存质量和延长生存期，如证据可靠，则可建议患者接受中医药治疗，以达到改善预后之目的。

以上评价预后证据的三条八单项原则，是在循证预后实践中，如何正确识别、掌握与应用真实而重要的证据的基本原则与方法。其中，还涉及循证医学理论与方法学的基础，即临床流行病学以及医学统计的知识与方法，因此，为了更好地分析评价证据，结合实际学习这些相关知识是必要的。

二、预后证据的常用评价工具

为便于预后证据的评价，还可借助一些现成的质量评价工具。对于队列研究和病例对照研究证据的质量评价工具，目前主要有纽卡斯尔 - 渥太华量表（the Newcastle-Ottawa Scale，NOS）和英国牛津循证医学中心文献严格评价项目（critical appraisal skill program，CASP，2004）制定的 CASP 评价清单等。其中，NOS 通过三大维度共 8 个条目评价队列研究（表 15-2）和病例对照研究（表 15-3）。NOS 的制作很好地结合了队列研究和病例对照研究的特点，已被 Cochrane 协作网的非随机研究方法学组用于培训并推荐用于制作系统综述。

Notes

表 15-2 队列研究的 NOS 评价标准

栏目	条目#	评价标准
研究人群选择	暴露组的代表性如何(1分)	①真正代表人群中暴露组的特征*;②一定程度上代表了人群中暴露组的特征*;③选择某类人群,如护士、志愿者;④未描述暴露组来源情况
	非暴露组的选择方法(1分)	①暴露组来自同一人群*;②与暴露组来自不同人群;③未描述非暴露组来源情况
	暴露因素的确定方法(1分)	①固定档案记录(如外科手术记录)*;②采用结构式访谈*;③研究对象自己写的报告;④未描述
	确定研究起始时尚无要观察的结局指标(1分)	①是*;②否
组间可比性	设计和统计分析时考虑暴露组和未暴露组的可比性(2分)	①研究控制了最重要的混杂因素*;②研究控制了任何其他的混杂因素*(此条可以进行修改用以说明特定控制第二重要因素)
结果测量	研究对于结果的评价是否充分(1分)	①盲法独立评价*;②有档案记录*;③自我报告;④未描述
	结果发生后随访是否足够长(1分)	①是(评价前规定恰当的随访时间)*;②否
	暴露组和非暴露组的随访是否充分(1分)	①随访完整*;②有少量研究对象失访但不至于引入偏倚(规定失访率或描述失访情况)*;③有失访(规定失访率)但未行描述;④未描述随访情况

#:给分条目;*:给分点

表 15-3 病例对照研究的 NOS 评价标准

栏目	条目#	评价标准
研究人群选择	病例确定是否恰当(1分)	①恰当,有独立的确定方法或人员*;②恰当,如基于档案记录或自我报告;③未描述
	病例的代表性(1分)	①连续或有代表性的系列病例*;②有潜在选择偏倚或未描述
	对照的选择(1分)	①与病例同一人群的对照*;②与病例同一人群的住院人员为对照;③未描述
	对照的确定(1分)	①无目标疾病史(终点结局事件)*;②未描述来源
组间可比性	设计和统计分析时考虑病例和对照的可比性(2分)	①研究控制了最重要的混杂因素*;②研究控制了任何其他的混杂因素*(此条可以进行修改用以说明特定控制第二重要因素)
暴露因素的测量	暴露因素的确定(1分)	①固定的档案记录(如外科手术记录)*;②采用结构式访谈且不知访谈者是病例或对照*;③采用未实施盲法的访谈(即知道病例或对照的情况);④未描述
	采用相同的方法确定病例和对照组暴露因素(1分)	①是*;②否
	无应答率(1分)	①病例和对照组无应答率相同*;②描述了无应答者的情况;③病例和对照组应答率不同且未描述

#:给分条目;*:给分点

第四节 疾病预后证据的临床个体化应用

一、基 本 原 则

疾病预后证据的临床应用过程实际上是临床决策的个体化过程。所谓临床决策就是医务人员在临床实践过程中,根据国内外医学科研的最新进展,不断提出新方案,互相进行比较,并

Notes

与传统方案进行比较,取其最优者进行实践,从而提高疾病诊治水平的过程。

在临床医疗实践中,由于许多事件的发生是随机的,对个体患者来说治疗措施的疗效、远期预后常常是不确定的和不可准确预测的,究竟采用何种决策最好,很难简单做出决定,这时就需要做出临床决策分析。疾病预后证据的临床个体化应用,应遵循以下原则:

第一,真实性原则,即应用的预后证据必须是真实的,经过科学试验验证的;

第二,先进性原则,即证据应用的全过程必须充分利用现代信息手段,必须是在尽可能收集、并严格评价国内外证据的基础上进行,使决策摆脱个人经验的局限性;

第三,效益性原则,即证据的应用过程应遵循优选劣汰的原则,选择的方案必须是更有效、更安全、更经济的,以能获得最大的社会效益与经济效益者为首选;

第四,重要性原则,即为重要的临床问题选择预后证据时,选择的证据与其他备选证据相比,其差异应该具有重要的临床意义。

二、注 意 事 项

对循证预后证据进行临床个体化应用时,还应特别注意以下几点:①考虑证据的临床实用性;②紧密结合患者的病情;③对患者及其家属进行合理的解释和说明;④按照证据的结论给予患者积极的预后指导。

预后证据的个体化应用,相关具体要求还可参见本书第九章。有关疾病预后证据循证评价与应用的具体案例,参见本书配套教材。

(邱阜生)

主要参考文献

1. 王家良. 临床流行病学——临床科研设计、测量与评价. 第4版. 上海:上海科技出版社,2014
2. Straus Se,Richardson Ws,Glasziou P,et al. 循证医学实践和教学. 第3版. 詹思延,译. 北京:北京大学出版社,2006
3. Jenicek M. Foundations of evidence-based medicine. New York:The Parthenon Publishing Group Inc,2005
4. Machin D,Campbell MJ. Design of studies for medical research. John Wiley & Sons Ltd,2005

Notes

第十六章 临床经济学评价证据的循证评价与应用

随着社会的进步和经济的发展，以及人口增长与老化、新技术和新药物的广泛应用、人类健康需求层次的提高等一系列因素的影响，卫生总费用一直居高不下，医疗保健的预算远远跟不上医疗费用上涨的速度，医疗资源相对不足已成为全球性问题。医院、公共卫生保健部门和代理机构均面临着如何选择最佳方式，实现以最低的医疗资源、费用消耗获得最有效的全民保健这一共同目标。从经济学的角度研究卫生保健领域资源的合理配置、有效安排、绩效评价等，可为循证医学实践提供有关经济效益方面的证据，从而帮助临床医生利用现有最好证据、兼顾经济效益和价值取向，真正做到科学的循证决策。

第一节 临床经济学及其评价

一、临床经济学评价

卫生经济学（health economics）是经济学领域的一个分支，是一门研究卫生保健中的经济规律及其应用的学科，它运用经济学的基本原理和方法研究有限的资源如何向卫生行业分配，以及卫生行业内的资源如何优化配置的一门学问。其宗旨是如何最佳地、有效、公平地使用稀缺的卫生资源，使之最大限度地满足人们对卫生服务的需求，提高卫生服务的社会效益和经济效益。而临床经济学（clinical economics）又是卫生经济学的一个分支，它在卫生经济学理论指导下，用经济学的评价方法对临床使用的药物、诊治方案、仪器设备等技术干预措施进行经济评价和分析，从而为医务人员和政策决策者提供决策信息。

临床经济学评价又是临床经济学研究的主要内容之一。临床经济学评价是从资源的投放（成本）和效果产出两个方面，对不同选择方案进行比较分析的方法。包括确认、衡量、比较待评价候选方案的成本和收获。用以探讨最佳的诊断、治疗和预防方案，评价医疗效果，以提高卫生资源配置和利用效率。

二、临床经济学评价的基本要素

（一）成本

成本（cost）是指在实施某项卫生服务规划或方案时所投入的全部财力资源、物力资源和人力资源，在临床医疗中涉及患者的医疗成本（费用）等，通常用货币单位统一计量。成本的计算和分析是进行经济学评价的基础。成本主要包括直接成本、间接成本和无形成本。

1. **直接成本** 直接成本（direct costs）系直接提供医疗卫生服务过程中所花费的成本。包括直接医疗成本和直接非医疗成本。其中，直接医疗成本（direct medical costs）特指医疗卫生服务过程中用于治疗、预防、保健的成本，常包括住院费、药费、诊疗费、检验费、护理费、监护费、材料费、床位费等。

直接非医疗成本（direct nonmedical costs）指患者因病就诊或住院所花费的非医疗服务的成本，如患者的伙食、交通、住宿、家庭看护、患者住院后家属探望的往返路费、外地患者家属的住宿费等。直接非医疗成本因条件差异大，常难以准确计算。

2. 间接成本　间接成本（indirect costs）又称生产力成本（productivity costs），是指因疾病、伤残或死亡所导致的患者和其家庭的劳动时间及生产率的损失。如因患病损失的工资，奖金及丧失的劳动生产力造成的误工产值。再如因病早死所造成的损失，例如，规定60岁退休，患者因病于50岁死亡，损失的10年工资、奖金都应作为间接成本计算。

3. 隐性成本　隐性成本（intangible costs）是指因疾病或实施预防、诊断等医疗服务所引起的疼痛、忧虑、紧张等给患者和家属带来生理上和精神上的痛苦、不适和对生存质量的影响等。这部分成本也是难以估计的成本。

除了上述推荐的常用成本分类外，也可以采用其他不同的成本分类方法，但要保证分类的覆盖面，每个分类应包含所有的相关资源，并要具体说明分类的依据。

（二）健康产出

健康产出（health outcomes）是指在医疗卫生服务中，在投入了一定的成本后，其最终的产出如何。健康产出的测量指标包括效果（effectiveness）、效益（benefit）和效用（utility）。

1. 效果　广义的效果（effectiveness）指医疗卫生服务产出的、用各种指标表示的一切结果。在成本效果分析中，效果是指因疾病防治所带来的、各种临床结局指标的变化，如发病率或病死率的降低、治愈率的提高以及人群期望寿命的延长等。

效果指标可以分为两大类：中间指标（intermediate endpoints），如血压、血脂、血糖等生理生化指标；终点指标（final endpoints），如心肌梗死、脑卒中、糖尿病等不良结局事件以及疾病导致的死亡或病死率等。中间指标大多通过临床检查才能获知；终点指标大多反映的是已经发生或者患者可以感知的疾病事件。例如，在高血压的治疗项目中，血压下降的百分率为中间指标，而高血压患者远期心脑血管事件（如脑卒中和心肌梗死）的发生率则是终点指标。在临床经济学评价中应该尽可能采用终点指标。如果获得终点指标确有困难，也可采用较为关键的中间指标进行分析，但要提供相应的研究文献依据，说明中间指标与终点指标之间的联系和相关程度。

2. 效益　效益（benefit）是用货币单位对健康产出的量化测量。效益一般可分为直接效益、间接效益和无形效益三个部分。其中，直接效益（direct benefit）是指实施某项医疗卫生服务方案之后所节省的卫生资源。如因某种疾病发病率的减低，减少的诊断和治疗费用支出，以及人力和物力资源的消耗等，这种因实施新方案比原有方案节省下来的支出或消耗就是直接效益。间接效益（indirect benefit）指实施某项医疗卫生服务方案后所减少的间接经济损失。如由于发病率的降低，或住院人数的减少，避免患者及陪同家属的工资、奖金的损失等。隐性效益（intangible benefit）是指实施某项医疗卫生服务方案后减轻或避免了患者肉体和精神上的痛苦，以及康复后带来的舒适和愉快感等。

3. 效用　效用（utility）是指人们对不同健康水平和生存质量的满意程度。在成本效用分析中，表示效用的常用指标有质量调整寿命年和失能调整生命年。其中，失能调整生命年（disability adjusted life year，DALY）是指从发病到死亡所损失的全部健康寿命年，包括因早死所致的寿命损失（years of life lost，YLL）和疾病所致失能引起的健康寿命损失年（years lived with disability，YLD）两部分。该指标是一个定量计算因各种疾病造成的早死与伤残对健康寿命年损失的综合指标，即对疾病死亡和疾病伤残而损失的健康寿命年的综合测量，是用于测量疾病负担的主要指标之一。

质量调整寿命年（quality adjusted life years，QALYs）是用生存质量来调整期望寿命或生存年数而得到的一个指标，即将不同生存质量的生存年数换算成相当于完全健康人的生存年数，是反映人群生存质量和生存数量的一个综合指标。计算质量调整寿命年，首先需要估计一个评价各种功能健康状况的效用值。效用值表示个体对不同健康状态的喜好程度，即个体在不确定的情况下作出的优先选择，表现出他们对某种健康状况的倾向和偏爱，反映了个体的主观感受，

Notes

并受年龄、经济收入、教育程度等多种因素的影响。效用值通常用 0～1 之间的数值来表示,1 代表完全健康,0 代表死亡。它也可以为负数,表示比死亡更糟糕的疾病状态,如无意识或长期卧床伴严重疼痛等。表 16-1 是不同健康状态的效用值。效用值可以用作计算质量调整寿命年的调整权重,若个体患者在某一时间段内生存质量水平是恒定的,用该时间段内健康状况的效用值乘以生存年数就可以得到该时间段内的质量调整寿命年,将不同时间段内的质量调整寿命年数相加就可得到患者总的质量调整寿命年。

$$质量调整寿命年 = 某种健康状态下的效用值 × 生存年数 \qquad (式 16-1)$$

表 16-1　不同健康状况的效用值

健康状况	效用值
完全健康	1.00
疲劳和失眠	0.82
时常呕吐	0.55
视力受损和活动受限制	0.50
需要轮椅	0.37
死亡	0.00

三、临床经济学评价的类型

经济学评价分经济学部分评价和经济学全面评价两种。其中,经济学部分评价(partial economic evaluation studies)又分为多种形式,也涉及成本和(或)健康产出的评价,但是要么没有对不同的干预方案进行比较,要么没有将成本和产出联系起来进行评价。通常有以下几种经济学部分评价方法:成本比较 / 成本分析(cost comparison/cost analysis)、成本描述(cost description)、结果描述(outcome description)、成本结果描述(cost outcome description)、疾病成本研究(cost of illness study)等。

而经济学全面评价(full economic evaluation studies)具有两个主要特征:①要同时对两种或者两种以上方案进行比较;②评价时既考虑被评价项目的投入(成本)又考虑项目的效果,仅比较效果,或者仅比较成本都不是完整的经济学评价,属于经济学部分评价。经济学全面评价是提供可靠的经济效果证据的唯一形式。经济学全面评价包括:最小成本分析、成本效果分析、成本效益分析和成本效用分析四种类型。这几种方法的差异主要体现在对健康产出的测量和评价方法不同。

(一)最小成本分析

最小成本分析(cost-minimization analysis,CMA)也可称为成本确定分析(cost-identification analysis)。该分析类型是指比较不同的医疗卫生措施时,备选方案的效果相同或者差异不明显,这时只需要考虑成本投入,即选择成本低的方案。

由于这种方法只能比较结果相同的不同措施之间的成本,故使用范围较小,其优点是直接、简单。例如,骨髓炎患者提早出院在门诊继续用抗生素治疗和常规住院相比,前者花费 2271 美元,比常规住院 2781 美元的费用低,最小成本分析结果显示早期出院方案每例患者可节约 510 美元。

(二)成本 - 效果分析

成本 - 效果分析(cost-effectiveness analysis,CEA)兼顾成本和效果,是通过分析成本消耗后得到的效果来确定最有效地使用资源的一种方法,也是目前在医疗保健领域中最常用的一种经济学评价方法。

成本 - 效果分析中常用成本效果比和增量比来表示,因评价单位和标准相同,能够比较两

Notes

种不同的医疗措施。

1. 成本 - 效果比 成本效果比（cost/effectiveness，C/E）是指每一效果单位所消耗的成本。例如，每个生命年、每治愈一例患者或每诊断出 1 例新病例所花费的成本。例如，一个高血压治疗项目使 60 岁男性高血压患者的舒张压从 110mmHg 降低到 90mmHg，延长一个生命年，需要花费的成本为 16 330 美元，另一项用两种不同降血脂药物治疗高胆固醇血症项目，结果显示延长一个生命年花费的成本分别 59 000 美元和 17 800 美元。可见，同样延长一个生命年，高血压治疗项目的成本效果较好。

2. 增量成本 - 效果比 增量成本 - 效果比（incremental cost-effectiveness ratio，ICER）即每获得一个增加的效果单位所消耗的增量成本，它代表一个方案的成本效果与另一个方案比较而得到的结果。在研究中常以效果最低的方案作为参照，将其他方案与之相比而得，这一比值越低，则表明该方案增加一个效果单位所追加费用越低，该方案的实施意义越大。例如，对 3 种方案治疗上呼吸道感染进行成本效果分析，将 3 种方案的效果由低到高排列，并以最低效果为参照。对 3 组进行的增量成本效果分析如表 16-2。每增加 1 个效果单位所花成本，C 组比 A 组多 23 646.2 元，B 组比 A 组多 2696.6 元。

表 16-2 不同方案的增量成本效果比

治疗方案	疗程成本（C）/ 元	总有效率 %（E）	C/E	ICER（ΔC/ΔE）
A	179	81.5	219.6	—
B	580.8	96.4	602.5	2696.6
C	486.4	82.8	587.4	23 646.2

成本效果分析的优点是：任意产出单位都可以使用。缺点是：当两个比较方案选用不同健康产出测量量纲时，导致决策者无法决策，难以进行疾病之间的比较，而且此方法没有考虑对生存质量的影响。

（三）成本 - 效益分析

成本 - 效益分析（cost-benefit analysis，CBA）是将医疗服务的成本和效果都用货币单位来表示，用相同的单位来分析所花的成本与所得到的效益的关系。

成本效益分析常用指标为效益成本比（benefit cost ratio，BCR）和净效益（net benefit，NB），其计算公式分别为：

$$BCR = 某项措施的总效益 ÷ 某项措施的总成本 \qquad （式 16-2）$$
$$NB = 总效益 - 总成本 \qquad （式 16-3）$$

成本效益分析方法的优势在于可对不同医疗措施进行横向比较，结果清晰、直观，常用作卫生决策者合理分配有限卫生资源的经济学依据。但这种方法的局限性在于，将健康效益转化为货币值比较困难。目前常用的转换方法主要有人力资本方法和意愿支付法。其中，人力资本法（human capital method）是将个体当作有价值的商品资本来对待，因为他们对未来产出有潜在的贡献，也就是将人的生命看成和机器、厂房一样、是一种能够带来收入的投资，如果说工厂投资 10 000 元，每年可以带来 1000 元的收入，那么，一位年收入 1000 元的劳动者，他的生命价值就是 10 000 元。

支付意愿法（willingness-to-pay，WTP）认为健康是可以买卖的商品，在市场交易中，人们根据自己的意愿给健康标价，这个价格，就可以作为评价生命价值的依据。例如用飞机失事旅客生命的赔偿费等经验数据作为支付意愿的尺度。支付意愿法仍然处于发展之中，方法学上并未达成广泛一致。

（四）成本 - 效用分析

成本 - 效用分析（cost-utility analysis，CUA）是通过比较项目投入成本和经质量调整的健康

Notes

产出来衡量卫生项目或治疗措施效果的一种经济学分析方法。

成本 - 效用分析是成本 - 效果分析的一种特殊形式，但成本 - 效果分析只能用于比较同一疾病或相同条件所采用的不同措施或方案，分析所用的效果指标应相同，如均用延长生命年或治愈率为指标。例如，比较两种假定的医疗措施，一种是治疗尿失禁的，另一种是治疗阳痿的。表 16-3 给出了关于这两种医疗措施的费用和效果。

表 16-3　治疗失禁与阳痿的医疗措施的比较

状况	医疗费用（美元）	效果年限
尿失禁	2 万	8
阳痿	1.8 万	12

表 16-3 中的数据表明，治疗尿失禁的费用比治疗阳痿的费用要高，而且效果维持的时间要短。然而，尿失禁治疗比阳痿治疗的成本效果难以直接比较。如果使用质量调整寿命年，进行成本 - 效用分析，问题就迎刃而解了。表 16-4 中列出这两种疾病的效用值和治疗获得的质量调整寿命年，治疗尿失禁的成本效果为每质量调整寿命年需成本 1 万美元。治疗阳痿每获得 1 个质量调整寿命年需要成本 1.5 万美元。因此，我们得出结论：用质量调整寿命年计算，尿失禁的治疗费用比阳痿的治疗费用要低，因而其成本效果更好。

表 16-4　用质量调整寿命年比较不同的医疗措施

状况	治疗费用（美元）	效果年限	效用值	QALYs	成本 /QALY
尿失禁	2.0 万	8	0.25	2	1.0
阳痿	1.8 万	12	0.10	1.2	1.5

成本 - 效用分析在产出评价方面不仅考虑了医疗措施对患者生存时间的影响，也考虑了对患者生存质量方面的影响，并且生存质量的评价包含了对患者生理、心理和社会功能的评价，因此该评价方法比其他评价方法更为全面。成本效用分析尤其适用于慢性疾病治疗方案的评价。成本 - 效用分析的优势是将生存质量评价引入效果评价，能将不同的健康指标转换为可比较的同一类结果，因而可以实现不同医疗卫生项目间的横向比较。表 16-5 列出不同医疗措施的成本 - 效用分析结果。

表 16-5　不同医疗措施的成本 - 效用

治疗措施	每获得一个质量调整寿命年的成本
髋关节修复术	$2000
肾移植	$7500
对 60 岁突发心脏病患者的卡托普利治疗	$11 000
医院的血液透析	$35 000
用红细胞生成素疗法治疗接受透析的贫血患者	$86 000
用开放式胆囊切除术加碎石术治疗胆结石	$140 000
用神经外科术式治疗恶性颅内肿瘤	$320 000

成本 - 效用分析的关键是如何确定效用值，常用的确定健康状况效用值的方法有 3 种。

1. **评价法**　由相关专家根据经验进行评价，估计健康效用值或其可能的范围，然后进行敏感性分析以探究评价的可靠性，这是最简单方便的方法。

2. **文献法**　直接利用现有文献中使用的效用值指标，但要注意文献研究的立场、针对的人群和研究现场等是否与自己的关注相匹配。

3. **抽样调查法**　研究人员自行设计调查方案，通过对代表性的样本人群进行调查而获取，

Notes

先让调查对象熟悉所研究的健康状况，随后采用不同方法让调查对象对效用值进行估计。这是最精确的方法。通常采用等级尺度法、标准博弈法、时间权衡法以及量表测试法。

（1）等级尺度法（rating scale）：是目前最简单的一种方法。在一个标注不同健康状态的尺度上，100 表述完全健康，0 表示死亡，将疾病状态清楚地描述给患者后，要求患者在尺度上某一点划一条横线以表明自己目前的健康状态，划线处即为自己所得的效用值（图 16-1）。

等级尺度方法描述起来非常简单，然而，这种方法对效用值的估计不太准确。为了更加精确地计算质量调整寿命年，研究者还依靠其他两种方法进行计算。

完全健康 ‖‖‖‖‖‖‖‖‖‖‖‖‖‖‖‖‖‖‖‖‖‖‖‖ 死亡

图 16-1　等级尺度

（2）标准博弈法（standard gamble）：又称标准概率法，这是一种风险选择法（最坏和最好的结果），即在可选择的范围内做出的判断。例如，某一疾病可以手术治疗，但要承担手术风险，手术（A）的最坏结果是死亡，最好的结果是术后可以无病生活 25 年（风险选择），其概率均为 50%；另一方面也可以进行保守治疗（B），无手术风险，但处在带病状态，效果比手术的最佳效果差。因此，可以在手术和非手术保守治疗间选择。

当询问患者保守疗法可生存 5 年时，选择 A 还是 B，患者回答选 A。生存 6 年时？仍选 A。生存 7 年时？患者改为选择 B，也就是说患者宁愿不手术以带病状态生存 7 年，也不愿承担 50% 可能死亡、50% 可能治愈生活 25 年的风险，此时该病的效用值为 7/25 = 0.28（图 16-2）。

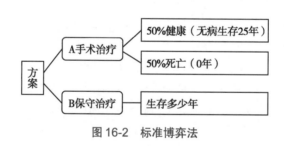

图 16-2　标准博弈法

（3）时间权衡法（time trade-off）：要求患者回答：与当前的不健康状态相比，你愿意放弃多少生存时间以换取一定健康状态的生存年数。评价时给定两种可能的结果：一种为健康地生存 X 年后即死亡；另一种为在某种状态（残疾状态 M）下生存 Y 年后死亡（Y＞X），不断地改变 X 值，直到评价人认为选择两种选择方案的倾向性相等为止。此时的 X/Y 值即为 M 状态的效用值。例如，告诉心绞痛患者，如果不治疗可带病再活 25（Y）年，但假设有某一种治疗可使心绞痛完全缓解，可是寿命可能要缩短些，问他无病生存时间为多少年（X）时，他才愿意选择这一治疗，这就需要患者决策。如果患者愿意能健康地活 15（X）年才选择这一治疗，否则就拒绝，那么没有心绞痛的 15 年就相当于有心绞痛的 25 年效用。心绞痛的效用值为 X/Y = 15/25 = 0.6。

时间权衡法由于给出了在完全健康状态下生存的时间，其结果直接与效用值指标质量调整寿命年相关联，因此与各种健康状况的直接分级一致性较好。

（4）量表测量法：除了以上 3 种直接测量效用值的方法，还可用量表测量法间接测量，通过填写生存质量量表，计算量表得分，再将量表得分转换为效用值。测量生存质量的量表有很多，如：疾病影响量表（sickness impact profile，SIP），McMaster 健康指数调查表（McMaster health index questionnaire），Nottingham 健康量表（Nottingham health profile），简化 SF36 量表（medical outcome study short-form，SF-36）、健康质量量表（quality of well-being，QWB）等。还有一些疾

Notes

病别的专用量表,比如癌症(癌症患者生活功能指数 FLIC)、心血管疾病(纽约心脏协会分类量表)、糖尿病(糖尿病控制和并发症试验问卷 DCCT)和关节炎(关节炎影响量表 AIMS)等。由于不同的生存质量量表产生于不同文化背景或信仰的人群,其测量的目的、内容和侧重点会有所不同,因此使用不同的量表获得的分值、得分范围等可能差异明显,对不同人群研究结果进行生存质量比较时,尚存在难以解释或重复性差的弊端。

第二节 临床经济学评价方案及其流程

一、明确研究问题

临床经济学评价的第一步是明确研究问题,主要包括研究背景、研究目的、研究产品、研究角度和研究人群等内容。除主要研究问题外,也可包括次要研究问题,如干预对不同亚组的影响或不同治疗方式造成影响的差异等。

研究角度(perspective)在临床经济学评价中具有举足轻重的地位,一旦研究角度确定,研究设计、分析方法、成本和效果的测算等一系列评价过程也随之确定下来。在不同的研究角度下,成本的范围和估计、效果指标及计算都有很大差别。研究者应根据研究目的和报告对象明确研究角度,主要包括以下几类研究角度:全社会角度(societal perspective)、医保方角度(insurer's perspective)、雇主角度(employer's perspective)、医疗提供者角度(health care provider's perspective)以及患者角度(patient's perspective)等。在评价中,应当自始至终坚持研究角度的一致性。

根据研究目的明确研究人群及其纳入标准和排除标准。目标人群应当采用流行病学特征描述患者类型,如疾病类型及严重程度、有无其他并发症或危险因素、年龄、性别、社会经济特征等。

临床经济学评价通常建立在不同医疗措施相互比较的基础上,要对比较的措施的特点进行详细的界定和说明。例如药物的干预措施和对照的描述应该包括剂型、规格、用量、治疗方式、合并用药和治疗背景等信息。

二、确定研究设计类型

不同的评价目的和不同的观察角度,决定需要用何种研究类型进行评价。类型包括:①前瞻性研究,如随机对照试验或队列研究;②回顾性研究,即根据已有的临床试验数据,回顾性补充收集方案成本和效果的数据;③二次文献研究,利用已有的临床试验研究证据或系统综述证据进行研究;或④利用已有的临床经济学评价证据进行研究。运用这些研究方法时应遵循相应的临床流行病研究方法设计和实施原则进行。

三、确定样本大小

根据具体的研究设计类型确定样本大小。当研究中的数据来源于医保数据库等大样本数据时,由于样本量往往已远超过最低研究样本量的要求,不需要计算最小样本量。而当研究者自行设计数据收集方案时,特别是收集数据成本较高时,需要考虑最小样本量要求。对于围绕临床试验的平行研究和二次研究来说,样本量由临床试验和已有研究决定。而随机临床干预研究、前瞻性观察研究和回顾性队列研究中要求的样本大小与净效益、随访时间、成本数量和单位价格、亚组人群等有关。一般来说每组样本量不得低于按临床试验或队列研究样本量估计公式计算的样本量。

四、确定研究时限

研究时限(time horizon)取决于研究中疾病的种类、目标和预期产出等。一般来说,样本观

Notes

察时间应足够长以获得干预所产生的主要成本和产出。研究设计中应说明研究时限及依据，并且成本和效果数据的收集应该采用相同的研究时限。

五、成本和健康产出的确定及其测量方法

明确具体使用哪种临床经济学评价方法。所有相关的成本都应确定、收集并报告。例如，可以基于国家和当地的年度财政信息对单位成本进行估计，也通过研究机构的数据库、保险机构获取，尽可能从多种途径获取单位成本的详细信息。如果基础数据来自国外，应对其校正，使其适用于中国。效果的测量应根据所选用的评价方法确定，例如，用成本 - 效用分析时就应报告质量调整寿命年和效用值的具体测定方法，并阐明这些方法的具体测定步骤。

六、处理时间对成本和健康产出的影响

一个方案的成本和健康产出在不同时间的经济意义不同，因此在进行不同方案成本和产出比较时，为便于比较，应该消除时间的影响，将不同时间发生的投入和产出折算为同一时间的投入和产出。贴现（discounting）就是把将来的成本和产出的价值换算成现在的价值，换算比率称贴现率（discount rate），也叫折扣率，它是根据银行利率和物价指数综合确定。

$$P = \sum_{n=1}^{t} Fn(1+r)^{-n} \qquad \text{（式 16-4）}$$

P：成本或效果的现在值，Fn：成本或效果在 n 年时的值，r：年贴现率，t：项目完成的预期年限。

贴现是为了使成本或产出能够在同一时点进行比较。如果疾病治疗的时间超过一年，就应该对成本进行贴现。贴现率的选择要能够反映不同社会经济发展速度、价格变化、消费者的时间偏好等多种因素，国际上一般推荐 5% 的贴现率。国际上用于敏感性分析的贴现率范围一般设在 0%～10%。健康产出是否需要贴现以及贴现率如何选择目前国际上还存在争议，建议采用与成本相同的贴现率进行贴现和敏感性分析。

七、增 值 分 析

在作经济学评价时，除比较成本/效果（效用、效益）比外，还应该测定及报告增值分析（incremental analysis）的结果，即由于额外措施造成成本的增加时，其相应增加的效果（效用、效益）是多少。具体表示为一个项目比另一个项目多付的费用，与该项目比另一个项目多得到的效果（效用、效益）之比，称为增值比。

八、敏感性分析

在得出上述经济学评价结果后，还需进行敏感性分析（sensitivity analysis），即当其中几个主要的变量如价格、成本、贴现率、结果的判断标准发生变化时，或采用不同的经济分析类型时，经济学评价结果的稳定性如何。若变量值稍加改变，其经济评价的结论就会发生变化，则表明其可靠性较差。

由于对将来发生的某些情况如工资、失业率、期望寿命、治疗费、年贴现率等不能肯定，因此必须将敏感性分析作为经济学评价中一项必要步骤。研究中所有不确定的结果都应报告，对关键参数或指标应报告其可信区间。

第三节　临床经济学评价研究证据的评价原则

将临床经济学评价的证据运用于医疗卫生决策之前，需要对证据进行评价，临床经济学证据的评价也包括三方面内容，即对研究结果的真实性、重要性和适用性进行评价。

Notes

一、研究结果的真实性评价

这一问题强调经济学分析是否真实地反映了其中某一项措施可能提供更好的成本效果。与其他类型的研究一样,临床经济学评价的真实性取决于使用的方法是否恰当。

1. **应明确该评价是否为经济学全面评价**　只有全面经济学评价才能提供科学、可靠的经济学证据,一项完整的经济学评价应该对两种或者两种以上方案进行比较,同时进行成本和产出效果的测量和比较。

2. **该评价目的是否明确,是否交代了从什么角度出发来进行经济学评价的**　经济学分析的目的是否明确,角度是否得到广泛认同,对评价结果的真实性起很大作用,也决定了能否将这一经济学评价结果应用于具体的医疗实践。

3. 是否对相关的备选方案有较全面的描述,是否遗漏任何重要的备选方案。

4. **该经济学分析引用的各种备选方案效果的资料是否真实**　效果的确定是通过什么研究方法获取,所用的研究方法是否符合临床流行病学设计和实施原则,可能影响结果的偏倚有哪些。通常可靠性最强的证据是从随机对照临床研究得出的结果。

5. 针对提出的问题,选择的经济学分析类型是否恰当,是否充分考虑了重要的和相关的成本和效果。

6. 对发生在将来的成本和效果是否作了时间上的校正,贴现率是多少,如何确定,贴现后经济评价的结果是什么。

7. 成本和效果资料是否进行增量分析。

8. 是否进行了敏感性分析。

二、研究结果的重要性评价

结果的重要性首先需要考虑每种措施的成本和效果是多少,在不同亚组人群中成本和效果是多少,获得的成本和效果是否有临床意义,是否有利于资源的合理配置。其次,合理改变成本和效果的估计是否会改变经济学分析的结果,即不确定因素对结果的影响有多大,可以通过敏感性分析的结果对此进行评价。

三、研究结果的适用性评价

结果的适用性涉及其推广使用价值。有两点可以帮助判断结果的适用性:①成本-效果分析的增量比,即益处是否大于危害,是否超过成本;②在具体的医疗保健实践在多大程度上与证据中的情况类似,是否有相似的人群,是否有预期的相似临床结果(临床处理、依从性、对治疗的反应以及干预措施的成功率等),是否有相似的成本(成本的组成和成本的来源等)。

第四节　临床经济学评价研究证据的临床应用

一、基　本　原　则

1. **最佳证据原则**　临床经济学评价研究证据运用于临床之前,必须要应用临床流行病学和循证医学的评价标准进行严格的评价,认定为当前最佳证据。最佳证据具备三个特征:真实性、临床重要性和适用性。

2. **个体化原则**　最佳证据是否可以在任何地方都能采用? 可否用于同一疾病的各种类型的患者呢? 患者是否都能接受呢? 因此,同其他证据一样,临床经济学评价研究证据在被推广应用时也应充分考虑患者的个体化原则,务必要符合患者个体特点和疾病的特征,此外还要考

Notes

虑社会、经济、环境和患者的心理和价值观等诸多因素的综合影响,合适者才能应用。

二、注 意 事 项

1. 注意研究结果的外推性　目前国内的临床经济学评价研究证据较少,国外的研究证据与国内存在很大差别,能否将经济学评价结果从一个医疗系统外推到另一个医疗系统是由多方面的因素决定的,这与一个国家或地区的经济水平、资源状况、人文主义、价值取向、疾病流行规律等相关,所以外推性是应用经济学评价证据的一个难点。研究者需要证明来自中国以外国家的所有成本、效果以及评价结果的适用性,并根据中国的医疗环境进行验证,方可将证据推广应用。

2. 注意临床经济学评价中的不确定性　临床经济学评价方法中的不确定性存在有三个原因:①经济学评价方法的诸多方面还存在争议,如研究设计、研究角度、成本与治疗结果的测量与估价、贴现、统计分析和结果表述等,这些不确定因素都会影响评价结果的可比性;②数据也存在相当大的不确定性,如与抽样误差相关的,像样本大小、样本的代表性等;③在递交和解释经济学评价结果时存在大量的主观性。前瞻性设计可以避免数据收集过程中的不确定性;随机化分组可以控制选择患者时的不确定性,确保治疗组与对照组的可比性。也要注意证据中有无使用相应的统计学方法和敏感性分析来处理这些不确定性。

(李亚斐)

■ 主要参考文献

1. Phillips JC. Health economics:An introduction for health professional. Massachusetts:Blackwell Publishing Ltd,2005

2. Drummond MF,Richardson WS,O'Brien BJ,et al. Users' guides to the medical literature XIII. How to use an article on economic analysis of clinical practice A. Are the results of the study valid? JAMA,1997,277:1552-1557

3. O'Brien BJ,Heyand D,Richardson WS,et al. Users' guides to the medical literature XIII. How to use an article on economic analysis of clinical practice B. What are the results and will they help me in caring for my patients? JAMA,1997,277:1802-1806

4. 胡善联. 卫生经济学. 上海:复旦大学出版社,2004

5. 富兰德,古德曼,斯坦诺. 卫生经济学. 第3版. 北京:中国人民大学出版社,2004

6. 程晓明. 卫生经济学. 北京:人民卫生出版社,2003

7. 吴明. 卫生经济学. 北京:北京医科大学出版社,2002

8. Carlson JJ,Veenstra DL,Ramsey SD. Pharmacoeconomic evaluations in the treatment of non-small cell lung cancer. Drugs,2008,68:1105-1113

9. Koopmanschap M,Burdorf A,Jacob K,et al. Measuring productivity changes in economic evaluation. Setting the research agenda. Pharmacoeconomics,2005,23:47-54

10. Stahl JE. Modelling Methods for Pharmacoeconomics and health technology assessment:An overview and guide. Pharmacoeconomics,2008,26:131-148

11. WHO. Choosing Interventions that are Cost Effective(WHO-CHOICE),Threshold values for intervention cost-effectiveness by Region. WHO report,2005

Notes

第十七章　卫生技术评估与应用

卫生技术在医疗卫生服务领域的不断发展和广泛应用，为维护和促进人类健康水平发挥了重要作用。但同时也产生了一些消极后果，例如低效、无效甚至有害的新技术滥用；临床决策和技术程序缺乏标准化；某些技术减少了疾病致死率却增加了致残率和医疗费用等。这些现象给已经十分有限的卫生资源造成浪费，加重了政府和民众的经济负担。因此，在享受技术进步带来益处的同时，如何减少或消除卫生技术所产生的负面影响和危害、已成为突出的公共卫生问题。卫生技术评估作为卫生政策和卫生决策的支持系统组成部分，自 20 世纪 70 年代在美国应用以来发展迅速，目前已经成为许多发达国家进行卫生决策的前提和基础工作。

第一节　概　　述

一、卫生技术的定义

卫生技术（health technology）是指应用于卫生保健领域和医疗服务系统的特定知识与技术体系，包括用于预防保健、疾病控制、医疗康复的药物器械、设备设施、技术程序、医疗方案及相关的后勤支持系统和组织管理系统等。

二、卫生技术评估的定义

卫生技术评估（health technology assessment，HTA）是指对卫生技术的技术特性、安全性、有效性（效能、效果和生存质量）、经济学特性（成本 - 效果、成本 - 效益、成本 - 效用）和社会适应性（社会、法律、伦理、政治）进行系统全面的评价，为各级决策者提供合理选择卫生技术的科学信息和决策依据，对卫生技术开发、应用、推广与淘汰实施政策干预，从而合理配置卫生资源，提高有限卫生资源的利用质量和效率。

三、卫生技术评估的历史沿革

（一）国际卫生技术评估的历史发展

1. **卫生技术评估的诞生**　技术评估始于 20 世纪 60 年代中期，要集中在工农业等技术领域，对某项技术的重要作用和未知的后果进行评价。1965 年美国的 Emilio Daddario 议员正式提出了"技术评估"。1972 年，美国国会颁布了技术评估法案，并建立了技术评估办公室（Office of Technology Assessment，OTA）。在美国国家科学基金会的要求下，美国国家研究委员会将技术评估的概念进一步扩展到生物医学技术领域。1973 年，美国技术评估办公室首次进行了卫生技术评估，并于 1976 年提交了第一份名为 Drug Bioequivalence 的评估报告：评价药品的化学成分与治疗等效关系、当前技术质量，这标志着卫生技术评估的正式诞生。随后，很快得到了欧洲各国、加拿大、澳大利亚等国的积极响应。1980 年开始，丹麦、西班牙、荷兰、瑞典、加拿大等相继成立了卫生技术评估机构。如：丹麦卫生技术评估研究所（DIHTA）、瑞典卫生技术评估委员会（SBU）、加拿大卫生技术评估协调办公室（CCOHTA）及卫生技术评估哥伦比亚办公室

（BCOHTA）、英国的卫生技术评估协调中心（National Coordinating Centre for HTA，NCCHTA）、澳大利亚的医疗服务咨询委员会（Medical Services Advisory Committee，MSAC）等，为国家层面的医疗卫生技术开发、应用、推广、淘汰以及政府卫生政策提供科学、可靠的依据。

2. 卫生技术评估的成长期　卫生技术评估作为新兴学科，从起步至今，持续发展壮大。卫生技术评估的成长期是指卫生技术评估从作为处理卫生技术安全、有效、成本效果问题的循证证据，到成为宏观卫生决策参考，并逐步应用于微观临床决策的过程。而与这一过程相对应的是各国卫生技术评估机构数量和类型的变化，许多国家的卫生技术评估工作由最初的学术机构自发参与或以项目为单位形成团队，到逐渐成为政府主导的独立机构，并形成全球合作的网络、协会组织。如 1985 年成立的国际卫生技术评估协会（International Society of Technology Assessment in Health care，ISTAHC）、1993 年成立的国际卫生技术评估机构网络（International Network of Agencies for HTA，INAHTA）、加泰隆卫生技术评估和研究机构（Catalan Agency for Health Technology Assessment and Research，CAHTA）。旨在①确立共同关心的课题；②建立收录各成员机构评估报告的数据库、国际卫生技术评估杂志；③发展和保持与其他机构的合作关系，帮助建立新的卫生技术评估网络，扩大在发展中国家的影响等。

总之，国际卫生技术评估的发展经历了 3 个主要阶段。1975—1985 年是卫生技术评估的初级阶段，主要利用循证方法，处理卫生保健干预的效果和成本效益问题，帮助政府决策；1985 年后进入第二阶段，主要探索建立与决策者间的一种良好沟通关系；在 20 世纪 90 年代以后的第三阶段则更多地致力于影响医疗机构的管理者及临床医生。评估的重点也从早期局限于大型、高技术设备扩大到微型技术、软技术、心理咨询服务等，目前已拓展到更为广泛的领域，如体制、社会、伦理等。卫生技术评估的重心已从纯技术学转向健康需求评估、影响区域内卫生政策决策。在美国，卫生技术评估已成为进行资源配置的一个重要的证据来源。

（二）我国卫生技术评估的历史发展

我国卫生技术评估的研究工作起步较晚，在 20 世纪 80 年代引入技术评估的概念，卫生部于 1991 年组团前往欧洲国家考察学习 HTA，在 1992 年举办了两次全国性的 HTA 研讨会。1994 年在原上海医科大学公共卫生学院成立了医学技术评估研究中心，至 1999 年又相继成立 3 家相关机构：中国循证医学中心（原华西医科大学）、生物工程技术评估中心（浙江大学）和医学伦理研究中心（原北京医科大学）。

为配套国家卫生体制改革的进程，原卫生部（国家卫生和计划生育委员会，简称卫计委）科教司于 2000 年正式成立了卫生技术管理处，旨在建立卫生技术准入制度，规范化管理临床使用的各种卫生技术。2004 年在复旦大学组建了卫生部卫生技术评估重点实验室，在 HTA 研究、教育培训、技术服务和国内外合作交流 4 方面开展工作。2012 年又成立了卫计委医疗高新技术评估专家委员会，并在科教司的指导下，我国开展了多项有关预防措施、临床技术与医疗设备等方面的评估工作，如"产前诊断技术"、"人类辅助生殖技术"、"伽马刀应用"、"叶酸预防神经管畸形"等。此外，还通过卫生技术评估，淘汰了 35 项临床检验技术，同时确立了相应的替代技术，使我国的临床检验水平迈上了一个新台阶。

虽然 HTA 在我国发展迅速，但目前仍存在许多不可忽视的问题，例如评估机构数量太少，工作有待规范，质量有待提高；组织管理和相关政策法规还不成体系；缺乏开展 HTA 的高层管理和研究人才；缺乏有效的 HTA 信息发布渠道和手段；国际间的合作与协调未得到很好发展等。

四、卫生技术评估的作用和地位

卫生技术评估是从临床效果、经济效果、社会伦理以及政治影响等方面对医疗卫生服务中使用的药品、器械、诊治和程序以及所涉及的卫生服务的组织系统、政策措施等各项卫生技术和干预项目进行综合评价。当前我国卫生体制改革从宏观体制到具体管理方式都进行了实质

Notes

性的调整，对其评估很有必要。卫生技术评估可为卫生行政管理部门制定公共卫生计划、配置卫生资源、研发创新与调控推广卫生技术等方面的政策提供决策依据；帮助相关组织开展卫生技术研发和市场规划；帮助卫生技术的提供者和支付方决定是否将某项卫生技术列入卫生福利计划，确定合理的报销项目清单和比例；帮助卫生技术的提供者和消费者合理选择卫生技术服务；总之，卫生技术评估必将有利于推进我国的新一轮医改，更有效地利用有限卫生资源解决不断增长的疾病负担和"看病贵、看病难"的问题。

1. **临床医学领域** 为临床医务工作者提供科学的信息和决策依据，对卫生技术的开发、应用、推广与淘汰实施政策干预，从而合理配置卫生资源。在发达国家，HTA 已被公认为是解决医疗费用上涨、合理进行医疗服务及制定卫生政策的有效工具。如在 1990 年，根据卫生技术评估的研究成果使用高渗造影剂来替代低渗造影剂，使医疗费用明显降低，净节省约为 1200 万美元。再如：对心导管的再利用节约医疗费用约 600 万美元，而取消术前常规胸片节约了 700 万美元。有关高新技术如器官移植、MRI 等的卫生技术评估报告，也对制定卫生政策和临床指南以及合理配置资源等产生了显著的影响。

2. **预防医学领域** 为各级决策者提供合理选择卫生技术的科学信息和决策依据，有助于合理配置卫生资源，提高有限卫生资源的利用质量和效率；也可以帮助卫生保健网络和机构的管理人员获得和管理卫生技术；还可帮助卫生部门的官员制订公共卫生计划；以及帮助卫生保健产品生产企业进行产品开发和市场规划等。如加拿大一项关于乳腺癌普查的卫生技术评估结果显示，对 50～70 岁的妇女进行普查其成本效果最佳，这使政府改变了过去对所有育龄妇女进行普查的政策，节约了相当的卫生保健费用，优化了卫生保健系统。美国国家卫生保健技术中心对老人保健项目覆盖政策的咨询工作，可使每年开支节省数亿美元。

五、卫生技术评估的内容

卫生技术评估的内容涉及卫生技术的技术特性、安全性、有效性、经济特性、社会和伦理适应性等方面。

（一）卫生技术的技术特性

卫生技术的技术特性（technical properties）是指卫生技术的操作特性，以及该技术是否符合在设计、组成、加工、耐受性、可靠性、易使用性和维护等方面的规范。

（二）卫生技术的安全性

卫生技术的安全性（safety）是指卫生技术在特定的条件下，如接受一定训练的医生、在特定治疗场所，应用该卫生技术诊治某种有健康问题的患者时可能出现的危险程度（不良反应的发生率和严重程度）及患者的可接受程度。例如，华法林和阿司匹林均可用于治疗心房颤动患者，虽然华法林的疗效优于后者，但导致出血的可能性却明显高于后者，且需要定期监测，因此，有些患者可能不接受华法林而宁愿使用阿司匹林。

（三）卫生技术的有效性

卫生技术的有效性是指卫生技术在应用时改善患者健康状况的能力，包括效力（efficacy）和效果（effectiveness）。一般来说，卫生技术在严格控制的条件下或在精心挑选的患者中应用时获得的结果比在常规条件下好。效力是指在理想情况下将卫生技术应用于某一特定的健康问题，如精心设计和管理的随机对照试验，选择受试对象的标准非常严格并在条件极好的研究中心开展研究。效果是指在一般或日常条件下将卫生技术应用于某一特定的健康问题，如在社区医院由全科医生将某一卫生技术应用于各种类型的患者。例如在评估长期氧疗的作用时发现，其在医院内的作用和患者出院回家后在家使用的作用差别较大，原因在于医院内使用时有护士帮助患者操作氧发生器和监测患者是否定时应用，获得的是效力；而在家使用时由患者或其家属进行操作，是否使用有时是患者根据自身感受确定。如果患者当天感觉好，可能就不用，患

Notes

者感觉不好时又用一下,且操作氧发生器的方法也不一定规范,院外效果自然较院内差。

(四)卫生技术的经济特性

卫生技术的经济特性(economic attributes or impacts)包括卫生技术的微观经济特性(microeconomic attributes or impacts)和宏观经济特性(macroeconomic attributes or impacts)。微观经济特性主要涉及某一卫生技术的成本、价格、付费情况和支付水平等,也涉及比较应用卫生技术时对资源的要求和产生的结果,如成本 - 效果、成本 - 效用和成本 - 效益分析。宏观经济特性包括新技术对国家卫生总费用的影响、对卫生资源在不同健康项目或健康领域中配置的影响以及对门诊和住院患者的影响。其次还包括对政策调控、卫生改革和技术革新的政策变化、技术竞争、技术转换和应用的影响等。

(五)卫生技术的社会和伦理适应性

卫生技术要求其运用的后果尽可能地与社会政治、经济、文化、伦理与道德等方面相符合。卫生技术的社会影响评估是卫生技术评估中最具有挑战性与困难性的一个方面。社会影响是一项技术发展或进步所引起的社会环境变化,包括社会、心理、理论和法律的变化。由卫生技术引起的各种作用显著影响着人们的社会价值观,某些卫生技术诸如遗传试验、辅助生殖治疗技术、重要器官的移植和临终患者的生命支持系统等,引发了一些社会和伦理问题(social and ethical concerns),迫切需要一些相关法规和社会规范加以约束。

六、循证医学与卫生技术评估

循证医学的核心是生产、传播和使用高质量证据,为个体化医疗实践服务。卫生技术评估是从社会或国家层面上评价临床使用的各种卫生技术是否有效、安全,以及是否适用和价有所值。两者是密不可分的,循证医学实践离不开卫生技术评估的相关证据。

在临床实践中,拟应用某项卫生技术时,应收集此前所有相关的最高级别证据,这里主要是指卫生技术评估报告。特别是该项卫生技术在临床大面积、长时间使用的安全性、有效性、适用性和成本 - 效果方面的技术评估证据。应注意检索卫生技术评估专业数据库,查找最新的卫生技术评估报告。

第二节　卫生技术评估的步骤与方法

尽管卫生技术评估涉及的技术有多种形式,在评估的范畴、方法和资料收集等方面有较大差异,但一般都遵循以下9个基本步骤:

一、确定优先评估项目

需要进行卫生技术评估的项目非常多,但由于资源和资金有限,必须在众多的项目中进行优选。一般来说,评估项目的确定主要取决于提出评估申请的机构的目的、医疗实践的需要、用户和决策者的需求。通常可以参考以下标准确定评估项目。

1. 造成的疾病负担重、影响的人群面广的疾病问题;
2. 昂贵的卫生技术或医疗总费用高的健康问题;
3. 临床应用中存在争议的技术;
4. 改善健康结局 / 降低危险度的重要干预措施;
5. 解决存在的伦理、法律、社会问题;
6. 是否有足够的资料用于评估;
7. 公众、政策的需要;
8. 是否用于制定调控、费用支付政策等。

Notes

多数组织在确定评估项目时有其自身的选择标准。卫生行政部门选择优先评估项目的标准则可能出于该项技术的安全性、潜在的社会伦理和道德法律方面的影响、成本效果以及技术准入标准等方面的考虑。如卫计委注意到辅助生殖技术在现实应用中引起的重大社会影响和市场混乱等问题，因而委托卫生技术评估研究中心进行辅助生殖技术评估；而医药企业选择优先评估项目时则往往考虑该技术（医疗设备或药品等）潜在的市场规模、能得到多大的市场份额、投资-回报率如何、安全性和功效性如何。

目前国际上卫生技术评估开展得比较好的国家如瑞典等建立了官方的技术评估优先项目选择标准，定期对根据该标准所筛选出的"重点"技术开展评估工作。

二、明确评估问题

明确具体要解决的问题是卫生技术评估的最重要环节之一，这将影响整个评估过程。当一个团体或组织要开展一项技术评估活动时，应该明确评估的目的以及哪些人可能从评估结果获益，鉴于不同使用者看问题的角度和所具备的专业知识差别较大，有可能影响评估的内容、报告的形式和结果的传播等。

对评估问题的准确表述至少应包括以下内容：

1. 所涉及的疾病或健康问题；
2. 所涉及的患者人群；
3. 所涉及的技术类型；
4. 卫生技术的操作使用者；
5. 技术的应用场所；
6. 评估内容等。

以辅助生殖技术评估为例，一般要明确：①技术涉及的健康问题：人工授精针对有关精子活力问题等，试管婴儿针对受精困难等；②所涉及的患者人群：患者的数量和特征；③所涉及的卫生技术：人工授精技术、试管婴儿技术、精子库等；④卫生技术的具体实施者：哪类哪级医务工作者；⑤涉及的医疗保健机构及其资质要求：哪些机构开展辅助生殖技术，存在何种问题；⑥评估内容：安全性、效力、效果、成本-效果、成本-效用、社会伦理问题等。

三、确定评估者

确定卫生技术评估者，即由谁负责开展技术评估活动，取决于诸如被评估问题的性质、现有人员的专业知识、时间限制、资金等诸多因素。评估者或评估机构一般应经过专业的培训与认证，具备相应的资质，再遵循伦理学准则，按照科学的评价标准，认真严谨、实事求是、客观公正地开展卫生技术评估工作，并承担相应的法律责任。

卫生政策决策者可以自己开展全部的卫生技术评估活动，也可以全部委托给其他独立评估机构，或者是把资料的收集和合成工作委托给专业评估机构，而其他工作则由自己来完成。通常小规模、小范围的技术评估一般委托专业卫生技术评估机构开展卫生技术评估，而大规模的卫生保健服务提供者和支付者则更倾向于自己开展卫生技术评估。

四、资　料　收　集

（一）收集现有资料

资料的收集是否充分可信，是确保卫生技术评估成功的关键。然而，许多卫生技术的相关资料往往是比较零乱的，而且资料质量也参差不齐；特别是一些很新的技术，其相关资料非常稀少、很难找到。因此，进行文献检索，特别是在制订检索策略时应咨询信息专家，以保证合理选择数据库、主题词、自由词，检出所有相关信息。

Notes

卫生技术评估常用的资料来源包括：公开发表的文献、临床现有数据资料库、政府及卫生专业协会的报告与指南、市场研究报告、有关公司的报告、各类媒体宣传报道等。此外，文献检索时还要同步检索多种数据库类型，以控制发表偏倚的影响。

（二）收集原始研究资料

如果在评估早期，缺乏足够的卫生技术相关资料或现有资料不符合评估要求，则需要收集新的研究数据。新的数据一旦产生，应与现有的资料一并进行解释和合成。不同研究设计方案的论证强度不同。在进行原始研究时，应考虑研究类型及配套的最佳设计方案，保证结果的真实性和论证强度。一般是前瞻性研究优于回顾性研究、有对照的研究优于无对照的研究、随机化研究优于非随机化研究、大规模研究优于小样本研究、盲法研究优于非盲法研究、同期对照优于历史对照等。

在研究设计上要充分考虑研究的内部真实性和外部真实性。此外，评估者在进行新的研究时必须考虑到成本和时间限制，开展经济学评估，权衡研究的边际投入和边际收益。

五、评价证据

针对上述不同类型、不同质量的卫生技术相关资料，需要进行严格评价，以便从中遴选出科学可靠的高质量证据。评价证据需要掌握研究的方法和统计学知识，因此评估小组中应配备有相关知识背景的人员。某些评估项目分两步进行评估，先由专业和证据评价领域的专家评价资料后，再由评估小组进行资料分析和合成。证据评价一般涉及以下4个方面内容：

1. **证据的分类**　评价证据的第一步就是按照方法学类型和研究特征，采用证据表格将研究证据进行分类。证据表格一般包括研究设计特征（随机、对照、盲法），患者特点（病例数、年龄、性别），患者结局（死亡率、并发症发生率、健康相关生存质量）和统计量（P 值、95% CI）。以表格方式让评价者能系统比较研究的主要特征，了解所有资料的数量和质量全貌。

2. **证据的分级**　根据研究证据的方法学严格性，按规范的标准对每一研究进行结构式的严格评价和分级。对研究证据进行分级的方式较多，有针对原始研究类证据的，也有同时针对原始研究和二次研究证据的。进行证据分级时，不仅要考虑基本研究类型对证据质量的影响，更要考虑具体的研究设计和实施方法，甚至针对具体的设计方案类型，如随机对照试验，进行方法学质量评价。

具体的证据分类与分级标准请参见本书第四章。

3. **证据的抉择**　研究证据的重要性如何，需要结合其方法学质量。高质量研究证据对结果的影响应大于低质量研究证据。但就如何应用不同质量的研究证据而言，专家们的意见并不统一。基本原则为：要么使用所有发表的研究证据；要么根据纳入、排除标准确定，或根据研究质量给予不同的权重；要么通过校正研究结果，以减少偏倚影响。

4. **偏倚的控制**　在评价研究证据时，要考虑利益冲突对研究实施或结果报告的潜在影响。对于研究者来说，这些利益冲突可源于与健康保健产品公司的经济利益关系，如给予工资、持有股票/专利或者为该公司的竞争者之一等。医学类期刊杂志则要求论文作者公开有关的经济利益信息和研究资金来源情况，以供同行评审时考虑。

由于评估的角度和目的不同，不同利益相关方（制药公司、学术机构、政府部门等）对同一项技术的评估可能会得出不同的结果。例如，制药公司在开发出一种新药后，往往会委托评估机构或者自行对同类药品进行比较评估，而受利益驱使，可能更希望得到对其有利的评估结果。因此，从公正客观的角度出发，各种评估报告都应该公布资助者、执行者、与评估机构的隶属关系、评估方法、资料来源等信息，以供判断该评估报告的真实性和可靠性。

此外，卫生技术评估还应采取措施确保评估人员和机构的独立、客观与公正，避免评估者和评估机构被利益方所控制。

Notes

六、资料综合分析

在上述证据评价的基础上，还需要进一步对全部资料进行综合分析。常见的综合分析方法有：①定性的文献评阅法，但由于该法缺乏严格、统一的方法学基础，偏倚难以避免。②达成共识法（consensus development），如 Delphi 法等。几乎所有的评估项目都或多或少地采用共识法来得出某些结果和建议。由于这类方法得到的结果只能代表一组专家的意见，因此，在科学性上有时难以让人信服。③ meta 分析法：是卫生技术评估中常用的一种对文献进行定量综合的方法。④经济学评价法：是采用成本 - 效果分析、成本 - 效用分析、成本 - 效益分析等对卫生技术的投入和健康产出进行分析和评价。⑤决策分析法：指通过定量估计和比较各替代技术间的成本和效果，决定何者是最优技术。

七、形成结果和建议

卫生技术评估的主要目的就是要根据收集到的资料形成评估结果，进而提出政策建议。鉴于用来评估的研究证据质量和说服力有时相差过大，将直接影响所得结果和建议的科学性。因此，任何结论和建议必须基于已有的证据和评估发现，不能根据主观感觉下结论。否则读者可能错误认为所有评估报告的建议均是同样真实或具有同等权威性，造成误导。

为保证评估结果能得到客观合理的应用，评估者在评估报告中应该详细说明所用证据的来源，并提供证据有效性和科学性的评价结果。在应用评估结论时将推荐意见级别与证据的级别相联系，或将推荐意见级别与研究证据质量挂钩。

八、传播结果和建议

在得出有价值的评估结果和建议之后，接下来很重要的一步就是要传播结果。即通过各种渠道对评估结果进行广泛、正确的、及时的宣传，确保卫生技术评估结果的时效性，切实发挥卫生技术评估对决策的支持作用。

传播卫生技术评估报告结果和建议时，应考虑目标人群、媒体和传播技术或策略。技术评估结果的传播途径有很多，如及时把评估报告递交卫生行政部门并转化为相应政策法规、出版论文和专著、大会交流、在大众媒体上宣传评估结果、通过官方网站进行公告等。

九、监测评估结果的影响

监测评估结果的影响是一项非常有意义的工作，倘若评估结果未能产生积极影响，那么花费相当数量人财物、进行卫生技术评估将变得毫无实际价值。

一个评估报告能够产生多大的影响，不仅取决于评估报告的质量本身，还依赖于其传播的广泛性和潜在使用者的兴趣，以及受到不断变化的环境影响（卫生体制改革、经济水平变化等）。常见的影响因素具体包括：

1. 提供技术服务的机构性质与资质　如所在医院是综合医院或专科医院、营利性医院还是非营利性医院。

2. 医务人员　医生类型如内科医师、外科医师、护士等，专业、培训情况、所属机构和获得最新文献信息的能力。

3. 环境因素　城市或农村、经济状况、是否参加保险等。

4. 评估结果 / 建议的自身特点　结果强度、类型和表达形式、政府的干预、费用、对提供技术者利益的影响等。

考察评估结果的实际效果，主要看它能否影响到政策法规的制定、能否对技术的传播和使用产生实质性影响、能否改变医生的行为以及能否改变患者的认知。前两项比较容易考察，而

Notes

后两项则相对较难评估，而且调查医生行为改变和患者认知提升也需要相当的费用。

目前国际上也正在探索如何有效传播评估结果，使评估结果能够更好地被潜在的用户所利用。

第三节   卫生技术评估的应用

作为卫生政策和卫生管理决策的基础工具和方法，卫生技术评估的范畴比较广，评估的对象也在逐步拓展，已经超越了单纯的技术维度，不仅包括药品、设备、生物制剂和诊疗程序等，还包括公共卫生项目（如疾病干预措施）、医疗支持系统（如药品目录、电子健康档案管理等）、组织管理系统（如卫生资源配置与调整、医疗费用支付方式与管理、卫生政策等）。本节主要从以下几方面介绍卫生技术评估的具体应用。

一、临床实践中的应用

医院在应用医疗技术过程中出现了大量问题，一种是技术的不合理应用，或者是另外一个极端，该实施的技术却没有实施。同时在医疗实践中对某些医疗技术存在大量争论，以至于不知是否该应用。在医院管理中需及时了解哪些技术是新技术及其实际效果如何，这就离不开卫生技术评估，同样淘汰不适宜的技术，医院也需要进行卫生技术评估。

1. 评估医疗技术　引进任何一种新技术都应有严格的卫生技术评估结果作为依据。随着新技术、新药品、新设备的不断涌现，功能和作用相同或相近的项目将越来越多。综合评价有替代效应的技术、药品和设备之间的成本 - 效果差异，进而合理选用，将成为卫生行政部门、医院保险机构、医务人员都无法回避的问题。

2. 评估淘汰医疗旧技术　分两种情况：①完全废弃，如那些低效、无效、昂贵、副作用大或不符合伦理的旧技术；②停止或限制某些技术在某一领域的运用。例如，治疗腰背痛的方法多达 120 余种，卫生技术评估发现没有一种方法被证明有效，一些常用疗法如某些外科手术等甚至有害，因而应该停用所有昂贵的治疗，转而深入研究腰背痛的机制和有效干预措施。

【案例分析】

腰背痛的卫生技术评估

瑞典政府资助 SBU 于 1996—2000 年收集所有腰背痛的文献进行评价，严格评估各治疗方法的安全性、有效性和成本 - 效果。结果显示：①瑞典每年因腰背痛消耗的医疗成本比各类癌症的总成本还高 3 倍，1995 年腰背痛的医疗成本约为 294 亿克朗，其中 270 亿用在因腰背痛引起的病假和提前退休造成的间接医疗成本消耗，剩余 24 亿直接用于诊断、治疗等直接医疗成本消耗；②腰背痛的治疗方法涉及保守治疗（如药物、针灸、推拿、物理治疗等）、外科治疗、心理治疗等，多数方法缺乏科学依据，某些方法甚至有害，如：休息 / 卧床休息、休病假、某些手术治疗方法和某些药物等；③查到的 1000 个左右 RCT 中仅有 2 篇关于腰背痛。报告建议：①立即停止有害、无效且昂贵的检查、治疗；②立项资助腰背痛的基础和应用研究。

3. 评估辅助检查的适宜性　卫生技术评估发现，医院的术前常规胸片检查花费较大，但收效甚微，仅有 30% 的手术患者需要术前作胸片检查。1994 年，经加拿大政府有关部门立法通过，其中 52 所医院废除了此项术前检查规定，既简化了检查程序，又可每年净节约 500 万美元。

二、药品管理中的应用

卫生技术评估可应用于评估医院治疗药品的效果与费用。根据卫生部 2008 年第四次国家卫生服务调查数据，次均门诊费 1998 年实际费用 65 元，2008 年可比价为 151 元；次均住院费用 1998 年实际费用 2515 元，2008 年可比价为 4531 元。次均门诊费用、次均住院费用分别增长了 132.3% 和 80.2%。这其中药品的使用是否价有所值，每一种药品是否都起到了预期的疗效，就需要进行技术监测。在新药研制过程中，由于动物实验及临床试验都有一定的局限性，上市后的药品，还需要从药理学、药效学、经济学的角度进行卫生技术评估，评价其有效性、安全性，编制基本药物目录，以便将那些利用度低、价格昂贵、安全性差的药品排除在目录之外，使患者用上质量可靠、安全性能好、价格低廉的药品，最大限度控制药品费用比例。如瑞典一项评估治疗轻型高血压药物的报告显示：传统药物和新药降压效果相当，但价格仅为新药的一半，还可预防并发症和早死，从而阻止了新药的应用。英国的一个系统综述报告：使用硫酸镁在预防子痫发作、减轻呼吸系统症状，以至避免或减少围生期死亡方面，其效果比传统的冬眠合剂更好，而且硫酸镁价格便宜，临床使用更为简便。

三、卫生政策决策中的应用

（一）优化卫生资源配置及医疗费用控制

目前，由于医疗费用上涨、卫生资源配置不均衡，"看病难、看病贵"等问题将会持续存在。卫生技术评估是科学决策的重要保障，可作为优化卫生资源配置及医疗费用控制的重要手段和依据。

（二）对国家卫生投入政策产生影响

卫生技术评估结果对卫生政策特别是卫生投入政策的预警作用越来越明显。在许多国家已将 HTA 作为技术准入的必要程序、卫生技术管理的主要手段。鉴于新医疗技术存在一定的风险和效果的不确定性，各国 HTA 机构通过研究制订临床实践指南和临床路径，依据现有证据确定推荐使用或禁止使用技术并实施管理。如英国国家卫生与临床优化研究院（NICE）主要负责制定医疗服务和技术应用方面的指南，涉及医药技术评估指南、临床实践指南、公共卫生指南、干预评估指南、医疗技术指南和诊断指南等 6 类，同时基于指南构建了淘汰技术数据库。国家医疗服务体系（NHS）则在 NICE 指南推广应用过程中，采取综合手段，将诊治技术规范、实施监管、绩效考核和支付等综合使用，确保准入技术的有效使用。

（三）HTA 与医保决策

基于 HTA 制订的医保报销目录是国际常用医保政策策略。尽管各国的卫生系统制度不同，医保报销策略和框架各异，但多个国家逐步将 HTA 用于医保报销目录的制订。医保部门通过建立报销目录、不予报销目录、限制纳入目录及淘汰目录等管理策略，以及借助 HTA 机构等第三方评价开展成本 - 效果分析、预算影响分析及采用 ICER 及支付阈值等评价指标，综合形成了医疗技术的报销目录和管理机制。

（李晓枫）

▨ 主要参考文献

1. 王吉耀. 循证医学与临床实践. 第 2 版. 北京：科学出版社，2006
2. 王家良. 循证医学. 第 2 版. 北京：人民卫生出版社，2010
3. 王家良. 21 世纪的临床医学—循证医学. 北京：人民卫生出版社，2001
4. 李幼平. 循证医学. 第 3 版. 北京：高等教育出版社，2013
5. 陈洁. 卫生技术评估. 北京：人民卫生出版社，2013

第十八章 循证医学实践的自我评价

前面的章节陆续介绍了循证医学实践"五步曲"中的前四个步骤,循证医学实践的第五步是后效评价,即应用循证医学的理论和方法进行循证决策,在付诸临床实践后必定会有成功或不成功的经验和教训,临床医生如果能够及时、认真总结经验教训,不但自身能从中受益,使得本人学术和医疗水平不断提升,同时还有利于同行之间的互相交流和学习。因此,后效评价对于临床医生进行终身继续教育、自主学习和自我提高是非常关键的过程。

目前进行后效评价的常用方法有自我评价和效果评价等。因循证个案的效果评价随访时间长、难度大、影响因素复杂,本章将重点介绍循证实践能力的自我评价。

第一节 循证医学实践能力的自我评价

循证医学实践中,最重要的自我评价方式就是对自我设计及行动的评价,自我评价应该从学生时代开始,并贯穿于医生的整个职业生涯。这种自我反省式的技能不但能够帮助临床医生意识到自身的能力缺陷和不足,而且也能够帮助临床医生有效的、将可获得的最佳证据与临床实践相结合。接下来将分步骤对需要进行自我评价的部分进行阐述。

一、评价"提出问题"的能力

临床实践者应问自己以下这 5 个问题(表 18-1)。首先,我们有没有提出问题?其次,对问题的描述是否符合一定的格式?在积累了一定的经验之后,可否进一步明确主要问题的关键所在(详见本书第二章),反省自己还欠缺哪些知识,并对最初提出的问题进行修改?提出问题的过程中若遇到障碍,能否想办法自己克服?是否有时间和动力、及时记录临床实践中随时可能出现的新问题,以待今后解决?如果没有这个习惯,我们可能会失去一些提高自身临床技能的机会,应继续学习循证医学中"提出问题"这部分内容。

表 18-1 对"提出可以回答的问题"的自我评价

序号	自我评价内容
1	有没有提出临床问题
2	问题的陈述是否简洁明了,符合一定的格式
2a	有关"背景"知识的问题要素
2b	有关诊断、管理等"核心"知识的问题要素
3	有无利用绘图法来明确自己的知识缺陷,并对最初提出的问题进行修改
4	提出问题的过程中若遇见障碍,能否想办法克服
5	有没有养成随时记录问题、以待以后解决的习惯

在提出问题过程中,我们应该考虑提出问题的成功率是否提高了,如果我们提出问题的成功率很高,可以继续提出问题;如果成功率较低,这时可以咨询其他资深的同行或导师,也可以参加一些 EBM 继续教育学习班。

二、评价"寻找最佳外部证据"的能力

表 18-2 罗列的一些问题有助于我们对寻找最佳外部证据的效果进行自我评价。有没有去寻找证据？是否了解涉及临床决策的、现有最佳临床证据源？是否能迅速寻找到临床实践所需的硬件、软件及最佳证据？当我们开始检索时，能否从庞杂的信息来源中找到我们所需的外部证据？检索效率是否更高？例如：临床决策者可以利用掌上电脑等终端快速检索 CD 光盘、Cochrane Library 的系统综述、医学教科书、MEDLINE 的原始研究文献等。

我们还应继续提问：检索 MEDLINE 数据库时是否使用了医学主题词表（MeSH）、辞典、限制词以及智能检索（intelligent free text）等检索技巧？是否设置了有效的检索过滤？

表 18-2　对"寻找最佳外部证据"的自我评价

序号	自我评价内容
1	有没有去寻找证据
2	是否了解本领域内现有的最佳临床证据源
3	能不能迅速寻找到临床实践所需的硬件、软件及最佳证据
4	能否从庞杂的信息来源中寻找到有用的外部证据
5	在寻找证据的过程中检索效率有没有逐步提高
6	在检索 MEDLINE 数据库时有没有使用截词符、布尔检索符、MeSH 词、词典、限制词及智能检索等检索技巧
7	与文献管理人员以及同行的检索相比，我们的检索结果如何

一个评价我们检索技能的有效方法是：请专业的文献管理员或其他专业人士重复一遍同样的检索过程，然后比较两次检索的检索策略和检索结果的可用性。这样做有三方面的益处：可①自我评价"寻找最佳外部证据"的能力；②有机会学到更好的检索技巧；③能够获得更多的可以回答临床问题的外部证据。

如果我们在检索效率和效力方面仍有困难，还可以联系附近的医学图书馆，参加他们举办的课程或是索要有关的指南以便自我学习，以达到实践循证医学所需的文献检索能力。甚至还可以邀请某位文献管理员加入到我们的工作组中，以提高检索水平。

实践证明，与循证医学有关的文献检索专业培训对于提高临床实践者的文献检索能力非常有帮助。例如：Rachel Stark 等人曾在住院部轮转的住院医生中做了一次随机对照试验，40 名参加了循证医学文献检索培训的住院医生与对照组相比，尽管在检索成功率上没有差别，但接受培训组在应用 MEDLINE 和 Cochrane Library 等 EBM 资源的满意度要高于对照组。

三、评价"严格评估证据质量"的能力

表 18-3 列举的是评价我们在严格评价外部证据的真实性和适用性能力时涉及的问题。首先，是否确实严格评价了外部证据？如果没有，我们能不能找出具体的原因是什么？如何克服这些障碍？需强调的是：若能加入到某个小组（如各种杂志俱乐部）中，不但有助于循证医学实践，还能获得有用的反馈意见。

表 18-3　对"严格评价证据质量"的自我评价

序号	自我评价内容
1	是否对外部证据进行了严格评估
2	严格评估的指南是否易于使用
3	能否逐渐做到准确且熟练地使用某些严格评估的指标，如似然比、NNTs 等
4	是否创建过严格评价证据的话题（CATs），并对严格评价进行总结

Notes

如果我们确实严格评价了外部证据，将有助于提高证据应用的有效性和精确性。当然，在这个过程中还需进一步考虑某些效应指标（如似然比、NNTs 等）的运用是否熟练而准确。这些答案的获得，可通过对比我们的评估结果与同行的评估结果，或者从二次研究证据中的来源文献提取原始数据，自行完成指标的计算，然后将计算结果与二次证据的结论进行比较。

最后，也是最高层次的要求，是否创建了严格评价话题（critically appraised topics，CATs）并加以总结。对严格评价的证据进行的总结评分也可用牛津循证医学中心提供的软件 CATMaker来完成。若用 CATMaker，粗略的计算结果是否与 CATMaker 软件对文献质量评估后的汇总结果一致。虽然 CATMaker 是很有用的评价工具，实际临床工作中使用较为麻烦，也可采用更为简便的方式来评价，包括研究引用、临床底线、研究方法的两行式描述以及结果总结简表等来简要记录评估结果。

四、评价"整合外部证据与患者价值观"的能力

循证医学实践的第四步是将经过严格评价的证据与临床经验，以及患者价值观或意愿相结合，作出临床决策。在自我评价这个过程中我们需要考虑以下问题（表 18-4）：首先，我们能否真的是将经过严格评价的证据整合到临床实践中去。如果是，我们是否更有效、更精确的依据个体患者的实际情况调整临床决策？这方面能力的自我评价，一个有效的方法是看我们能否通过临床决策以解决临床争议。具体参见本书第八章、第九章。

表 18-4　对"外部证据与临床经验的结合"的自我评价

序号	自我评价内容
1	是否将严格评价的证据应用到了临床实际中
2	能否逐渐做到准确且熟练地调整严格评价的指标（例如，验前概率，NNT/f 等）以适应具体的病例个案
3	将证据整合到决策中所出现的争议能否解释（和解决）

第二节　循证医学实践的效果评价

经过上述四个步骤的自我评价之后，临床医生对于自身的能力和不足就应该有了充分的认识，循证实践能力也将进一步增强。与此同时，我们还要进行效果评价，即评价一项有效的干预措施有没有被用于符合诊疗条件的患者，临床实践质量是否得到了提高？有多少临床实践确实可以做到有据可循？

一、临床实践质量是否得以改善

从循证临床实践的效果角度来看，临床医生实践能力的提高对于改善临床实践质量起关键作用，表 18-5 列举了 2 个关于自我评价"改变临床实践行为"能力的问题。当我们发现有新证据表明既往的临床决策需要改变时，能不能克服旧的思维惯性而进行适当的调整？对于我们的循证医学实践过程，如诊断、治疗、预后等方面有没有进行过分析或审计，以评价效果？

表 18-5　对"改变临床实践行为"的自我评价

序号	自我评价内容
1	当有新证据表明临床实践改变时，能否克服障碍进行相应的行为调整
2	有没有进行检查，如对诊断、治疗或其他循证医学实践方面的审计

临床审计工作非常重要，原因是：①审计结果可以告诉我们作为临床医生的表现如何；②审计通常会以多种方式进行，特别是个体反馈，这对改善我们的临床工作会有极大的帮助。审计

Notes

工作如果能长期、持续、恰当的进行将会促进临床实践质量不断提高。审计形式可以有多种方式，如：随机选择患者，审计小组讨论这些患者最初的诊断、干预措施等的依据，以评价经"循证"观察和处理的患者所占的比例。国外许多医院已建立起完善的专职审计（或质量控制）委员会，具体的审计方法可参考其他专著。

二、临床实践有证可循的实际情况

究竟有多少临床实践真正做到了有证可循？是评价循证医学实践效果的另一个方面。Iain Chalmers 等人于 1989 年发表了一项研究结果，当时在产科使用的 226 种方法中，临床试验或系统综述证明：20% 有效或疗效大于副作用；30% 是有害或疗效可疑；50% 缺乏随机试验证据。自此之后，整个医学界都在关注现有的临床实践到底在多大程度上是有证可循的。Ellis 等人于 1995 年 4 月，对牛津某临床机构当月诊断的 109 名患者进行审计，包括每个病例的诊断、干预和相关讨论，结果显示：对其中 90 名（82%）患者施加的干预是有证可循的，其中 53% 的患者所接受的干预措施得到了一项或多项随机临床试验或系统综述的支持，29% 的患者所接受的干预措施有明显可信的、非试验性研究证据的支持。另有 18% 的患者，他们接受的对症治疗或支持治疗虽然没能检索到有力的证据支持，但目前的干预优于其他干预或没有干预。

该研究结果公布后在整个医学界引起了轰动，继而世界范围内的多个临床机构都进行了类似研究，如：普外科、血液科、儿科、基础保健、麻醉科及精神科。例如：Lee JS 等人于 2000 年对 50 名胸部手术的患者进行了评价，结果 50 个患者中 7 个患者的手术治疗有随机对照试验的证据支持；32 个患者有可信的非试验性研究证据的支持；11 个患者的治疗没有证据支持。事实上，我们所遇见的绝大多数患者都只是患有若干常见病中的其中一种，罕见病例往往是零星分布的。因此，为常见问题寻找证据将会比为罕见问题寻找证据的效率高。随着循证医学实践和教学的发展，将有越来越多的临床实践有证可循。

（田文静　赵亚双）

主要参考文献

1. Straus Se, Richardson Ws, Glasziou P, et al. 循证医学实践和教学. 第 3 版. 詹思延, 译. 北京: 北京大学出版社, 2006
2. 王家良. 循证医学. 第 2 版. 北京: 人民卫生出版社, 2011
3. Crowley P, Chalmers I, Keirse MJ. The effects of corticosteroid administration before preterm delivery: an overview of the evidence from controlled trials. British Journal of Obstetrics and Gynaecology, 1990, 97: 11-25
4. Roberts D, Zalziel SR. Antenatal corticosteroids for accelerating fetal lung maturation for women at risk of preterm birth. The Cochrane Collaboration, 2010

Notes

中英文名词对照索引

CASP 严格评价技巧项目组　critical appraisal skill program，CASP　54

Ovid 专家检索　ovid expert search　47

A

安全性　safety　195

B

报告偏倚　reporting bias　75

比值比　odds ratio，OR　81，112，135，176

标准博弈法　standard gamble　120，188

标准化　standardization　177

标准化均数差值　standardized mean difference，SMD　81

病例对照研究　case-control study　175

病因　causation of disease　127

病因网模型　web of causation　128

C

测量　measurement　7

测量偏倚　detection bias　75

车轮模型　wheel model　128

成本　cost　30，183

成本效果比　cost/effectiveness，C/E　186

成本 - 效果分析　cost-effectiveness analysis，CEA　58，185

成本—效益　cost-benefit　8

成本 - 效益分析　cost-benefit analysis，CBA　58，186

成本—效用　cost-utility　8

成本 - 效用分析　cost-utility analysis，CUA　58，186

成本最小化分析　cost minimization analysis　58

传统文献综述　traditional review　71

存活队列偏倚　survival cohort bias　176

D

单个患者的随机对照试验　an individual randomized trial，n-of-1　155

等级尺度法　rating scale　120，188

定量系统综述　quantitative systematic review　71

定性系统综述　qualitative systematic review　71

队列研究　cohort study　175

F

发生率　event rate　8

反应停事件　Thalidomide incident　166

分层　stratification　177

风险　risk　127

风险比　hazard ratio，HR　81，112，137

副主题词　subheadings　24

副作用　side effect　163

覆盖范围　coverage　30

G

概率轮　chance board　120

干扰　co-intervention　156

干预　intervention/exposure　153

固定效应模型　fixed effect model　77，82

归纳　induction　110

归因危险度　attributable risk，AR　135

H

宏观经济特性　macroeconomic attributes or impacts　196

患病人群　population/problem　153

患者价值观　patients' beliefs and preferences　104

患者预期事件发生率　patient's expected event rate，PEER　159

回顾性分析　retrospective analysis　175

回忆性偏倚　recall bias　176

J

机会节点　chance nodes　118

疾病负担　burden of disease，BOD　64

致　谢

继承与创新是一本教材不断完善与发展的主旋律。在该版教材付梓之际，我们再次由衷地感谢那些曾经为该书前期的版本作出贡献的作者们，正是他们辛勤的汗水和智慧的结晶为该书的日臻完善奠定了坚实的基础。以下是该书前期的版本及其主要作者：

全国高等医药教材建设研究会·卫生部规划教材
全国高等学校教材·供 8 年制及 7 年制临床医学等专业用

《循证医学》（人民卫生出版社，2005）

主　编　王家良
副主编　吴一龙

普通高等教育"十一五"国家级规划教材
全国高等医药教材建设研究会规划教材·卫生部规划教材
全国高等学校教材·供 8 年制及 7 年制临床医学等专业用

《循证医学》（第 2 版，人民卫生出版社，2010）

主　编　王家良
副主编　詹思延　许能锋　康德英
编　者（以姓氏笔画为序）

王吉耀（复旦大学）	李亚斐（第三军医大学）
王觉生（四川大学）	时景璞（中国医科大学）
王家良（四川大学）	邸阜生（南开大学）
刘金来（中山大学）	赵亚双（哈尔滨医科大学）
许能锋（福建医科大学）	黄亚玲（华中科技大学）
李　静（四川大学）	康德英（四川大学）
李晓枫（大连医科大学）	詹思延（北京大学）

秘　书　康德英　洪　旗（四川大学）